Die Heilnahrung

Buch

Die Heilnahrung zeigt auf, dass nicht jeder Mensch die Rohkost verträgt, weil jeder Mensch eine andere Konstitution hat. Oft wird die Rohkost nur deswegen nicht vertragen, weil sie falsch kombiniert wird oder das Verdauungssystem, insbesondere der Darm, schon viele Jahre durch Industrienahrung wie weißer Zucker und Auszugsmehl soweit geschwächt und geschädigt wurde, dass frische, unerhitzte Nahrung nicht mehr aufgeschlüsselt werden kann. Nicht der Ur-Nahrung darf man die Schuld geben, sondern der Nahrungsmittel-Industrie und ihrem unverantwortlichen Marketing, das nur nach hohen Verkaufszahlen ihrer bunten Verpackungen mit leeren Informationen trachtet. Der Bürger kann diese politische Situation am besten verändern, indem er diese Fertigprodukte meidet und sich aus dem Bioladen versorgt. Doch Bio ist nicht gleich Bio und Vitalkost nicht gleich Vitalkost. Auch verarbeitete Rohkost kann über kurz oder lang zu Verdauungsschwierigkeiten führen.

Durch die Heilnahrung erhalten Sie ein besseres Verständnis, welche Art der Rohkost für Sie die günstigste ist, um Ihre Verdauungsschwäche zu stärken. Einfache Nahrungsmittel-Kombinationen führen Sie in die „Alchimie der Ernährung" ein und zeigen Ihnen, dass die Urnahrungsmittel, frisch geerntet aus der Natur, schon die Heilmittel für unsere Krankheiten sind. Mit diesem „Zauberkasten der Natur" ist es Ihnen möglich, schon nach zwei bis drei Tagen Praxis mit der Heilnahrung ihre konstitutionsbedingten Unpässlichkeiten auszugleichen und Ihre jahrelangen Verdauungsstörungen für immer zu begraben.

Autor

Michael Delias, geboren am 12.12.1969 in Schillingsfürst bei Rothenburg ob der Tauber, ist in Nürnberg aufgewachsen. Nach dem Fachabitur 1988, Beginn des BWL-Studiums an der FH-Nürnberg.

Neurodermitis von Geburt an, Kniearthrose und viele weitere chronische Leiden begleiteten seine Kindheit und Jugend bis zum Alter von 19 Jahren.

Dank einer dreiwöchigen Heilfastenkur 1989 in der Schwarzwaldklinik (die heute nicht mehr existiert - Begründer Heilpraktiker Wolfgang Spiller) in Villingen-Schwenningen verschwanden seine seit seiner Kindheit angesammelten Symptome, darunter auch seine endogene Neurodermitis. Sein Gesundheitszustand stabilisierte sich nach dem Fasten durch den Umstieg auf überwiegend lebendige unerhitzte Nahrung, wie sie die Schöpfung hervorbringt.

Durch das Studium diverser Gesundheitslehren berühmter Vitalkostexperten wie Dr. Max Otto Bruker, Walter Sommer, Maximilian Bircher-Benner, Dr. Johann Georg Schnitzer, Rudolf Steiner, Dr. Norman Walker, Prof. Arnold Ehret, Dr. Herbert Shelton und Dr. Gabriel Cousens entstand sein eigenes Ernährungskonzept "Die Wurzel", aus dem später die Heilnahrung u. a. hervorgegangen ist.

Seit 1990 arbeitet Michael Delias als selbständiger Ernährungsberater auf der Grundlage einer natürlichen Gesundheitsvorsorge.

2001 wurde ihm von Dr med. Carlos Casanova-Lenti (Chirurg und Leiter der einzigen „Bircher-Benner"-Fasten- und Ernährungsklinik in Peru) die Ehrendoktorwürde für die Erfüllung des Hippokratischen Lehrsatzes „The Physican cures, but the Nature heals" (Der Arzt behandelt, aber die Natur heilt) verliehen.

Seiner besonderen Aufmerksamkeit gelten heute die Themen „Gesundes Essverhalten contra Fressattacken", „Hilfe, ich bin zuckersüchtig" und „Was macht mich wirklich satt ?" Sein Schwerpunkt liegt auf der Lösung von Problemstellungen innerhalb der Vitalkost-Ernährung. Denn Rohkost ist nicht gleich Rohkost.

2008 hat er die Vitalkost (Rohkost) in sieben Wertigkeitsstufen unterteilt, denn nicht jede Form der Rohkost tut dem Menschen gut. Der Konstitutionstyp (Ayurveda), die Jahreszeit, die gegenwärtige Lebenssituation und die seelische Verfassung verändern die (Vitalkost-)Ernährungsweise jedes Einzelnen in unterschiedlichem Maße.

Seelische Nahrung machen 50% unserer Gesundheit aus, ist er fest davon überzeugt. Wie unaufgelöste Negativitäten (Ängste, Zwänge, Groll, etc.) auf den Magen schlagen können und den Körper übersäuern, wissen die meisten von Ihnen, doch wie wieder herausfinden aus diesem Dilemma? Mit der „Solarplexus-Ernährung" (Band 3/ Kapitel3) hat Michael Delias 2004 ein Konzept in Anlehnung an das Buch Seelenliebe von Sanaya Roman entworfen, das ermöglicht, unaufgelöste Gefühle und seelische Probleme besser zu verdauen. Von Michael Delias sind im Wurzel-Verlag folgende Bücher erschienen:

"Die Rohkost ist eine Geheimlehre" - Band 1 (2003)
„Das Spirituelle Testament der Rohkost" - Band 2 (2003)
„Der Lebensbaum der Essener" - Band 3 (2005)
„Naturgeburt" - Band 5 (2008)
„Die Heilnahrung" - Band 4 (2011)

Michael Delias

Die Heilnahrung

nach den sieben Wertigkeitsstufen der Rohkost

mit Rohkost-Rezepten

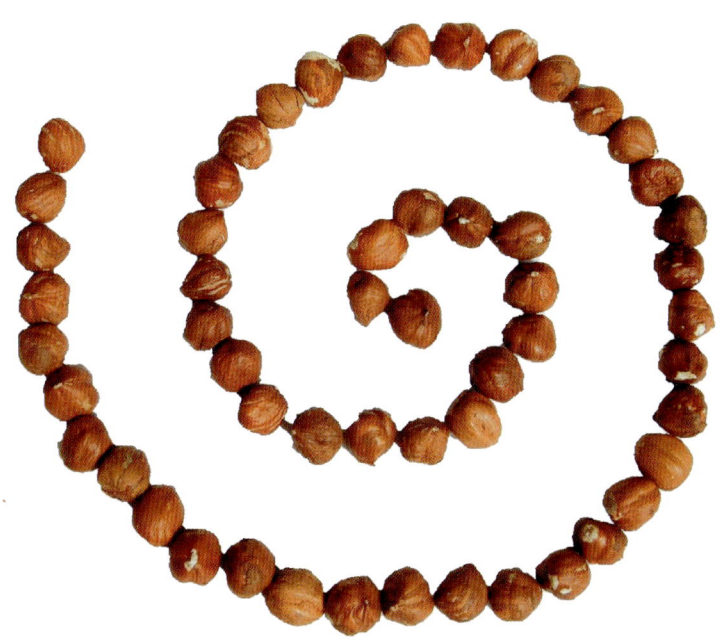

Das Große Arbeitsbuch der Rohkost Band 4

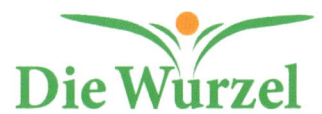

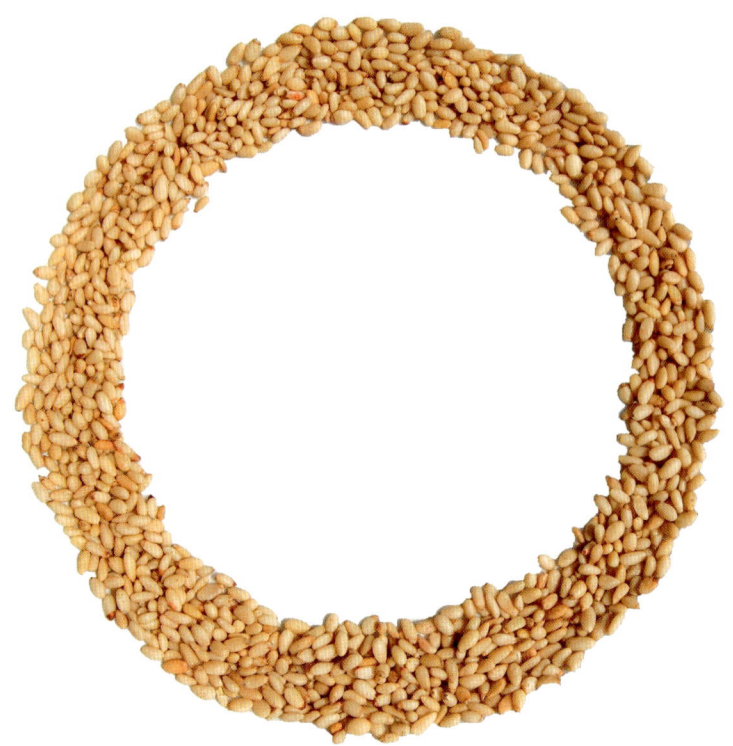

Die Heilnahrung

1. Auflage

Deutsche Erstausgabe Februar 2011

© 2011 Die Wurzel - Verlag
Alle Rechte vorbehalten. Vervielfältigung jeglicher Art nur mit ausdrücklicher Genehmigung des Verlages gestattet.

Redaktion: Michael Delias
Lektorat: Andrea und Heidemarie Delias
Coverfoto und –gestaltung und Bildberabeitung: Robert Horn
Layout und Satz: Michael Delias
Druck und Bindung: Strube Druck&Medien, Felsberg
Printed in Germany

ISBN 978-3-940649-30-0

Die Wurzel - Verlag
Finkengasse 28
90552 Röthenbach-Haimendorf
info@die-wurzel.de
www.die-wurzel.de

Für meine Tochter Aurelia und meinen Sohn Joel,

für Andrea und Shirina,

für meine Eltern.

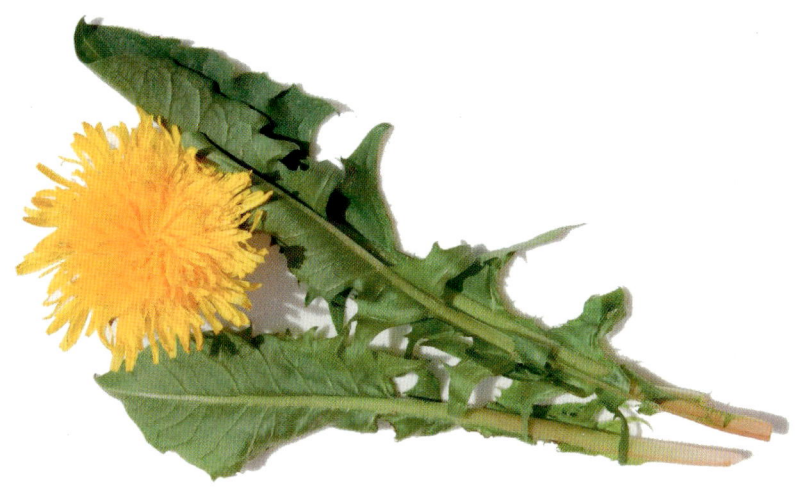

Danksagung

an Robert Horn, der das Titelbild des Buches entworfen und fotografiert hat und mit an der Bildbearbeitung des Buches beteiligt war.

An die Engel, die mich in meiner Intuition unterstützten, so dass die Heilnahrung in der vorliegenden Form zustande kommen konnte.

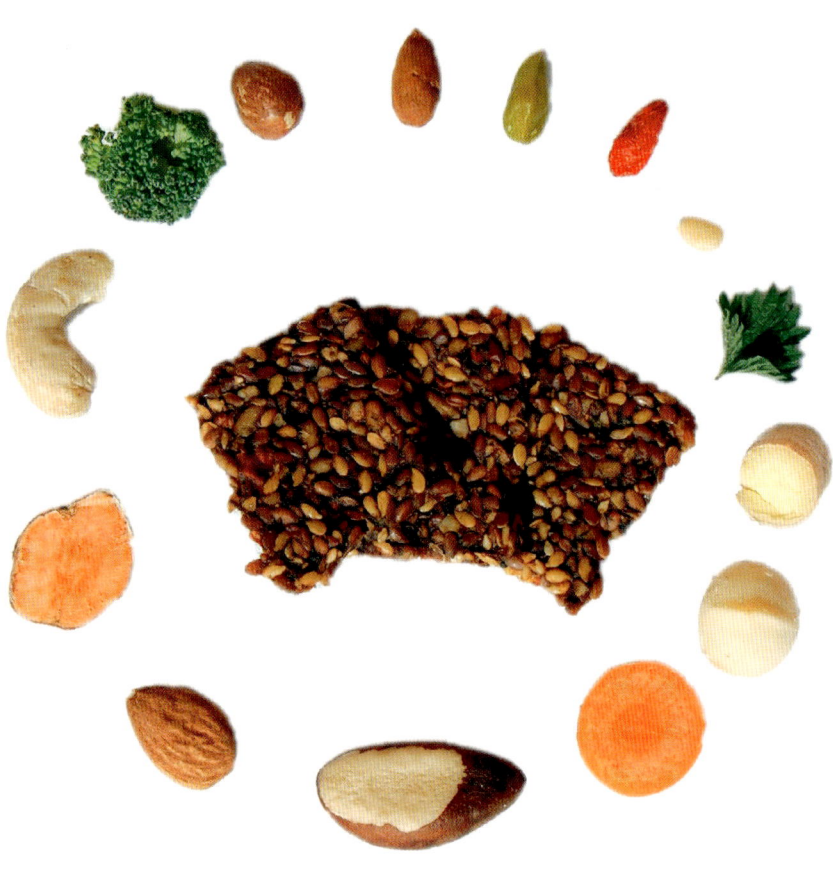

Inhalt

Vorwort — 11

Kapitel I
Die Individuelle Rohkost – das Tri-Dosha-Prinzip — 13

Kapitel II
Werden – Bestehen – Vergehen - die Individuelle Rohkost Teil II — 19

Kapitel III
Wie die Konstitution die Psyche und das Verhalten des Menschen beeinflusst! — 22

Kapitel IV
Die tägliche Ernährung nach dem Biorhythmus — 33

Kapitel V
Warum die Rohkost nicht funktioniert?! — 37

Kapitel VI
Die folgenschweren Schäden einer falschen Rohkosternährung speziell bei Kindern als auch bei Erwachsenen — 44

Kapitel VII
Die Heilnahrung — 61

Kapitel VIII
Die sieben Wertigkeitsstufen der Rohkost – großer Rezeptteil — 67

Kapitel IX
Die achte und neunte Stufe -
zwei Ausnahmestufen, nicht nur für Neueinsteiger — 162

Kapitel X
Die Psychologie der Ernährung Teil II 186

Kapitel XI
Verdauungskraft 191

Kapitel XII
Mit Rohkost nie mehr klapperdürr 197

Kapitel XIII
Melancholie innerhalb der Rohkost 206

Kapitel XIV
Werkzeuge Gottes 211

Kapitel XIV
Ayurvedisches Heilfasten 218

Literaturhinweise 236
Die Wurzel-Buchhandlung 237
Die Wurzel-Zeitschrift 242
Rohkostprodukte 244
Rohkost-Zubereitungshilfen 246
Vorträge und Seminare 248
Gesundheits- und Ernährungsberatung 257

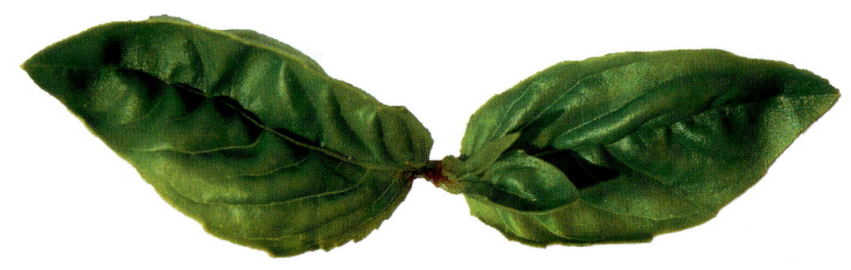

Vorwort

Die folgenschweren Schäden einer falschen Rohkosternährung beruhen auf einer zu einseitig verstandesorientierten Rohkosternährungsweise, die man sich aus „Rohkost-Büchern" angelesen hat. Doch wenn man sie am eigenen Leib ausprobiert, funktioniert einiges nicht, wie dort geschrieben steht. Wieso? Weil jeder Autor ein anderer Konstitutionstyp (Dosha-Typ) ist, was aber durch das bloße Lesen des „Rohkost-Buches" nicht zu erkennen ist. Der Autor gibt meistens nur seine (Rohkost-)Ernährungsweise weiter ohne seine persönlichen Strukturen preiszugeben.

Jeder Mensch hat eine andere Konstitution und dementsprechend fällt auch seine (Rohkost-)Ernährung in allen Belangen individuell aus.

Von sich auf andere zu schließen und am eigenen Konzept festzuhalten, führt zu Intoleranz und Fanatismus, nicht nur im Ernährungsbereich, sondern in allen Lebenslagen. Der Vater wünscht sich vielleicht, dass der Sohn später einmal in seine beruflichen Fußstapfen tritt. Doch weniger nervenaufreibend für den Vater (und natürlich auch für den Sohn) ist es, sich gleich wieder von diesem Wunsch zu distanzieren, wohl wissend, dass jeder Mensch mit anderen Talenten ausgestattet ist und zu seinem Beruf findet, der seiner Konstitution am meisten entspricht.

Dr. Gabriel Cousens hat in seinem Buch „Individuelle (Rohkost-) Ernährung mit Ayurveda" (Preis siehe Seite 238/Nr. 22) die drei Doshas Vata, Kapha und Pitta in Bezug auf die Rohkosternährung ausführlich beschrieben und ist einer der wenigen Rohkostautoren weltweit, die erkannt haben, wie wichtig es ist, dass jeder Mensch seine eigene Rohkosternährungsform entdeckt. Denn wie den Lesern zahlreicher Rohkostbücher vielleicht aufgefallen ist, sagt jeder „Rohkost-Autor" etwas anderes.

Walter Sommers Werk „Das Urgesetz der natürlichen Ernährung" deckt sich noch am ehesten mit dem Tri-Dosha-System des indischen Ayurveda. Sommer beschreibt eine individuelle Rohkosternährungsweise, wechselnd mit den Jahreszeiten und weist ausdrücklich darauf hin, wie wichtig es ist, sich mit saisonalen Nahrungsmitteln aus der Region zu versorgen. So sind im Sommer Nahrungsmittel mit eher kühlenden Eigenschaften und umgekehrt im Winter mit eher wärmenden Eigenschaften vorzuziehen.

Mit dem Tri-Dosha-Verständnis, in Bezug zur individuellen Rohkosternährung, lässt es sich im zwischenmenschlichen Austausch leichter leben, da jeder einzelne mehr Verständnis für die andere Konstitution und folglich auch andere Ernährungsweise seiner Familienmitglieder, Freunde, Bekannten, Geschäfts- und Sportkameraden entwickelt.

Das Tri-Dosha-System des Ayurveda geht bis ins letzte Detail. So ist Nuss nicht gleich Nuss, Wurzelgemüse nicht gleich Wurzelgemüse (Karotte - Petersilienwurzel), Kohlsorte nicht gleich Kohlsorte (Blumenkohl – Brokkoli), Grünblatt nicht gleich Grünblatt (Löwenzahn – Kopfsalat), Wildkraut nicht gleich Wildpflanze (Brennessel – Löwenzahn). Manch einer verträgt die Mandeln prima, einem anderen sind sie eher zu trocken. Dafür verdaut ein Dritter wiederum die öligeren Macadamianüsse vorzüglich.

Sich auf den Weg einer individuellen Rohkosternährung zu begeben, erscheint vielleicht am Anfang sehr mühselig, weil man sich nicht mehr auf den Rat eines Dritten verlassen kann, sicherheitshalber alles selbst ausprobieren muss. Doch nach einer gewissen

Anlaufzeit des selbständigen Herumexperimentierens mit lebendigen Nahrungsmitteln und deren Kombinationen scheint Licht durch den dichten Informationswald und das persönliche Rohkost-Ernährungskonzept kristallisiert sich langsam aber sicher heraus und kann von jedem selbst über viele Jahre hinweg weiterentwickelt werden.

Auch ohne das Ayurveda-Konzept finden Sie genau zu Ihrem individuellen täglichen Ernährungsplan, der von Woche zu Woche, von Monat zu Monat variieren kann – sowohl jahreszeitlich und klimatisch bedingt als auch alters-, tageszeit-, arbeitspensum- oder lebenslageabhängig.

Im ersten Teil des Buches stelle ich das ayurvedische Dosha-System in Bezug auf die Rohkost nach Gabriel Cousens vor und im zweiten Teil gehe ich auf die folgenschweren Schäden einer Verstandes orientierten Rohkosternährung ein. Im dritten Teil „Die Alchimie der Ernährung" finden Sie Rohkostrezepte nach den sieben Wertigkeitsstufen der Rohkost, die den Kraftzuwachs, Muskelaufbau und die physische und psychische Gesundheit jedes Einzelnen fördern. Im letzten Teil des Buches erfahren Sie mehr über Ihre Verdauungskraft und wie Sie diese mit Hilfe des Heilfastens nach Ayurveda stärken bzw. verbessern können.

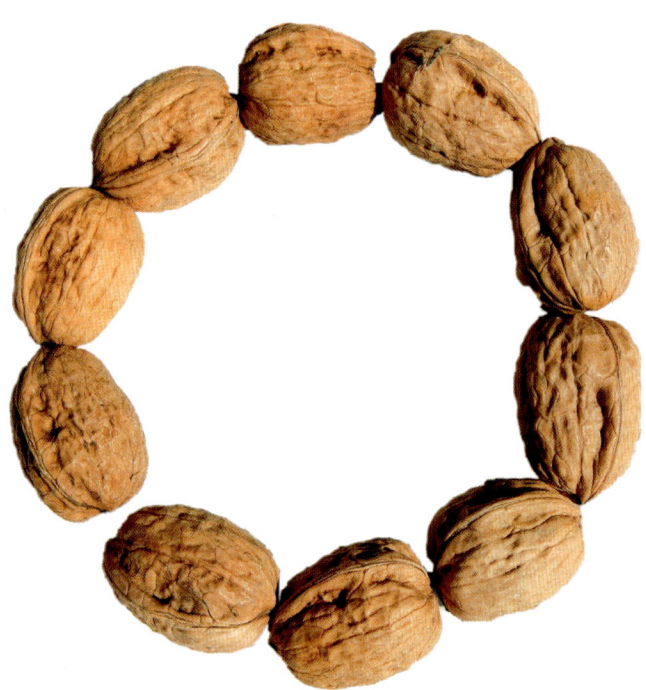

Bitte beachten Sie aus juristischen Gründen: Die Informationen in diesem Buch ersetzen keine medizinischen Ratschläge noch im Krankheitsfall die Konsultation des Arztes oder Heilpraktikers. Weder Autor, Verleger noch Verteiler übernehmen Verantwortung für nachteilige Konsequenzen aus dem hier Beschriebenen.

Die Individuelle Rohkost
das Tri-Dosha-Prinzip

Um eine individuelle Rohkost zusammenstellen zu können, ist natürlich das Kosten der Nahrungsmittel Grundvoraussetzung, um zu wissen, wie sich die einzelnen Nahrungsmittel auf den Organismus individuell auswirken, ob sie Wohlbefinden bewirken oder Unbehagen nach sich ziehen. Denn jedes Nahrungsmittel kann auf den Einzelnen eine unterschiedliche Wirkung haben. Um dafür einen objektiveren Blickwinkel zu gewinnen, ist es unumgänglich, sich mit den drei Doshas, Kapha (entspricht dem **Erd- und Wasserelement**), Pitta **(Feuerelement)** und Vata **(Luftelement)** zu befassen und den persönlichen Dosha-Typ (insgesamt zehn verschiedene Typen gibt es, drei Haupttypen, sechs Mischtypen aus zwei Doshas und ein Mischtyp aus drei Doshas) ausfindig zu machen, z.B. innerhalb eines telefonischen Beratungsgesprächs zur Bestimmung des Ayurveda-Dosha-Typs innerhalb meiner Sprechstunde. Jeden Mittwoch zwischen 15-18 Uhr können Sie innerhalb der Wurzelsprechstunde nach Terminvereinbarung eine ayurvedische Rohkost-Ernährungsberatung zur Ermittlung Ihres Dosha-Typs, entweder telefonisch oder persönlich, in Anspruch nehmen (siehe Seite 253).

Jeder Mensch besitzt eine andere Konstitution, entweder nur Pitta, Kapha oder Vata. Daneben gibt es die Mischtypen, deren Konstitution sich aus zwei oder drei gleichwertigen Elementen wie Kapha-Pitta, Pitta-Kapha, Kapha-Vata, Vata-Kapha, Pitta-Vata, Vata-Pitta oder dreigliedrig Kapha-Pitta-Vata aufbaut. Und entsprechend der eigenen Konstitution verträgt der einzelne gewisse Nahrungsmittel besser oder schlechter bzw. zeigen sie unterschiedliche Wirkungen im Organismus. So fördert der bittere Löwenzahn die Gesundheit des Pitta-Typs und reinigt den Körper, wohingegen der Löwenzahn auf den Vata-Typ zu Vata-Störungen wie Angst und Unsicherheit oder Verdauungsproblemen auf der körperlichen Ebene führen kann. Der leichtere Salat mit seinem höheren Wassergehalt lockert den evtl. zu festen Stuhlgang des Vata-Typs auf. Daher ist es unumgänglich, zwischen den vermeintlich gesünderen Wildpflanzen und den wasserhaltigeren Kultursalaten je nach Körperbefinden zu variieren. Beide sind Werkzeuge für unterschiedliche Dosha-Typen.

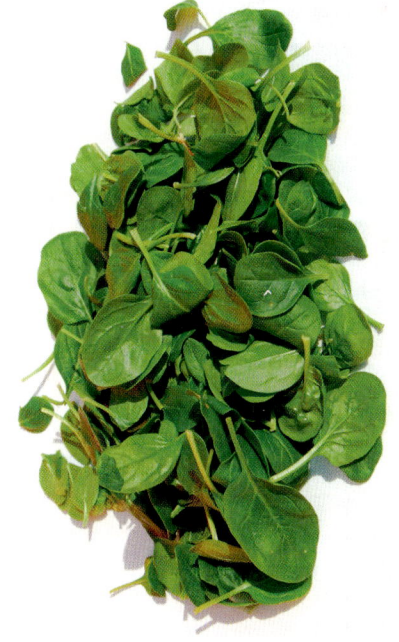

Auch innerhalb eines Konstitutionstyps muss oftmals variiert werden. Zu den unterschiedlichen Mahl- und Tageszeiten müssen unterschiedliche Zubereitungsstufen der gleichen Nahrungsmittelgruppe angewandt werden, um in Balance zu bleiben. Die Brennessel könnte für den harten Stuhlgang des Vata–Typs verantwortlich sein, doch in gemixter Form als Karotten-Brennessel-Saft könnte sich die Brennessel positiv auf das Verdauungssystem des Vata-Typs auswirken.

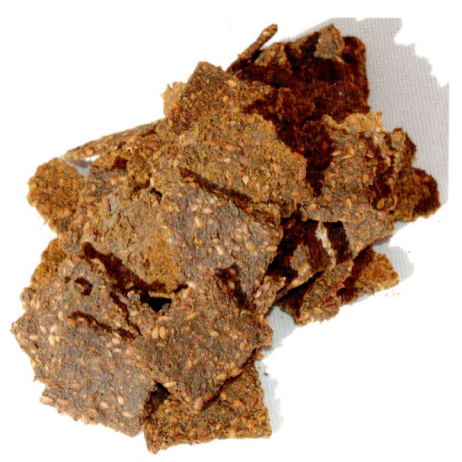

Jeder Zustand eines Nahrungsmittels kann als Werkzeug für die verschiedenen Stoffwechselvorgänge bestimmter Dosha-Typen eingesetzt werden. Das geht soweit, dass die kühle Rohkost den Kapha- und Vata-Typen aus dem Gleichgewicht bringen kann. Wenn die Rohkost aber auf Körpertemperatur (35-45° C) angewärmt wird, kann sie sich harmonisierend auf die Gesundheit beider Typen auswirken, wie etwa eine warme Rohkostsuppe (bis 42°C erwärmt) oder bis 42°C sonnenerwärmtes Rohkost-Essenerbrot (siehe links) direkt aus der Sonne, aus dem Backofen oder vom Trockner.

Der Pitta-Typ hingegen freut sich auf die frische kühle (wasserhaltige) Rohkost wie Gurken, Wassermelonen, die sein inneres Feuer kühlen. (Wichtig: Melonen bis zur Schale verzehren, da der weiße Teil bis zur grünen Schale reich an Mineralien ist, der den süßen roten Zuckeranteil des Fruchtfleisches der Wassermelone oder Honigmelone ausgleicht und damit Karies verbeugt!)

So ist es für den Vata- und Kapha-Typ im Winter eher ratsam, auf zu häufiges Trinken zu verzichten, da ein Zuviel an Wasser den Organismus zu stark abkühlt, womit diese beiden Typen, vor allem der Vata-Typ, ja ohnehin zu kämpfen haben.

Für den Pitta-Typ ist das Trinken bzw. der Verzehr von wasserhaltiger Rohkost wiederum sehr wichtig, um sein auch bei kälterem Wetter auftretende starke innere Feuer abkühlen zu können und somit stärkere Emotionen leichter drosseln zu können. Sie sehen, die physischen Faktoren beeinflussen die Psyche und umgekehrt. So wirken Körper, Seele und Geist permanent aufeinander ein - schwächen oder stärken sich wechselseitig.

Hier nun einige Dosha-Eigenschaften im Stenogramm und Maßnahmen, um mit einer rohkostbetonten Ernährungsweise die persönliche Gesundheit immer wieder ins Gleichgewicht zu bringen.

Zahngesundheit:

Die Zahnempfindlichkeit tritt beim Pitta- und Vata-Typ stärker auf als beim Kapha-Dosha. Kapha ist meistens sehr wenig von Zahnproblemen betroffen. Am besten wirken Pitta- und Vata-Typen Zahnauffälligkeiten entgegen, indem sie vor dem Essen zur Ruhe kommen und sich besinnen. Sie sollten keine Mahlzeiten während der Arbeit, beim Fernsehen, beim Laufen oder zwischendurch einnehmen. Gebet, Meditation, Kerze anzünden und feste Mahlzeiten sind für diese eher unruhigeren Typen wichtig, um zur Ruhe zu kommen. Sich mit der Nahrung zu verbinden, ohne von äußeren Einflüssen abgelenkt zu werden, ist unvermeidbar für Pitta und Vata, damit der Körper nicht zu stark gestresst wird und als Folge unnötig übersäuert. Beide Typen ziehen unter Stress wenig bis keinen Nutzen aus den Mahlzeiten.

Der Kapha-Typ lässt es gar nicht so weit kommen. Unter Stress Nahrung aufzunehmen spräche gegen seine Natur, weil er Nahrungsaufnahme mit Gemütlichkeit und Ruhe verbindet. Mahlzeiten nimmt er also nur ein, wenn er genügend Zeit findet, um die Nahrungsaufnahme im wahrsten Sinne des Wortes richtig zelebrieren zu können. Dies ist meistens einmal am Tag, am Abend nach der Arbeit, der Fall.

Der Kapha-Typ, der konstitutionsbedingt den gesamten Tag über viel Energie im Körper speichert, lebt tagsüber von dieser gespeicherten Energie, ohne große Energieverluste zu verzeichnen. Er kann den lieben langen Tag über spielend ohne Nahrung auskommen und erst am Abend wird er hungrig.

Schon alleine die Ruhe des Kapha-Typs wirkt sich positiv auf die Zahngesundheit aus. Davon profitiert das Zahnfleisch, welches beim Kapha-Typ meistens kräftig ausgebildet ist, wenig bis gar keine Zahnfleischblutungen oder Parodontose auftreten.

Die Salzfrage:

Kapha- und Pitta-Typen haben sowohl körperlich als auch psychisch sehr schnell Probleme mit salzigen Nahrungsmitteln, auch mit Himalaya- oder Meersalz gewürzten Rohkostspeisen. Das anorganische Salz trägt schnell zu Ödemen bei und schwemmt das Gewebe auf. Die Energie des Salzes ist für beide Typen zu dicht. Eine gewisse Schwerfälligkeit und Antriebslosigkeit schleicht sich bei beiden Typen sehr schnell bei zuviel Salzgenuss ein. Wohingegen das anorganische Salz dem Vata-Typ in kleinen Mengen u.U. sehr gut tut, ihm die nötige Erdung schenkt, die man gerade bei ihm am häufigsten vermisst. Außerdem verbessert es seine Konzentrationsfähigkeit.

Der Pitta- und Kapha-Typ muss sich etwas einfallen lassen, um auch ab und zu in den Genuss gesalzener Nahrungsmittel zu kommen. So finden beide Typen im heimischen salzigen Stangensellerie, im *Salzgras aus dem Watt und in den Meeresalgen (siehe Seite 245) gute Salzalternativen.

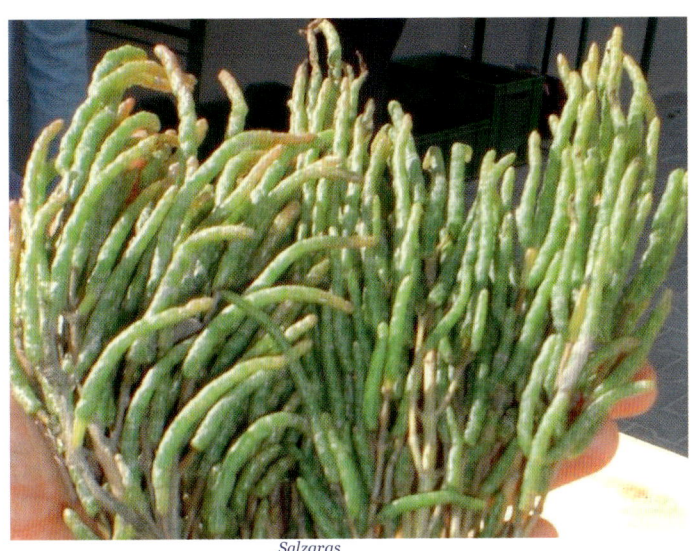
Salzgras

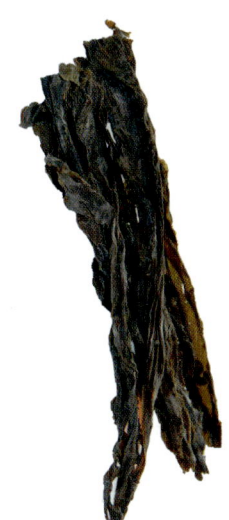
Wakame-Alge

Saure Früchte – süße Früchte:

Sauer macht lustig. Die adstringierende Wirkung von Zitronen, sauren Zwetschgen, Äpfeln, Orangen, Grapefruits wirkt auf den Vata-Typ einerseits zentrierend, andererseits führt sie beim Kapha- und Pitta-Typ zur Unausgewogenheit. Fruchtsäure ist also nicht gleich Fruchtsäure. Nahrungsmittel sind demzufolge nicht nur Nährstofflieferanten, sondern Informationsträger und –übermittler wichtiger Botschaften auf der physischen, psychischen und seelischen Ebene.

Brennstoffe:

Schwere Speisen werden von den Dosha-Typen Pitta (Feuer) und Vata (Luft) am besten vertragen, wohingegen der Kapha-Typ damit seine Schwierigkeiten hat. Das starke Verdauungsfeuer des Feuer-Doshas (Pitta) wird spielend mit schweren Rohkostmahlzeiten, bestehend aus Wurzelgemüsen, Kohlsorten, etc., fertig.

Die Vata-Natur wird durch schwere Mahlzeiten gezwungen, sich Zeit für die „Mahl"zeit zu nehmen und nicht nebenbei bzw. zwischendurch zu essen. Damit kommt der Vata-Typ zur Ruhe, kann unnötige und flüchtige Gedanken und Emotionen beiseite legen. Nur so erhält der Vata-Typ die nötige Struktur, um genügend Erdung zu erlangen.

Schleimfreie und -haltige Nahrung:

In der einschlägigen Rohkostliteratur ist sehr häufig von schleimfreier Heilnahrung die Rede. Doch je nachdem, welchem Dosha-Typ Sie angehören, ist das Einhalten einer schleimfreien Ernährungsweise nicht immer gesundheitsförderlich, ja u. U. sogar gefährlich, da zuwenig lebensaufbauende und wachstumsbildende Eiweiße zugeführt werden, die bekanntermaßen am stärksten in schleimhaltiger Nahrung (innerhalb der Rohkost) vorkommen.

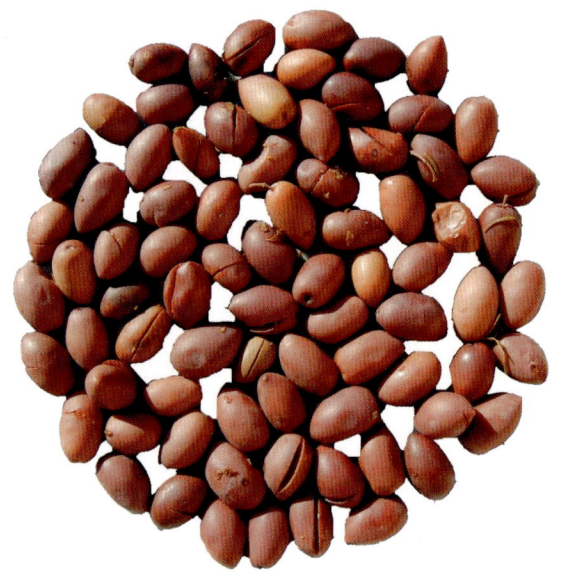

Nur mit Hilfe der in schleimreicher Nahrung befindlichen Eiweiße können Zellerneuerung, Muskelaufbau und Wachstum gesteuert werden. Wir finden in der Rohkosternährung genügend Nahrungsmittel schleimhaltiger Natur. Z.B. Nuss-Wurzelgewächs-Kombinationen (Mandel-Karotte u.a.), Fett-Wurzelgewächs-Kombinationen (Avocado-Karotte u.a.), Oliven, Avocados, Antipasti (Gemüse in Öl eingelegt), Sonnenblumenkern-Pasten etc.

Das Problem einer schleimhaltigen Nahrung ergibt sich meistens, wenn man Fette, Öle, Samen und Nüsse zusammen mit Kristallsalz oder Meersalz zu sich nimmt, da der Schleim durch das Salz gebunden wird und nicht ausgeschieden werden kann. Besonders stark tritt das bei Getreide-Salz-Kombinationen auf. So bildet sich schon während des Verzehrs ein zähflüssiger gelblicher Schleim, der sich durch das Salz im Körper hartnäckig festsetzt.

Gerade die wärmende und erdende Eigenschaft von schleimhaltigen Nahrungsmittelkombinationen ist für den Vata-Typ von großer Bedeutung. Im Gegensatz wird der Kapha-Typ dadurch zu schwerfällig. Wenn sich der Pitta-Typ an seine Hauptmahlzeiten hält, an denen er bei Tisch sitzt und zur Einkehr kommt, überwindet der Pitta-Typ mit seinem starken Verdauungsfeuer die Trägheit der schweren Nahrungsmittel, indem er sie verdaut und daraus profitiert.

Fette und ölige Speisen:

Ölige Speisen erwärmen den Vata-Typ, indem die Peristaltik stärker gefordert wird. Dadurch wird mehr Körperwärme produziert, die dem leicht frierenden Vata-Typ zugute kommt.

Der Pitta-Typ erhält durch ölige Speisen zuviel Wärme. Seine tagsüber angesammelten Emotionen können dadurch erhitzt werden.

Der Kapha-Typ wird durch ölige Speisen zu träge und faul. Dies kann sich auf die Arbeitsleistung negativ auswirken.

Scharfe Nahrungsmittel:

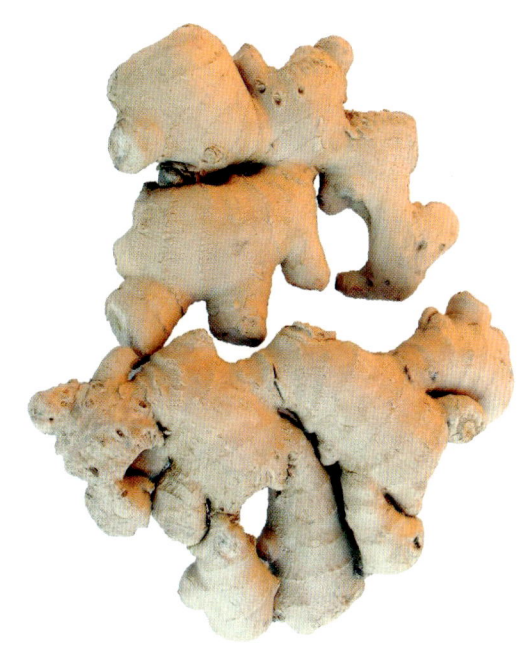

Ceyenne und Ingwer sollen Vata- und Pitta-Typen sparsam bis gar nicht einsetzen, da sie die innere Hitze des Pitta-Typs soweit anschüren, bis er u. U. vor lauter Emotionen aus der Haut fährt.

Der Vata-Typ wird durch die leichten und trockenen Eigenschaften scharfer Nahrungsmittel und Gewürze noch leichter, als er eh schon ist. Die Erdung fehlt dann gänzlich.

Dem Kapha-Typ kommen scharfe Nahrungsmittel entgegen, machen ihn leicht und feuern ihn an. Er kann damit seine Schwerfälligkeit leichter überwinden.

Warme und kalte Getränke:

Der Pitta-Typ neigt eher dazu, frische kalte Getränke, wie hochwertige mineralarme Quellen, zu sich zu nehmen. Dem Kapha- und Vata-Typ sagen warme Getränke, wie Kräuter- und Früchtetees, gerade im Winter stark zu.

Weitere Faktoren:

Bewegung:

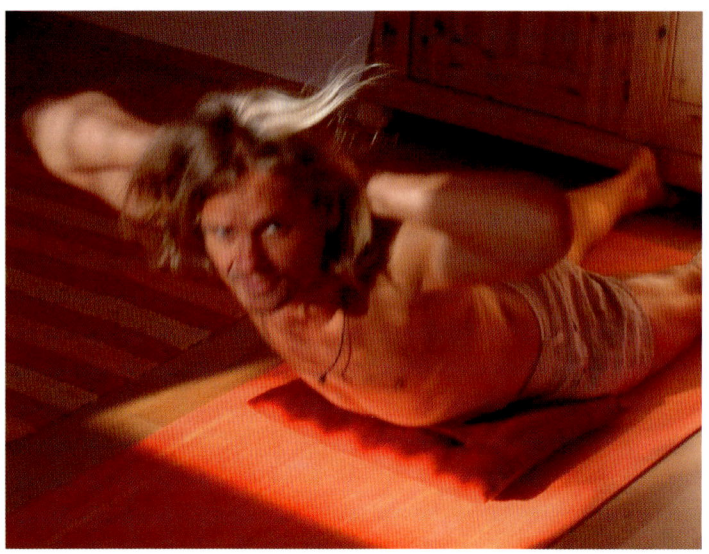

Neben den Nahrungsmitteln spielen viele weitere Faktoren eine wichtige Rolle, um Kapha, Pitta und Vata in die Balance (zur Gesundheit) zu bringen, wie sportliche Aktivität, die den Kapha-Typ am meisten Vorteile bringt.

Pitta und Vata sind von Haus aus Bewegungstypen. Meistens sind sie schon von Berufs wegen viel auf Achse oder arbeiten gerne im Freien.

Sonnenbaden:

Der hellere Pitta-Typ sollte in der Mittagszeit sparsamer mit der Sonne umgehen, als der Vata-Typ, der die Hitze genießt und die Sonne aufgrund der dunklen Pigmentierung am besten verträgt.

Der feurige Pitta-Typ sollte gemäßigt in die Sonne gehen, um sein inneres Feuer nicht noch stärker zu entfachen.

Der Kapha-Typ wird gleichmäßig braun und verträgt die Sonne gut. Das Feuer lässt die innere Trägheit schmelzen und versetzt den Kapha-Typ in gute Stimmung. Jedoch ist der Kapha-Typ im Gegensatz zum Vata-Typ nicht so stark auf die Sonne angewiesen, da er vor allem nachts während des Schlafes sehr viel Energie in sich selbst speichert, mehr als die beiden anderen Typen.

Warmes Klima – kaltes Klima:

Der Kapha- und Vata-Typ liebt warmes Klima, wohingegen der Pitta-Typ dank seines starken inneren Feuers gut in kälteren Regionen leben kann. Der Pitta-Typ überhitzt viel früher bei zu heißem Klima.

Freundschaften:

Der Vata-Typ führt viele flüchtige und wechselhafte Freundschaften, wohingegen der Kapha-Typ wenige aber dafür tiefe Freundschaften pflegt. Der Pitta-Typ strebt geregelte Freundschaftsverhältnisse in seinem Leben an. Wegen seines starken Feuers gelingt es ihm mehr oder weniger. Auf alle Fälle betont er seine Beziehungen mit großer Leidenschaft.

Schlafverhalten:

Der Kapha-Typ schläft von allen drei Dosha-Typen am längsten. Der Pitta-Typ relativ kurz und intensiv und der Vata-Typ leidet oft an Schlafstörungen und hat einen unregelmäßigen Schlaf.

Werden-Bestehen-Vergehen
Die Individuelle Rohkost Teil II

Aber nicht nur die Konstitution ist entscheidend, welche Art der Rohkost wir besser oder schlechter vertragen. Auch die Jahreszeit, das Klima, unsere Tätigkeiten und inneren Zyklen bestimmen, was und in welchem Maße wir essen. Ich beschreibe nun die drei Hauptformen einer individuellen Rohkosternährung:

1. Die Rohkost des Werdens *(die Körper und Muskel aufbauende Rohkost)*
2. Die Rohkost des Bestehens *(die neutrale Rohkost, weder aufbauend noch entgiftend)*
3. Die Rohkost des Vergehens *(die entgiftende, reinigende Rohkost)*

Jeder Mensch befindet sich in unterschiedlichen Lebenslagen und -situationen. Oft sind es die Vata-Typen, die Unmengen an Nahrung vertilgen können, aber trotzdem nicht zunehmen. Sie neigen zur „Schlacksigkeit" und leiden darunter, dass sie nicht zunehmen. Für diese Menschen ist die „vergehende" Rohkostform Gift. Denn am Schluss magern sie mit dieser Form der Rohkosternährung noch auf Haut und Knochen ab, werden schwach und verlieren ihre Muskeln.

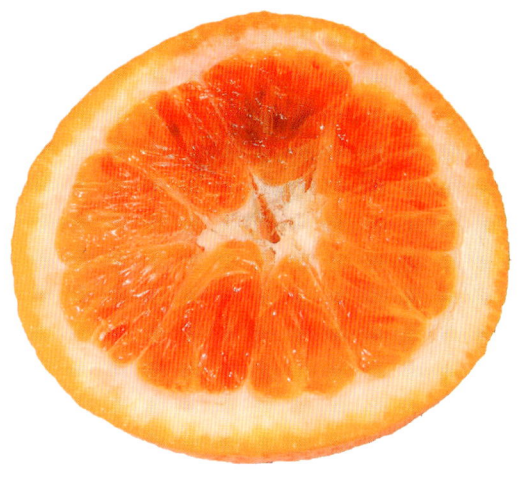

Für jemanden, der sich einen Schutzpanzer angefressen hat, um seine Gefühle besser verbergen zu können, ist die „vergehende" Rohkost wie prädestiniert. Durch die „Rohkost des Vergehens" macht derjenige eine geistige Wandlung durch, die ihm den Zusammenhang zwischen unverdauten Problemen und übermäßigem Essen klar macht.

Die **„Rohkost des Vergehens"** reinigt und baut den verschlackten Schutzpanzer ab, ohne die Substanz anzugreifen. Diese Menschentypen fühlen sich mit der „vergehenden" Rohkost jeden Tag leichter, beschwingter und selbstbewusster. Dazu zählen alle frisch gepressten Säfte, Früchte, insbesondere Melonen, Salate, Gemüsefrüchte und wasserhaltiges Gemüse wie Stangensellerie, Kohlrabi, Zucchini, etc.

Die „Bohnenstange" bzw. das „Klappergestell" benötigt eher die **„Rohkost des Werdens"** oder des **„Bestehens"**. Meistens ist es für den Vata-Typ anfangs ratsamer, mit der „Rohkost des Bestehens" zu beginnen und sich etwas später an die „Rohkost des Werdens" heranzutasten. Das Dilemma beim Vata-Typ besteht darin, dass er auf der einen Seite den Organismus aufbauen möchte, sprich zunehmen möchte, andererseits aber die Nahrungsmittel der Kategorie „Rohkost des Werdens" nicht gut genug verdauen kann. Verdauungsstörungen, Blähungen, harter Stuhl, Verstopfung oder Durchfall sind die Folge. D.h. diese Art der Rohkost verträgt der Vata-Typ weniger gut und kann damit auch keine Gewichtszunahme erreichen. Wohin gegen der Pitta-Typ sehr schnell mit dieser Rohkostform an Gewicht zunimmt. Der Pitta-Typ hat eine sehr gute Verbrennung, auf deutsch einen „Sau-Magen".

So sollte der Vata-Typ sein Ziel nicht zu hoch ansetzen und sich erst einmal damit zufrieden geben, nicht noch mehr an Gewicht und Muskeln zu verlieren, wie das mit der „vergehenden" Rohkost (siehe vorige Seite) der Fall wäre. So ist die „bestehende Rohkost", aus grünen Nahrungsmitteln, Gemüsefrüchten wie Tomaten, Gurken, Paprika, wasserhaltigen Fetten wie Avocado, etwas Oliven mit Salz, vielen Kräutern wie Basilikum, Oregano, Majoran und Wildkräuter-Karotten-Sellerie-Säften, keinen Fruchtsäften und wenig Früchten (wenn Früchte, dann immer nur ein Stück zu einer Mahlzeit: Ein Apfel oder eine Banane und dazu ausreichend Salatblätter), für den Vata-Typ zu anfangs die beste Variante, bis er sich nach Jahren auch an die „werdende Rohkost" herantasten kann.

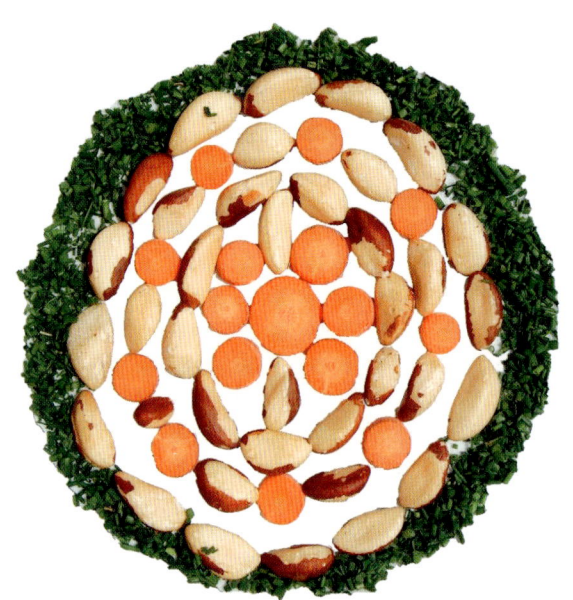

Nüsse, Sonnenblumenkerne, Kürbiskerne etc. sollte der Vata-Typ sehr sparsam einsetzen. Wenn überhaupt, dann in Verbindung mit Wurzelgewächsen (im Ganzen verzehrt, nicht geraspelt, sonst wird das schwache Verdauungsfeuer des Vatas noch mehr geschwächt) wie Karotte oder Sellerieknolle. D.h., der Vata-Typ oder ein anderer Konstitutionstyp, der sich in einer Vata-Phase auf Grund seiner Lebensumstände (z.B. viel Stress oder Entschlackungsphase, seelischer Tiefpunkt, etc.) befindet, sollte keine angemachten, zerkleinerten Salate mit Öl und Zitrone oder Essig zu sich nehmen. Das Verdauungsfeuer ist zu schwach, um diesen „Salatbrei" auseinanderklamüsern zu können und die einzelnen Nahrungselemente wie Stärke, Fette und Eiweiße aufspalten zu können. Daher ist es sehr ratsam, die Nahrungsmittel im Ganzen zu verzehren, evtl. dazu etwas Avocado. Der Vata-Typ sollte in Öl eingelegte Antipasti vermeiden. Wenn er auf Antipasti nicht verzichten kann, dann nur in einem Schuss Öl mariniert.

Die Rohkost des „Werdens" ist prädestiniert für den Pitta-Typ, gerade dann, wenn dieser vor einer körperlich harten Arbeit (im Freien) steht. Der Pitta-Typ benötigt dazu eine „Ausdauer"-Rohkost. Mit seinem starken Verdauungsfeuer kann er „üppige" Nahrungsmittel bis zu einem gewissen Grad optimal aufspalten und verdauen.

Diese Langzeitrohkost ist für den Pitta-Typ notwendig, um nicht auszukühlen und mehrere Stunden ohne Hungergefühl körperlich einsatzfähig zu sein.

Diese Rohkost des „Werdens" setzt sich wie folgt zusammen: Champignons, Auberginen, Brokkoli oder Zuchini als Antipasti in Öl eingelegt, Karotten-Algen-Salat mit pulverisierten Sonnenblumenkernen, Krautsalat mit Avocado-Tomaten-Dressing, Karotten-Blumenkohl-Brokkoli-Tomaten-Gurken-Salat, Zuchini-„Bandnudeln" mit Tomaten

Avocado-Soße, Essener Brot, Nüsse mit Wurzeln, Sonnenblumenkernpasten, Rohkostkuchen, Apfelbrot, Plätzchen, wenig Früchte, wenn Früchte, dann in Form von Rohkostkuchen (bei stärkehaltigen Rohkostkuchen ordnet sich der enthaltene Zucker der Stärke unter – zählt also nicht zu einer Früchtemahlzeit, sondern zu einer gesüßten Stärkemahlzeit) oder Banane+Avocado+Apfel+Kräuter, keine Melonen, keine Orangen, keine zu wasserhaltigen süßen Früchte, auch Gurke und Tomate sehr sparsam einsetzen.

Befindet sich der Pitta-Typ jedoch in einer Phase der Körperreinigung (Vata-Phase) und möchte Hausputz machen, sollte er auf die Rohkost des „Vergehens" übergehen. Denn der Pitta-Typ baut schnell verlorene Körpermasse wieder auf. D.h., er kann gerade in der warmen Jahreszeit die Körperausscheidung steigern, indem er viele wasserhaltige Gemüsefrüchte, Früchte und Salate zu sich nimmt.

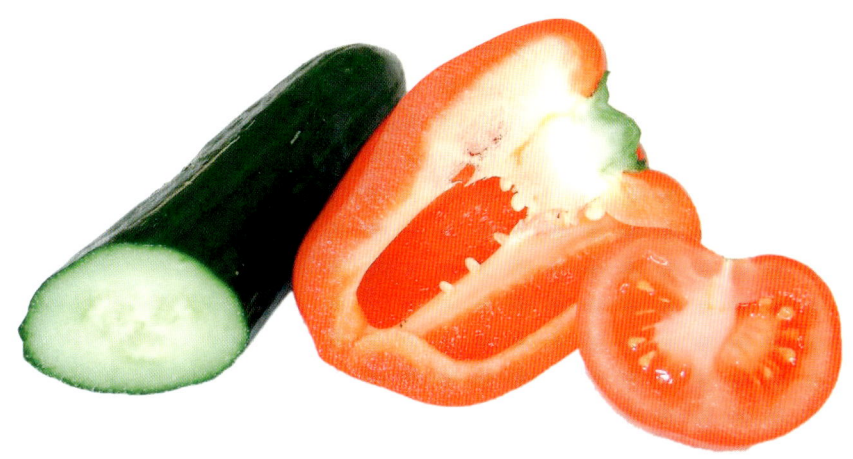

Der Kapha-Typ sollte auf die Rohkost des „Werdens" verzichten, da er lange von seinen Reserven zehrt und auch bei körperlich anstrengender Arbeit, z.B. draußen im Freien, über mehrere Stunden kein Hungergefühl verspürt. Würde er die Rohkost des „Werdens" schon vor der Arbeit zu sich nehmen, würde er zu schwerfällig werden, sich matt und müde fühlen. Sein geringes inneres Feuer (im Vergleich zum Pitta-Mensch) würde ersticken und er müsste die anstrengende Arbeit vor lauter Erschöpfung beenden. Wenn der Kapha-Typ überhaupt Nahrung vor der Arbeit zu sich führen sollte, dann nur mit der Rohkost des „Vergehens". Sie beansprucht die Verdauung nur in geringem Maße, so dass der Kapha-Typ auch ohne Tasse Kaffee am Morgen einigermaßen auf Touren kommt.

Die hier oben erwähnten Empfehlungen sind nur Richtwerte. Sie sollten Gelesenes selbst ausprobieren und mit Ihren bisherigen Erfahrungen vergleichen. Wenn Sie das Gefühl haben, mit dem Gelesenen überein zu stimmen, integrieren Sie die neuen Erkenntnisse in Ihr eigenes Ernährungssystem. Sind Sie aber der Meinung, dass sich gewisse Empfehlungen überhaupt nicht mit Ihren eigenen Erfahrungen decken, so lassen Sie diese Informationen einfach unter den Tisch fallen. Nur so kann sich Ihr eigenes individuelles Rohkostkonzept entwickeln und vervollständigen, Ihren eigenen Bedürfnissen und Ihrer konstitutionellen Verfassung entsprechend.

Wie die Konstitution die Psyche und das Verhalten des Menschen beeinflusst!

Wie Sie schon auf den vorherigen Seiten lesen konnten, werden im Ayurveda drei Einteilungen von Konstitutionstypen gemacht. In der Traditionellen Chinesischen Medizin finden wir fünf Konstitutionstypen. Nehmen wir die Astrologie als Maßstab und wir finden vier Konstitutionstypen, den vier Elementen entsprechend, vor. Ob Drei-Elemente-System (Luft, Feuer, Erde) im Ayurveda, Vier-Elemente-System (Luft, Feuer, Wasser, Erde) in der Astrologie oder Fünf-Elemente-Lehre (Wasser, Metall, Holz/Baum, Feuer, Erde) in der TCM, wir haben es mit Ordnungssystemen Jahrtausende langer Beobachtungen und Untersuchungen der menschlichen Spezie und ihrer Funktionsweisen zu tun. Möchte man ein noch einfacheres Erklärungsmodell verwenden, kann man auch das Yin &Yang-System (Männlich-Weiblich-Prinzip) des Buddhismus/Hinduismus nutzen.

Der Einfachheit halber nehme ich für meine Betrachtungen das Drei-Elemente-System des Ayurveda her, um Ihnen die unterschiedlichen Konstitutionstypen anhand des menschlichen Verhaltens zu erläutern.

Damit Sie einen tieferen Einblick in die Konstitution jedes einzelnen Menschen gewinnen können, werde ich mich auch vom ayurvedischen System lösen und mich hauptsächlich auf die unterschiedlichen Stoffwechseltypen konzentrieren und sie Ihnen nahe legen. Denn ayurvedischer Konstitutionstyp beschränkt sich ja nicht auf den Bereich Verstoffwechslung. Viele weitere Aspekte, wie die Verhaltensweise des Individuums (man könnte sie mit den vier Temperamenten Sanguiniker, Melancholiker, Choleriker und Phlegmatiker vergleichen), prägen den Konstitutionstyp. Mein Hauptaugenmerk beschränkt sich hier nur auf den Stoffwechsel, um Ihnen von diesem Ansatz her zu verdeutlichen, inwieweit die physischen Prägungen, die man mit der Geburt genetisch von Vater und Mutter mitbekommen hat, das menschliche Verhalten beeinflussen. Und im Umkehrschluss, inwieweit das menschliche Verhalten die Verdauung und die Stoffwechselvorgänge beeinflusst und bestimmt.

1. Der Pitta-Typ (Der Feuertyp):

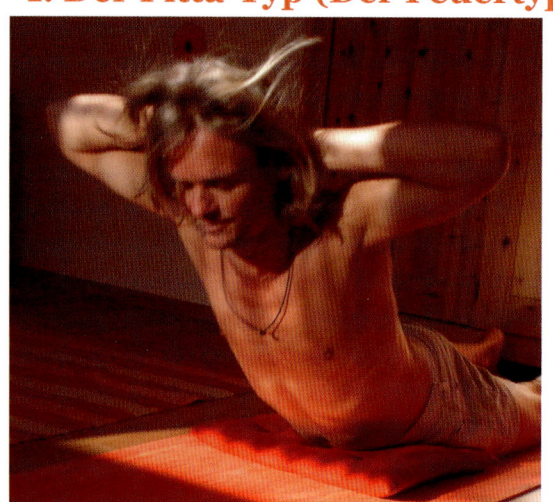

Wie man in jedem ayurvedischen Buch nachlesen kann, ist der Pitta-Typ derjenige, der die beste Verbrennung, sprich das stärkste Verdauungsfeuer, besitzt. Was geht im Stoffwechsel dieses Typen genau vor sich? Durch genügend Sonnenlicht, viel Bewegung, frische Luft, ausreichend zwischenmenschlichen Kontakt, erfüllte Berufung ohne krankmachenden chronischen Stress und Sonnenkost befindet sich der Organismus in optimaler Ausrichtung, vor allem in Stoffwechselangelegenheiten. Dieser Konstitutionstyp entspricht der Blutgruppe Null (wenn man diese Einteilung machen möchte) am allermeisten, der angeblich ältesten Blutgruppe, die dem Bewegungsmenschen am nächsten kommt. Wer sich in der Urzeit nicht ständig bewegt hat, konnte nicht überleben. Daher spricht man auch vom Urtypus.

Der Pitta-Typ ist also derjenige, der die Nahrung sehr gut verbrennt und Giftstoffe und nicht verwertete Ballaststoffe wieder restlos ausscheidet. Sein starkes Verdauungsfeuer schlägt sich auf seine Stimmung nieder. Er ist meistens gut gelaunt, voller Lebensschwung, Optimismus und er geht gerne auf Menschen zu. Diese positiven psychischen Eigenschaften wirken sich rückwirkend wieder auf den Stoffwechsel aus (da der Kreislauf schnell genug ist, zirkuliert auch das Wasser bzw. Blut schneller als beim Kapha-Typ, d. h., der Pitta-Typ scheidet über Haut, Lunge und Nieren mehr Wasser aus. Deswegen legt er weniger Wasserspeicher im Körper an als der Kapha-Typ). Erst wenn die physischen Bedingungen nicht mehr ganz so optimal sind, wie z.B. im Winter, wenn das Sonnenlicht fehlt und die Bewegung eingeschränkt ist, dann kommt der Pitta-Typ in Verlegenheit - Verdauung und Verstoffwechselung können ins Stocken geraten. Doch der Pitta-Typ weiß, wie stark er gerade auch von äußeren Bedingungen (Wetter, Jahreszeit, etc.) abhängig ist. Spätestens zu Lichtmess, wenn die Tage wieder merklich länger werden, oder im Winter an einem wunderschönen Sonnentag, blüht der Pitta-Typ sofort auf und

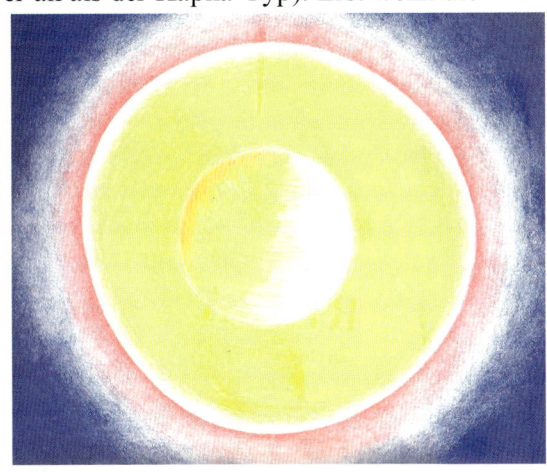

die vorübergehende Verdauungsschwäche verfliegt.

Der Pitta-Typ verwertet die Nahrung, die er aufnimmt, optimal. Er ist so gesehen der extrovertierte Verdauungstyp. Mit Problemen geht er ebenso extrovertiert um. Wenn ihn etwas bedrückt, sucht er den Kontakt zu seinen Mitmenschen, bringt seine Probleme zum Ausdruck. Aber was läuft bei ihm verdauungsphysiologisch ab? Mit dem vielen Sauerstoff (da der Pitta-Typ als Bewegungstyp am meisten Frischluft aufnimmt) wird die Nahrung schon fast im Mund und Magen verbrannt. Der Sauerstoff gelangt beim Bewegungstyp durch die Tiefenatmung nicht nur bis tief in die untere Lungenregion, sondern auch über die Speiseröhre in den Magen. Der Darm wird dadurch entlastet und muss die Arbeit von Mund und Magen nicht mit übernehmen, wie es häufig beim Vata-Typ der Fall ist.

Probleme hinunter fressen

„Hältst Du den Mund, schlägt es Dir auf den Magen". Wenn man seine Probleme nicht verbal äußert, wird das Mundwerkzeug zu häufig als „Nahrungsaufschlüsselungsinstrument" und zu wenig als Sprachinstrument eingesetzt. Probleme werden dann, anstelle verbal gelöst zu werden, hinunter gefressen bzw. hinunter geschluckt. Spätestens dann erinnert einen der Magen daran, dass es irgendwo zwickt und drückt. Hat man seine Probleme nicht vorher gelöst, gibt es nur zwei Möglichkeiten, mit seinen Problemen umzugehen, erstens in der Manier des Vata-Typs oder zweitens auf Art und Weise des Kapha-Typs.

Entweder geht man mit dem Problem in der Weise um, dass man es sofort wieder loslässt, sich gar nicht eingesteht, dass es ein persönliches Problem ist. In diesem Fall ist man von vornherein der Ansicht, dass das Problem nur den anderen Menschen betrifft, aber auf keinen Fall einen selbst. Wenn also Probleme auftreten, will man gar nichts damit zu tun haben, man verabschiedet sich schon von vornherein von ihnen, ohne etwas aus ihnen gelernt zu haben. Man distanziert sich in gewisser Maßen von seinen eigenen Unzulänglichkeiten. Dieses Verhalten entspricht dem Vata-Typ, der nichts festhält, der aber auch gar nichts festhalten kann oder will, weil er beim augenblicklichen Thema (Problem) mit seiner Aufmerksamkeit schon wieder zwei Schritte weiter ist, also mit Ereignissen oft sehr flüchtig umgeht. Man könnte nun der Auffassung sein, dieses Verhalten habe den Vorteil, nicht unnötig an etwas festzuhalten, flexibel zu bleiben, sich keine Probleme ins Haus holen, sie wieder schnell los bekommen. Diese Eigenschaft nützt dem Vata-Typ in vieler Hinsicht, um nicht zu schwerfällig zu werden. Doch oft genug würde dem Vata-Typ etwas Erdung und Langsamkeit gut tun, um problematische Ereignisse wirklich aufarbeiten zu können und sich nicht schon von vornherein von ihnen zu verabschieden. Ob dieses Verhalten die Verdauung prägt oder umgekehrt, mag dahin gestellt sein, doch ich denke, dass beides den Vatatyp prägt. So lässt er einerseits auf der Verdauungsebene Nahrung viel zu schnell los, scheidet sie schon, bevor er sie richtig verdaut bzw. verbrannt hat, aus. Der Grund dafür liegt darin, dass er sich nicht richtig konzentrieren kann, weil er zuwenig Sonne (Brennpunkt) in seinem Körper gespeichert hat und damit zappelig und fahrig wird. Die Flexibilität des Vata-Typs hat solch ein hohes Maß erreicht, dass dieser häufig dazu neigt, ständig von einem Thema zum anderen zu hüpfen. Und das zeigt sich dann auch im Essverhalten. So verzehrt der Vata-Typ zwischendurch alles Mögliche, isst hier, schnabuliert da, ohne das Gefühl zu haben, wirklich

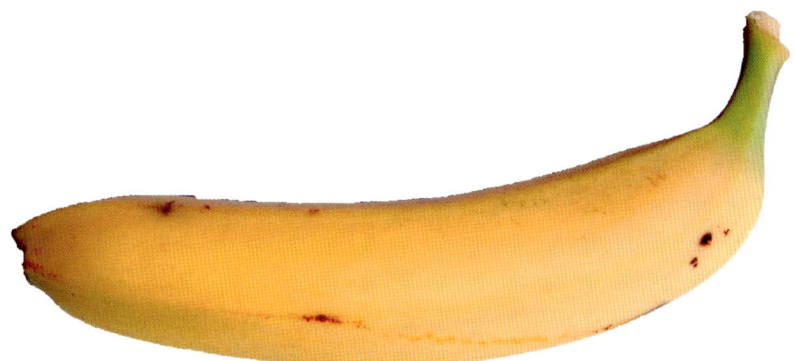

gegessen zu haben. Dies bedeutet für den Darm in höchstem Maße Stress.

Keine Ödembildung

Sogar mit dem gefürchteten Natriumchlorid geht der Vatatyp in jahrelang geschulter Manier um: Nicht etwa, dass er es im Zwischenzellgewebe in Lösung halten würde und einlagern würde, wie es Pitta- und Kaphatyp handhaben. Nein, er scheidet es ungelöst sofort wieder aus. D.h., so kommt es auf keinen Fall zur Ödembildung, mit der der Kaphatyp (langsamer Keislauf, statisch) ja leider Gottes zu kämpfen hat. Der Vatatyp geht also mit Giften und Stoffwechselrückständen folgendermaßen um: Er bindet sie gar nicht erst mit Wasser, damit sie für spätere Zeiten gespeichert und jederzeit verfügbar sind. Nein, er stuft Gifte, Stoffwechselrückstände und nicht verwertete Elemente - auch die guten Stoffe - sofort als Müll ein und scheidet sie aus dem Körper aus. Dadurch häuft der Vata-Typ keinen unnötigen Ballast an; folglich bleibt er gertenschlank.

Der Vatatyp ist von Natur aus sehr hippelig und zappelig. Das bewirkt einerseits, dass der Kreislauf zeitweise auf Hochtouren läuft und dadurch sehr viel Wasser ausgeschieden wird. Andererseits ist manchmal der Kreislauf ganz im Keller - der Vatatyp fühlt sich dann schwach und matt.

Der Pitta-Typ speichert zum Teil die Giftstoffe und Stoffwechselrückstände, doch durch seinen starken Bewegungsdrang und inneres Feuer nutzt er diese Stoffe (wie z. B. Salz), um noch mehr elektrischen Strom im Körper zu erzeugen. Dadurch läuft die Verdauung auf Hochtouren und alle Nahrung wird restlos verbrannt, Giftstoffe werden sehr gut ausgeschieden. Dieser Vorgang des Loslassens dauert jedoch länger als beim Vata-Typ. Doch im Gegensatz zum Vata-Typ macht sich der Pitta-Typ die positiven Eigenschaften von vermeintlichen Giftstoffen zunutze. Denn die Dosis macht´s! Auch ein Nahrungsstoff, z.B. Vitamin C oder Chlorophyll in hohen Dosen kann Krebs erzeugen. In mittleren bis kleinen Dosen sind sie unersetzlich und wirken bekanntlich lebenserhaltend und zellerneuernd.

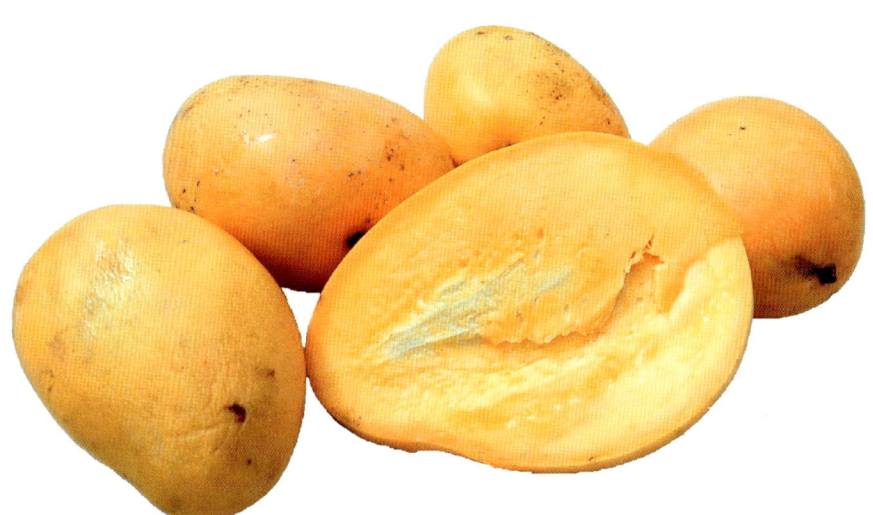

Rheuma

Obwohl der Pitta-Typ mit einem starken Verdauungsfeuer ausgestattet ist und Giftstoffe wie Natriumchlorid als Stromerzeuger nutzt, neigt er leider dazu, anorganische Mineralstoffe wie Kochsalz kristallin in den Knochen und Gelenken abzulagern. Bei einer natriumreichen Ernährung, auch natriumreichen Vitalkosternährung, neigt er zu

Krankheiten des rheumatischen Formenkreises wie Gicht, Rheuma, Verknöcherung aller Art, Arthrose etc. Der Kapha-Typ, der sich weniger bewegt und dadurch weniger Flüssigkeit ausscheidet, lässt es gar nicht zu, dass sich anorganische Stoffe kristallin ablagern, denn er hält sie in Lösung. Doch nur solange, wie Platz dafür im Zwischenzellgewebe vorhanden ist. Irgendwann kann der Körper keine weiteren Speicher mehr anlegen, sonst würde er platzen. Ab da geht es dem Kapha-Typ wie dem Pitta-Typ, die anorganischen Stoffe werden kristallin in Gelenken und Knochen abgelagert. (Die Folge beim Kapha-Typ sind geschwollene, dicke Knie, Ellenbogen, Füße etc.)

2. Der Kapha-Typ:

Wie bereits erwähnt, geht der Kapha-Typ mit Fremdstoffen folgendermaßen um: Er lagert sie zwischen. So sammeln sich alle Arten von Gift- und Abfallstoffen aus Stoffwechselrückständen für schlechte Zeiten an. Diese Funktionsweise des Kapha-Organismus überträgt sich auch auf das Verhalten des Kapha-Typen. So wirft der typische Kapha-Typ keine alten Sachen weg, der Keller oder Dachboden ist meistens mit

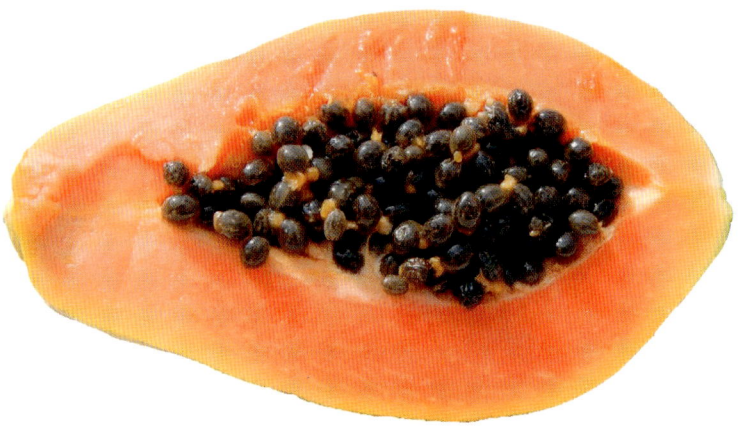

unnötigen Dingen vollgestellt, die kaum noch zum Einsatz kommen. Menschen mit Kapha-Dosha schleppen viel Ballast mit sich herum, weil sie glauben, einzelne Dinge könnten evtl. später wieder Verwendung finden. Das spiegelt sich auch im Verhalten wieder: Sie ziehen Probleme an bzw. schaffen sich selbst eigene Probleme, wo eigentlich gar keine sind. „Kaphas" neigen dazu, sich selbst zu bedauern, bewerten die Welt und die Menschen häufig negativ und haben bei anderen und bei sich selbst laufend etwas auszusetzen.

Da der Kaphatyp körperlich zur Schwerfälligkeit neigt, ist er weniger beweglich als der Pitta- oder Vata-Typ. Er hält sich weniger im Freien auf, treibt weniger Sport, weil sich sein kräftiger Körper nicht so leicht durch die Gegend manövrieren lässt. Das trägt dazu bei, dass er u.a. grundsätzlich weniger Spaß an körperlicher Bewegung als der Pitta-Typ hat.

Wassermilieu

Man könnte sagen, dem Kapha-Typ fehlt das Feuer (durch mangelnde Bewegung, Sonnenschein und frische Luft im Freien). Man findet ihn viel in geschlossenen Räumen. Wegen seiner Schwere besitzt er ein wesentlich größeres Sitzfleisch als die anderen Typen. Er neigt dadurch auch im Sommer zur Blassheit. Man könnte sagen, er lebt in einem „Wassermilieu" oder unter ähnlichen Bedingungen wie bei „Waschküchenwetter". Denn überwiegt das Wasserelement in der Natur, bleibt das Wetter trübe und schlägt sich auf unsere Stimmung nieder. Regnet es tagelang, werden die Menschen unfreundlich und neigen zum Pessimismus. Umgekehrt bricht bei klarem Sonnenschein der Optimismus durch. In diesem Fall überwiegt das Feuerelement und in ihm ist der Pitta-Typ zuhause.

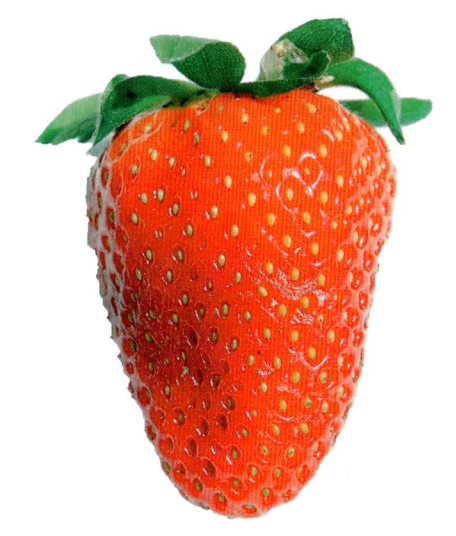

Der Kapha-Typ speichert in seinen großen „Wasserbecken" Giftstoffe und hält sie in Lösung. So können sie sich am Arteriensystem nicht ablagern und keinen Schaden anrichten. Einerseits klingt das positiv, andererseits zum Leidwesen des eher korpulenten Kapha-Typen, der dadurch unweigerlich zunimmt. Letztendlich ist der Kapha-Typ ein Erd/Wasser-Typ, weil er im Wasser sehr viele Erdelemente (Mineralstoffe) in Lösung hält.

Von den vier Elementen fallen Wasser und Erde nach unten zur Erde und beschweren bzw. erden uns. Luft und Feuer steigen im Gegensatz dazu auf und machen uns leichter.

Dem Kaphatyp tut es daher oftmals sehr gut, aus der „leichten" Lebenseinstellung des Vatatypen zu profitieren, indem er seine Probleme weniger verbissen sieht und abwartet bis sich die Dinge und Probleme in Luft auflösen. Es geht beim Kapha-Typ nicht nur darum, dass er sich von seinen Problemen befreit. Gleichzeitig nimmt er mit dieser Einstellung viel leichter ab - wie im Geist so auch in der Materie.

Gründlichkeit

Andererseits hat das Kapha-Verhalten und -Stoffwechselprogramm auch seine Vorzüge. Dadurch, dass der Kapha-Typ sehr gründlich ist, kann er auf seine Vorräte zurückgreifen. D.h., wenn er irgendwann etwas aus alten Akten benötigt, dann sind die Unterlagen noch in archivierten Ordnern vorhanden. Vatha- oder Pitta-Typen dagegen trennen sich eher voreilig von vielen Dingen, die später noch einmal gebraucht werden. Sie ärgern sich dann natürlich.

Innere Ruhe

Der Kapha-Typ lässt sich schwer aus der Ruhe bringen - schon alleine wegen seinem Gewicht ruht er viel mehr in sich als die beiden anderen Typen, nicht nur physisch. Auch psychisch behält er z.B. in brenzligen Situationen am meisten die Nerven, verhält sich cool und findet aufgrund seiner riesigen physischen und psychischen Archive immer eine Lösung. Wenn ein Gegenstand gesucht wird, ein Werkzeug gebraucht wird, der Kaphatyp hat eine große Werkstatt und einen vollen Keller, indem alles vorhanden ist.

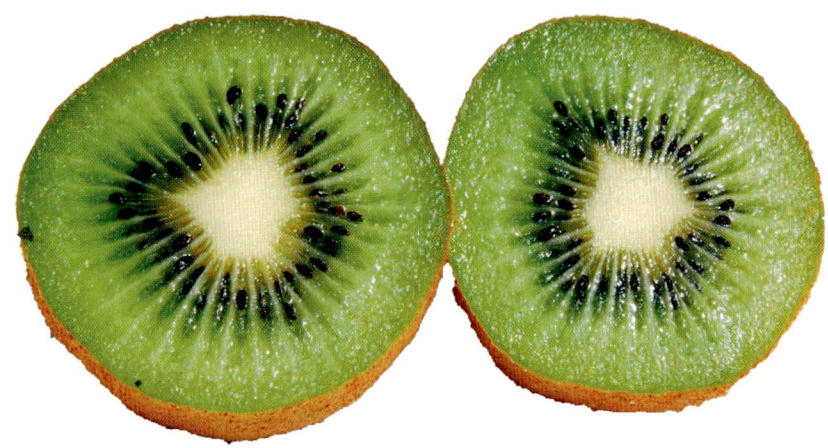

Der Fels in der Brandung

An den Kapha-Typ kann man sich anlehnen, er ist der Fels in der Brandung bzw. der feste Stamm des Baumes. Der Pitta-Typ entspricht eher den Ästen und Zweigen, die nach allen Seiten zum Licht streben, zur Sonne wachsen.

3. Der Vata-Typ:

Den Vata-Typ vergleiche ich am liebsten mit den Blättern, die im Wind wehen und Sauerstoff produzieren. Wie die Blätter, dreht sich der Vata-Typ wie ein Fähnchen im Wind. Er sorgt für frischen Wind, für frische Gedanken und lässt seine alten negativen Gedanken ganz leicht los. Er verliert seine Blätter im Herbst, Blätter mit alten Inschriften, alten Gedanken von gestern. Im Winter bildet er neue Gedanken und Muster. Das Ergebnis sind neue „Buch-Seiten", beschrieben mit Gedanken der Schöpfung, die wirklich einmalig neu sind, z.B. in Form von jungen frischen grünen Blättern im Frühling.

Mehrere Metarmorphosen täglich

Der Vata-Typ durchwandert die meisten Metamorphosen in seinem Leben. Er kann an einem Tag mehrere Metamorphosen durchleben, wohingegen der Kaphatyp unter Umständen ein ganzes Jahr dafür braucht, weil er seinen Prinzipien treu bleibt, dadurch aber auch zur Statik neigt.

Gemüt und Seelenstruktur

Ob in Ihrer Konstitution das Luft-, Feuer- oder Erd/Wasser-Element überwiegt, hängt von vielen Faktoren ab. Nicht nur die Bewegung, Sonnenschein, Ernährung, Berufung, Zwischenmenschlichkeit, Sternzeichen etc. machen den Typ aus, auch Ihr Gemüt bzw. Ihre Seelenstruktur bestimmt mit, welche Konstitution Sie haben. Das sehen Sie schon alleine daran, wie Ihre Körpersprache - Mimik und Gestik - ausfällt. Die Konstitution spiegelt sich im kleinsten Detail wider, z.B. in welcher Art und Weise Sie sich bewegen und sprechen. Bewegen Sie sich eher wie ein Vogel, der mit dem Kopf schnelle hektische Bewegungen macht, während Sie sich unterhalten, dann zählen Sie mehr zu den Vata-Typen. Oder führen Sie eher schwerfällige, ganz langsame behutsame Bewegungen aus und sprechen mit ruhiger Stimme, dann sind Sie eher ein Kapha-Typ. Oder weisen Sie ein Zittern in der Stimme auf oder verbreiten beim Sprechen Aufregung? Dann sind Sie Vata-Typ. Ein ruhiger erdiger Tonfall entspricht mehr dem Kapha-Typ. Oder sprechen Sie zunehmend euphorisch, begeisternd, mitreißend? Und ziehen Sie andere Menschen in Ihren Bann, überzeugen Sie und machen Anderen Ihre Ideen schmackhaft? Dann entspricht Ihr Gemüt und Wesen dem Pitta-Typ.

Der Kapha-Typ ist eher der Elefant, das Nilpferd, die Schildkröte, die Schnecke. Den Pitta-Typ kann man am besten mit folgenden Tieren vergleichen: Adler, Leopard, Schlange, Hai, Delphin, Pferd, Nashorn. Der Vata-Typ entspricht mehr einem Spatz, Wellensittich, Eichhörnchen, Fledermaus, Amsel, Rotkehlchen, Schmetterling, Fohlen etc.

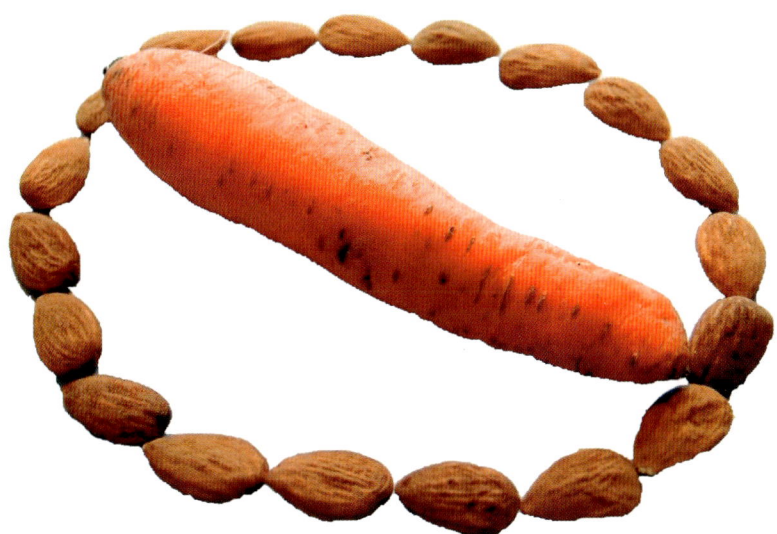

Der Indianerstamm

Lassen wir mit unserer Betrachtungsweise der drei Konstitutionstypen die Zivilisation links liegen und konzentrieren uns auf einen Naturstamm, auf Menschen, die noch in und mit der Natur leben so wie es die Indianer seit Tausenden von Jahren gepflegt haben. So erkennen wir, dass es schon immer unterschiedliche Typen gegeben haben muss. Denn jedes Stammesmitglied verkörperte andere Elemente und hatte gleichzeitig andere Aufgaben zu erfüllen. In ihren Vornamen wie „scheinende Sonne", „Wirbelwind", „Feuerauge", „Großer Bär", „Mächtiger Baum", „Großer Wolf", „flinkes Eichhörnchen", „Adlerauge" spiegelte sich ihr Konstitutionstyp wider. Alle drei Konstitutionstypen waren vertreten, sie alle führen auf eine lange Tradition zurück. Jedes Indianerstamm-Mitglied übernimmt, entsprechend seiner Konstitution, andere Aufgaben, um das Fortbestehen der Gruppe zu sichern.

Konstitutionelle Verschiebungen

Doch leider haben sich durch das zivile Leben Unarten und Eigenheiten eingeschlichen, die sowohl dem Einzelnen als auch der Gruppe schaden und dadurch sind unnötige Verschiebungen in den Konstitutionen entstanden. Im Klartext heißt das, dass ein Pitta-Typ im Zuge der Zivilisation u.U. sein gesamtes Feuer einbüßen muss und zur Schwerfälligkeit neigt; sich leider Gottes hin zum Kapha-Typ entwickelt. Im Laufe des Lebens kann es auf Grund unterschiedlichster Einflüsse zu Verschiebungen kommen, so dass man sich immer mehr zum Mischtyp hinentwickelt, sofern man nicht schon von Geburt an einer ist. Diese konstitutionellen Verschiebungen auf Grund von „modernen" Zivilisationseinflüssen (Genfood, Monokulturen, Medikamenteneinsatz, Operationen) haben zur Folge, dass der „Stamm", die Gruppe, zu schwerfällig wird und zerbricht.

Außerirdische

Das Ergebnis sind mutierte isolierte Einzelwesen (Einzelkämpfer), Esoteriker sprechen gerne von Außerirdischen.

Diese ungesunde Entwicklung zu stoppen und wieder rückgängig zu machen, muss unsere Aufgabe sein. Eine Lebensaufgabe, die wir nur mit Hilfe von naturbelassener Vitalkost, viel Bewegung, ausreichend Sonnenschein, sinnvoller Arbeit, Selbstversorgung, gemeinschaftlichen Aktivitäten in und mit der Natur, Treffen von Gleichgesinnten etc. bewältigen können.

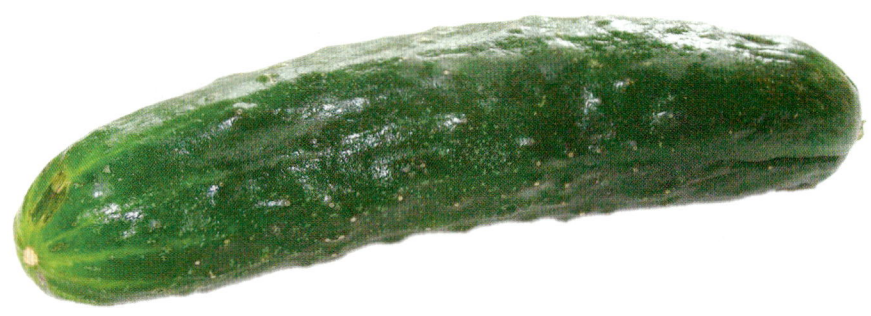

Kontrollfragen zur sofortigen Bestimmung des Konstitutionstyps in Bezug auf den Stoffwechsel:

1. Kontrollfrage – Mahlzeitentyp:
a. Brauchen Sie mittags unbedingt eine feste Mahlzeit?
b. Oder können Sie Frühstück und Mittagessen ausfallen lassen und bekommen erst am Abend richtig Hunger?
c. Oder halten Sie keine festen Mahlzeiten ein, essen Sie hier und da eine Kleinigkeit und das mehrmals am Tag?

Antwort:
a. Pitta-Typ
b. Kapha-Typ
c. Vata-Typ

2. Kontrollfrage - Verdauungstyp:
a. Wie läuft Ihre Verdauung? Haben Sie eine gute Verdauung bzw. Verbrennung - sozusagen einen Saumagen?
b. Oder leiden Sie des Öfteren unter Verdauungsbeschwerden, einerseits an Diarrhoe andererseits an Verstopfung und haben ab und an Schmerzen im Magen oder Darm?
c. Oder müssen Sie nur gemäßigt auf die Toilette, nur alle paar Tage, und haben fast nie Diarrhoe?

Antwort:
a. Pitta-Typ
b. Vata-Typ
c. Kapha-Typ

3. Kontrollfrage - Gewichtstyp:
a. Wenn Sie mengenmäßig mehr essen, nehmen Sie dann automatisch zu? Und wenn Sie weniger zu sich nehmen, verlieren Sie dann wieder proportional dazu an Gewicht?
b. Oder nehmen Sie schon bei der bloßen Vorstellung an kalorienreicher Kost zu oder wenn Sie nur kleine Mahlzeiten zu sich nehmen? Wenn Sie in letzter Zeit mehr gegessen haben und dadurch das Gewicht in die Höhe geschnellt ist und Sie anschließend wieder wenig bis gar nichts essen (fasten), nehmen Sie dann trotzdem nicht proportional zu Ihrer verringerten Nahrungsmenge ab?
c. Oder ist es bei Ihnen gerade umgekehrt, dass Sie soviel essen können wie Sie wollen und trotzdem zu dünn bleiben?

Antwort:
a. Pitta-Typ
b. Kapha-Typ
c. Vata-Typ

4. Kontrollfrage - Bewegungstyp:
a. Sind Sie ein Bewegungsmensch? Treiben Sie gerne Sport?
b. Oder meiden Sie eher das Spazierengehen oder aus dem Haus gehen und halten sich lieber zu Hause auf?
c. Oder sind Sie ständig in Bewegung, auch zu Hause? Und können nicht lange still am Schreibtisch sitzen und sich konzentrieren und würden sich eher als Zappelphillip bezeichnen, der nicht wirklich seinen Ruhepol in sich gefunden hat?

Antwort:
a. Pitta-Typ
b. Kapha-Typ
c. Vata-Typ

5. Kontrollfrage – Mimik- und Gestiktyp:
a. Wenn Sie sprechen, haben Sie eher einen ruhigen Ton und sprechen langsam? Ihre Mimik und Gestik ist ruhig, die Kopf- und Armbewegungen nicht auffallend?
b. Oder neigen Sie dazu, sehr unrhythmisch, flatterhaft oder abgehackt zu sprechen und machen dabei schnelle unkoordinierte Kopf- und Armbewegungen?
c. Oder brennt in Ihnen das Feuer, wenn Sie reden, funkeln die Augen, die Stimme ist kräftig und mitreißend und Ihre Bewegungen sind temperamentvoll, doch koordiniert und verleihen dem Gesagten Nachdruck?

Antwort:
a. Kapha-Typ
b. Vata-Typ
c. Pitta-Typ

Überwiegt bei diesen fünf Kontrollfragen in der Summe ein Dosha ganz deutlich, so können Sie davon ausgehen, dass Sie dieser Konstitutionstyp (in Bezug auf Ihren Stoffwechsel) sind. Aber genauso gut können sich zwei Doshas mehr oder weniger die Waage halten (leichtes Übergewicht eines Doshas gilt noch als Mischtyp), dann sind Sie ein Mischtyp mit Betonung des leicht überwiegenden Doshas. Genauso ist es bei den einzelnen Fragen, auch dort kann es sein, dass nicht nur eine Antwort auf Sie zutrifft, sondern zwei Antworten und manchmal treffen auch alle drei Antworten zu, so wären Sie dann ein Dreier-Mischtyp, z.B. Pitta-Kapha-Vata..

    Möchten Sie Ihren kompletten Konstitutionstyp, also nicht nur in Bezug auf Ihren Stoffwechsel, bestimmen, so finden Sie in dem oben bereits erwähnten Buch von Gabriel Cousens „Individuelle Ernährung mit Ayurveda" (siehe Seite 238/Nr. 22) einen 80-Fragen-Katalog, anhand dessen Sie bis ins kleinste Detail Ihren Dosha-Typ ermitteln können.

Die tägliche Ernährung im Biorhythmus

Neben der Konstitution beeinflusst auch der Biorhythmus die tägliche Nahrungsaufnahme jedes Einzelnen in höchstem Maße. Wer sich dem Biorhythmus widersetzt, erschöpft sich schneller und Krankheiten treten häufiger auf. Viele von Ihnen kennen schon die drei Phasen-Einteilung eines 24-Stunden-Tages:

1. Phase – 12 bis 20h – Nahrungsaufnahmephase
2. Phase – 20 bis 04h – Assimilationsphase
3. Phase – 04 bis 12h – Ausscheidungsphase

Aufgrund dieser Einteilung ist es ratsam, die letzte Mahlzeit am Tag spätestens um 20h beendet zu haben. In der Zeit nach dem Aufstehen bis um 12h mittags unterstützt man die Ausscheidungsphase am besten mit einem leichten wasserhaltigen Frühstück, das die Ausscheidung fördert. Dazu zählen frische Früchte und Grünpflanzen, frisch gepresste

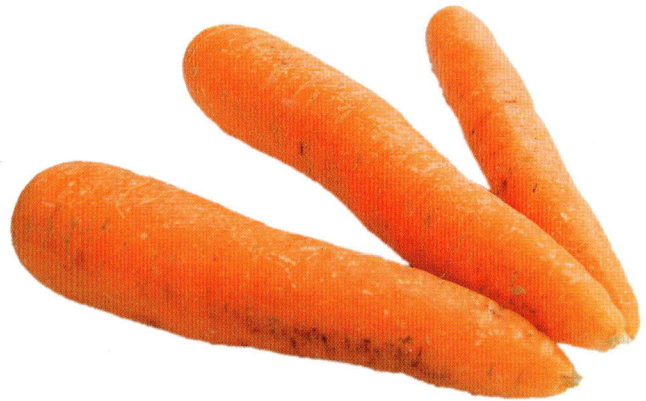

Säfte (am besten aus Karotten und Grünpflanzen) oder Gemüsefrüchte (Tomaten, Gurken, Paprika). Oder man lässt das Frühstück ganz ausfallen und nimmt in der Früh nur reines mineralarmes Wasser zu sich.

Die Biorhythmuskurve

Die Biorhythmuskurve wird durch die Art der Mahlzeiten beeinflusst und umgekehrt. In der Früh nach dem Aufstehen befindet sich die Leistungskurve ganz oben. Die Batterie wurde durch die Nachtruhe wieder vollständig aufgeladen, der Akku ist voll. Wenn nun ein schweres Frühstück (Eier mit Speck, Wurstbrötchen, Kartoffelsalat mit Würstchen, Kuchen, Käsebrot, etc.) eingenommen wird, wird die Verdauung sehr stark beansprucht, und der Akku, mit der zur Verfügung stehenden Tagesenergie, entlädt sich. Der Körper muss über 90% der Tagesenergie für die Verdauung schwerer Frühstücks-Mahlzeiten in Anspruch nehmen. Um dies zu verhindern und sich nicht den ganzen Tag über unausgeschlafen und schlapp zu fühlen, nehmen Sie nur leichtes, die Ausscheidung unterstützendes Frühstück zu sich, wie zu Beginn des Kapitels beschrieben.

Bis hierher wird den meisten Lesern die Thematik bekannt sein, siehe Fit for Life-Buch auf Seite 238/Nr. 29. Ab hier folgt die Fortsetzung der Biorhythmus-Thematik, die bisher weniger verbreitet war.

Leistungskurve geht nach unten

Nach einem die Ausscheidung fördernden Frühstück bleibt die Tagesenergie weiterhin oben, doch nach zwei Stunden harter körperlicher Arbeit geht die Leistungskurve das erste Mal leicht nach unten, da der Brennwert eines Früchtefrühstücks mit Grünpflanzen nicht ausreicht, um zwei Stunden konstante körperliche Leistung bringen zu können. Hätten Sie eine Mahlzeit mit einem höheren Brennwert, wie etwa rohe Wurzelgewächse mit frischen Nüssen, eingenommen, wäre der Leistungsabfall viel später gekommen.

Im Winter mehr Energie

Die feste Mahlzeit (konzentrierte Nahrung wie Wurzelgemüse und Nüsse, halbgetrocknete Oliven, mit frischem Öl angemachter Karotten/Sellerieknollen-Salat, Essener Brot, etc.) zur Mittagszeit füllt die Kohlenhydratspeicher im Körper wieder auf und verleiht dem Organismus Bärenkräfte. Die Verdauung wird bei der festen Mahlzeit zwar stärker beansprucht, doch dadurch wird auch mehr Körperwärme produziert, die dann als Energie, gerade im Winter, zur Verfügung steht.

Das Gefühl von Sättigung

Dadurch, dass die Sonne um die Mittagszeit am höchsten steht, wird der Organismus am meisten mit solarer Energie versorgt und kann den Energieverlust durch die Verdauungsarbeit des schwereren Mittagessens optimal ausgleichen und den längerfristigen Nutzen aus der Assimilation von langkettigen frischen Stärkeprodukten wie Karotten, Sellerieknolle, Petersilienwurzel, Süßkartoffel ziehen. Der Energiezuwachs von rohen Stärkeprodukten geht langsamer vonstatten als bei Früchten (deren Energie wieder schnell verpufft), dafür hält die Energie länger an.

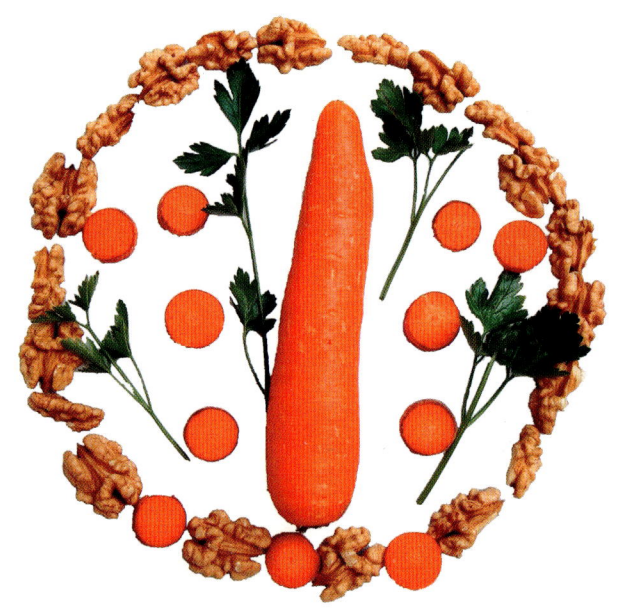

Neben der länger zur Verfügung stehenden Energie profitiert man darüber hinaus vom Sättigungsgefühl, welches vielen Rohköstlern verloren gegangen ist. Das hat auch den Vorteil, wieder endlich einmal zur Ruhe zu kommen.

Tasse Kaffee oder Schokolade

Das andere Extrem, das viele Normalköstler nach dem Mittagessen erleben, ist, dass sie sich zu schwer und sehr müde fühlen, weil sie entweder zuviel oder das Falsche gegessen haben. Erhitzte Stärkeprodukte, die die Verdauung lahm legen (der zähe Stärkeschleim verklumpt die Zellen), zementieren Magen und Darm im wahrsten Sinne des

Wortes zu. In diesem Fall wird die Rest-Tagesenergie schon mittags vollkommen für die Verdauung vergeudet, das Energieniveau befindet sich bei Null. In der Regel ist das eineinhalb bis zweieinhalb Stunden nach dem Mittagessen der Fall, also gegen 15.30 bis 16.00h. Nur ein Mittagsschläfchen könnte dies wieder ausgleichen. Doch wer berufstätig ist, kann sich das nicht leisten. Stattdessen gönnt sich der Großteil der Vollzeit-Berufstätigen eine Tasse Kaffee oder grünen bzw. schwarzen Tee, Schokolade, Süßigkeiten oder Kuchen, um den Kreislauf anzutreiben und das Energieniveau wieder nach oben zu schrauben.

Gymnastikübungen im Büro

Die gesündeste Alternative zum Mittagsschläfchen sind Gymnastikübungen im Büro bei geöffnetem Fenster (wenn man nicht im Freien arbeitet), ein flotter Spaziergang oder einige Stunden nach dem Mittagessen eine Handvoll Früchte mit ein paar Grünblättern (auch frisch gepresste Säfte) anstelle von Kaffee&Kuchen. Die Verdauung wird bei Früchten kaum beansprucht und die Energiekurve geht nach oben.

Überschüssige Mineralstoffe

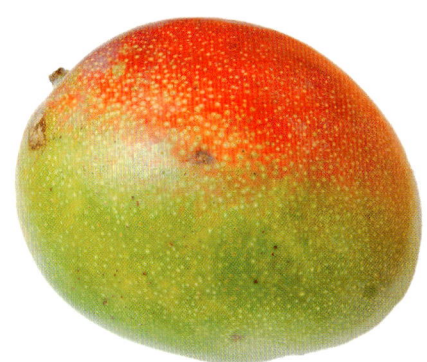

Denn süße Nahrungsmittel wie Früchte machen den Organismus leichter, weil sie ihm einige seiner überschüssigen Mineralstoffe rauben. Wenn Sie eine Mahlzeit zu sich nehmen, deren Anteil an mineralstoffhaltigen Nahrungsmitteln (wie Mandeln, Wurzelgewächse und Wildkräuter) zu hoch ist, dann fühlen Sie sich hinterher relativ schnell zu schwer. Diese Mattheit kommt von der zu hohen Menge an schweren Mineralstoffen (im Gegensatz macht Zucker leicht). Der Vorteil solch einer Ernährung besteht darin, Stabilität und Festigkeit beizubehalten.

Durch eine schwere, mineralstoffhaltige Ernährung wird Ihr Zahn- und Knochensystem immer stabil bleiben, andererseits kann sie zu einer starken inneren Schwere und Antriebslosigkeit führen. Früchte schaffen in solch einer Situation schnell Abhilfe, weil die süßen Früchte dem Organismus Mineralstoffe rauben, der Mensch sich dadurch wieder leichter fühlt. *Früchte sollten auf keinen Fall in direktem Anschluss (als Nachtisch z.B.) auf eine schwere Mahlzeit verzehrt werden, sondern nur auf nüchternen Magen, was den meisten Lesern bereits bekannt sein müsste.*

Muskelschwund und Abmagerung

Ernährt sich jemand früh, mittags und abends nur von Früchten, wird er zu leicht und neigt zur Hyperaktivität und Hippeligkeit. Dies hat langfristig zur Folge, dass unser Fundament (Knochen und Zähne) angenagt wird. Zusätzlich magert man bei reiner Früchteernährung soweit ab, dass die Muskeln abgebaut werden. Außerdem friert man im Winter.

Nachmittagspause und Abendessen

Die durch den Früchteverzehr am Nachmittag gewonnene Leichtigkeit verschwindet nach ein bis zwei Stunden wieder und der Hunger kehrt schlagartig zurück.

Hungergefühl

Richtiger Hunger kann nicht durch eine Früchtemahlzeit gestillt werden, sondern nur mit langkettigen Kohlenhydraten wie frischen Wurzelgewächsen und Kohlgemüsen in Verbindung mit Nüssen und anderen fetthaltigen Nahrungsmitteln wie Avocados, Oliven, Öle, etc. erreicht werden. So steht nochmals genügend Kraft für die Arbeit in den Abendstunden (Haushaltstätigkeiten, Schreibarbeiten, Lesen, Studieren) zur Verfügung bis man sich gegen 22 Uhr zu Bett legt.

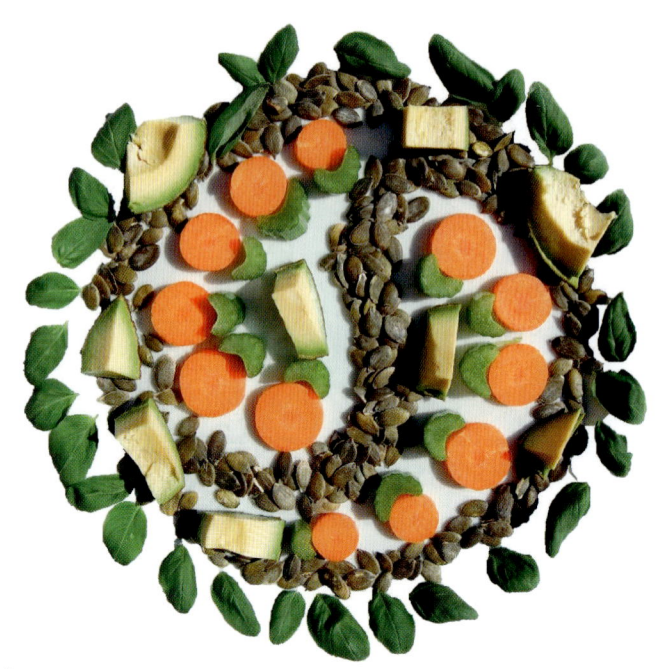

Käse blockiert

Wenn um 18h das letzte Mal gegessen wird, so ist die Verdauung bis spätestens 21.30h abgeschlossen sofern es sich nicht um Nahrungsmittel handelt, die eine sehr viel längere Verdauungszeit benötigen wie Fisch (6-8 Std.), Fleisch (4-5 Std.), Eier (10 Std.), Milch und Milchprodukte (11 Std). Diese Nahrungsmittel liegen in der Nacht noch schwer im Magen und beeinträchtigen die Assimilationsphase zu stark. Nicht umsonst heißt es, Käse schließt den Magen. Genau genommen geschieht folgendes: Käse verschließt bzw. blockiert Magen und Darm.

Nachtmahlzeit

Wenn nachts gegessen wird, gerät der Biorhythmus immer aus dem Gleichgewicht. Langfristig können sich gesundheitliche Folgen ergeben, wie ernährungsbedingte chronische Krankheiten.

Fazit

Damit man seine Ernährung am besten auf den Biorhythmus abstimmt, empfehle ich in der Früh eine süße, mittags eine herzhafte, nachmittags eine süße und am Abend wieder eine herzhafte Mahlzeit. Damit unterstützen Sie Ihren täglichen Biorhythmus und weichen nicht weit davon ab.

Gleichgewicht schaffen

Das Wechselspiel von süß und herzhaft unterstützt die Biorhythmuskurve am meisten männlich-weiblich im Wechselspiel, Yin und Yang im Gleichgewicht und die Lebensenergie bewegt sich auf höchstem Niveau.

Warum die Rohkost nicht funktioniert?

Sie wissen nun, welcher Konstitutionstyp Sie sind (siehe Kontrollfragen auf Seite 31 oder Dosha-Test im Buch „Individuelle Ernährung mit Ayurveda" von Gabriel Cousens - siehe Seite 238/Nr. 22) und leben schon im Biorhythmus, doch trotzdem funktioniert Ihre Vitalkosternährung noch nicht so, wie Sie es sich wünschen. In den vorigen Kapiteln habe ich die Lösung dafür schon angedeutet, doch in diesem Kapitel möchte ich es nochmals besonders hervorheben, dass der wichtigste Faktor einer gesunden Ernährung der Kraftaspekt ist. Mineralstoffe, Vitamine, Eiweiß, Fette, Enzyme, Bakterien, alles schön und gut. Doch wenn dem Körper zuwenig Brennstoffe zugeführt werden, können noch so viele Mineralstoffe, Vitamine etc. mit der Nahrung eingenommen werden, sie werden nicht richtig verstoffwechselt, weil der Kreislauf zu langsam, der Körper zu kalt ist. Sie kennen das Problem, kalte Hände, kalte Füße, Frieren im Winter, Sie fühlen sich kraft- und saftlos. Dann praktizieren Sie immer noch die falsche Rohkost-Ernährungsform.

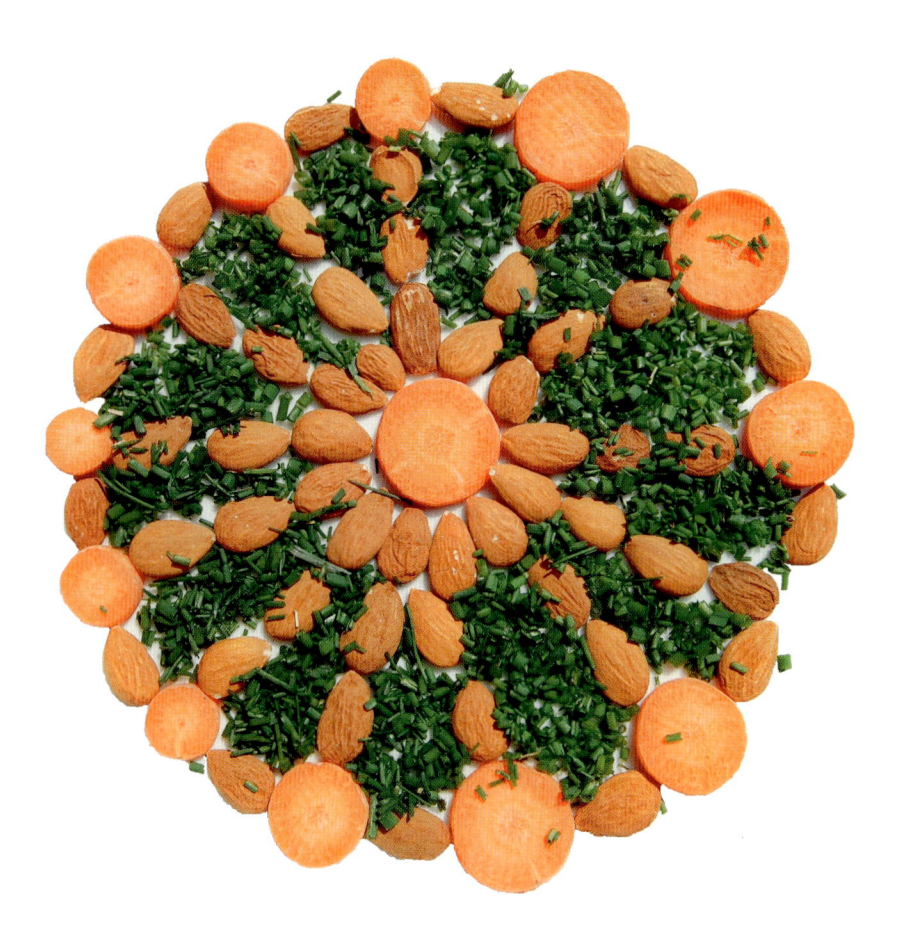

Auf Haut und Knochen abgemagert, weder Kraft für Liegestützen noch Ausdauer bei körperlichen Tätigkeiten, dann sollten Sie ihre (Rohkost-)Ernährung noch einmal ganz genau unter die Lupe nehmen.

Sie nehmen vielleicht stofflich alles in Hülle und Fülle auf, doch ihre Mahlzeiten enthalten zu wenig Brennstoffe, die der Organismus dringend benötigt, um überhaupt seine Stoffwechselvorgänge einwandfrei ausführen zu können. D.h., u. U. werden Sie durch die Rohkosternährung erst so richtig krank und schwach, wenn nicht an alles gedacht wurde.

Wie halten es die Naturvölker heutzutage ?

Ob die Hunzas mit ihrer erhitzten Hirse, ob die Indianer mit ihrem „Maisstampf", die Insulaner mit ihrer gekochten Yamswurzel, zumindest einmal am Tag gibt es eine Mahlzeit, die reich an Stärke ist und genügend Brennstoffe liefert, damit der Körper warm bleibt und seine Stoffwechselvorgänge, einschließlich der Nahrungsaufspaltung (Verdauung), ausführen kann. Genau dies stellt oftmals ein großes Problem für Rohköstler dar, die häufig zum Auskühlen und zur Antriebslosigkeit neigen. Die Nahrung im Magen wird überhaupt nicht richtig verdaut, verlässt unverdaut den After, weil der Körper zu kalt ist, um überhaupt Verdauungssäfte produzieren zu können oder weil Nahrungsmittel gemischt wurden, die unterschiedliche Verdauungsmilieus benötigen. Der Kreislauf befindet sich in so einem Fall ganz am Boden.

Kinder brauchen Kraft, um draußen herumtoben, still sitzen und sich konzentrieren zu können. Dafür benötigen sie genügend Brennstoffe (langkettige Kohlenhydrate), mehr als jeder Erwachsene, da sie sich in der Wachstumsphase befinden. Wenn dem Körper zuwenig Brennstoffe zugeführt werden, der Organismus dadurch auskühlt und auszehrt, so verringert sich das Wachstum des Kindes.

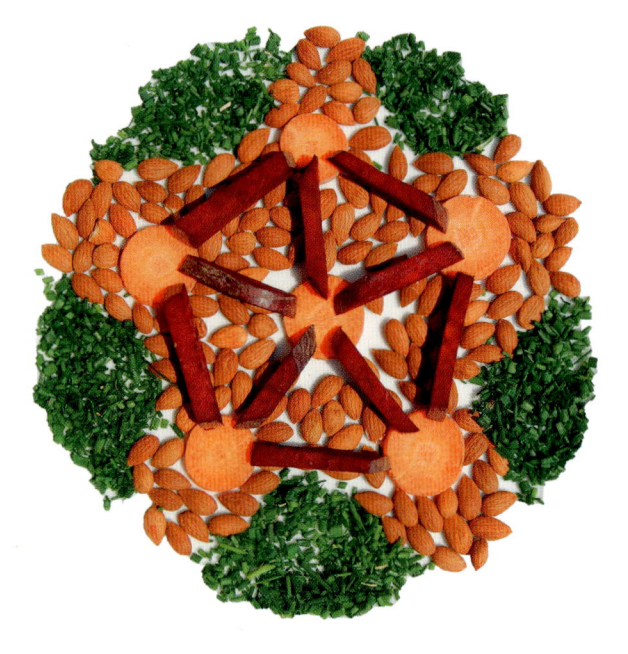

Wieso war Dr. Herbert Shelton, der bekannte amerikanische Ernährungspionier und Fastenarzt, die letzten 15 Jahre seines Lebens bettlägerig? Wenn man die Natürliche Gesundheitslehre und die Studienbriefe der Natural Hygiene (Shelton war Wegbereiter der NH im 20igsten Jahrhundert) genau studiert, erkennt man, dass ausgerechnet in der Kohlenhydratfrage ein gravierender Fehler begangen wurde: So wie die deutschen Vertreter der Natürlichen Gesundheitslehre, warnen auch die amerikanische und englische Natural Hygiene vor Stärkeprodukten. In deren Studienbriefen steht, dass zuviel Verdauungsenergie aufgewendet werden muss, um langkettige Zuckermoleküle aus Stärkeprodukten in Einfachzucker zu zerlegen. Stattdessen wird geraten, Nahrungsmittel zu verzehren, die Monosacharide enthalten wie Früchte, weil die Verdauung geschont wird und mehr Lebenskraft zur Verfügung steht. Wenn man sich jedoch die Stärkeprodukte genauer ansieht, die in Büchern der Natürlichen Gesundheitslehre aufgezählt werden, handelt es sich mit wenigen Ausnahmen um erhitzte Stärkeprodukte wie Reis, Kartoffeln, Nudeln, Brot, erhitztes Getreide, Kartoffel-, Mehl- und Süßspeisen einschließlich Kuchen und Gebäck, die allesamt stark verschleimend wirken.

Wieso verschleimen Stärkeprodukte?

Nicht wegen der Stärke oder wegen den Polysachariden! Der Grund ist die Erhitzung der Stärke. Denn rohe Stärke verschleimt nicht, weil sie in Zucker abgebaut bzw. verdaut wird und dafür ist das Stärke aufspaltende Enzym Ptyalin zuständig, das mehr kann als viele Stärkegegner denken. Jedoch wird Ptyalin nur bei roher Stärke aktiv.

Wenn wir uns die Stärkeprodukte einmal genauer ansehen, die wir gerne im rohen Zustand verzehren, dann sind es stärkearme Nahrungsmittel bis hin zu Nahrungsmitteln mit einem mittleren Stärkegehalt. Bei Stärkeprodukten mit einem mittleren bis hohen Stärkegehalt wie Kartoffeln (32% Stärkegehalt)) fällt es uns nicht mehr so leicht, sie im rohen Zustand zu verzehren, weil sie uns weniger gut schmecken. Daher sollten wir sie als Nahrungsmittel ausklammern.

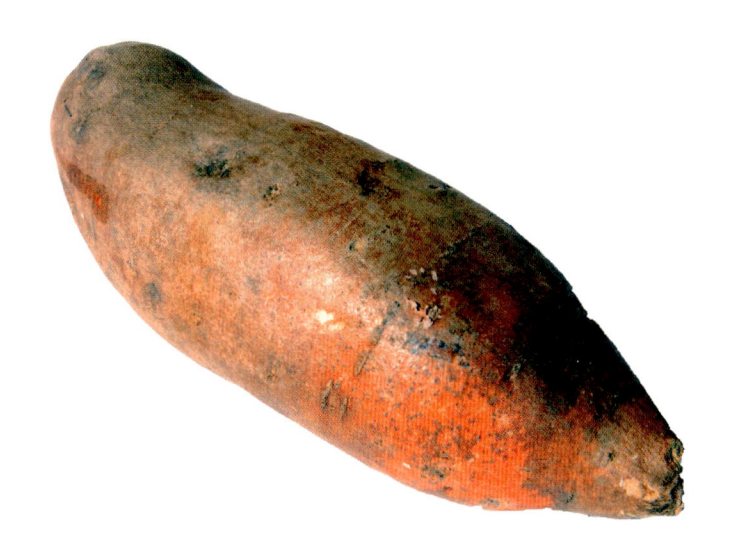

Die Süßkartoffel lässt sich einfacher verdauen, weil sie mehr Zucker und weniger Stärke als die normale Kartoffel enthält. Die Süßkartoffel mit 15 bis 26% und die Pastinake mit 18 % Stärkegehalt sind für eine gesunde Stärkeverdauung schon die Obergrenze. Sie können noch einigermaßen gut verdaut werden, ohne dass die Stärke den Mundspeichel zum Stocken bringt, wie es bei der rohen Kartoffel der Fall ist. Versuchen Sie mal ein rohes Stück Kartoffel gut zu kauen. Sie werden schnell merken, wie Ihnen die Stärke auf der Zunge liegen bleibt und der „Kartoffelbrei" im Halse stecken bleibt. Alle anderen stärkehaltigen Nahrungsmittel wie Sellerieknolle, Karotte, Rote Bete, Petersilien-, Schwarz- und Löwenzahnwurzel etc. bereiten bei der Stärkeaufspaltung überhaupt keine Probleme, weil ihr Stärkegehalt weit unter zehn Prozent liegt. Nehmen Sie z.B. den Stärkegehalt des Knollenselleries mit zwei bis drei Prozent, so können Sie ohne Probleme zweitausend Gramm Sellerie zu einer Mahlzeit verzehren. Die dabei anfallenden 50 Gramm Stärke können Sie im Mund mit Hilfe ihres Stärke aufspaltenden Enzyms verdauen bzw. in Monosacharide abbauen. Doch wer verzehrt schon zwei Kilo Sellerie auf einmal. Meistens isst man nicht nur Knollensellerie pur, sondern verzehrt ihn in Kombination mit ein paar Nüssen oder Samen, Grünblatt oder etwas Paprika etc.

Sie sehen, die Stärkeverdauung bedeutet kein Problem und obendrein liefert sie reichlich Brennstoffe, weil die Peristaltik im Magen und Darm aktiviert wird und der Körper dadurch Wärme produziert.

Kinder, die mit zuwenig Brennstoffen in Form von Kohlenhydraten innerhalb der Rohkosternährung versorgt werden, leiden häufig unter Hyperaktivität. Die Kinder werden durch den übermäßigen Früchteverzehr (Sofortenergie, da Monosacharide) ständig zur Aktivität angetrieben. Die Entwicklung der Ausdauer und Konzentration bleibt dann aber meistens auf der Strecke, weil langkettige Zuckermoleküle, wie in rohen Stärkeprodukten vorhanden, im rohköstlichen Durchschnittsspeiseplan zu kurz kommen.

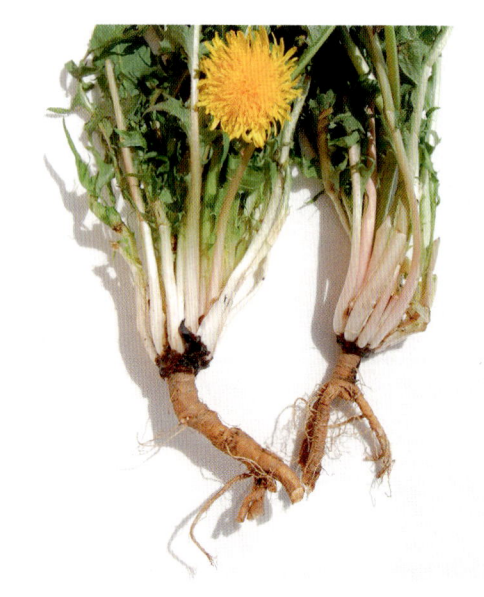

Wer zuwenig langkettige Kohlenhydrate in die Rohkost einbaut, kann erleben, dass seine Gehirnleistung rapide abnimmt. Hand in Hand geht der Rückgang der körperlichen Aktivität auf Grund von fehlenden Kohlenhydraten. Denn das Gehirn braucht Ausdauer, damit der Mensch sich konzentrieren kann. Und dies hängt wie gesagt von langkettigen Kohlenhydraten ab.

Je kräftiger der Kreislauf, desto leistungsfähiger das Gehirn. Denn vom gesamten Körper benötigt das Gehirn die meisten Brennstoffe, um seine Funktionen ausführen zu können. Erst kühlt der Körper bei einer monosachariden Rohkostform mit übermäßig vielen Früchten aus. Irgendwann bleiben auch für Kopf und Gehirn zuwenig Wärme bzw. Brennstoffe übrig. Mit der Gehirnleistung geht es dann rapide bergab. Gedächtnisschwund und Denklücken durch die zuckerbetonte Hybridfrüchte-Rohkost können langfristig die Folge sein. So wie Zähne durch zuviel Obst Löcher bekommen können, kann auch das Gehirn löchrig wie ein Schweizer Käse werden.

Viele Rohköstler, einschließlich die Waldthausen-Lebenskunde-Gruppe, hatten in den 80iger und 90iger Jahren dieses Entmineralisierungsproblem und retteten sich aus dieser Sackgasse, indem sie wieder anfingen, erhitzte Stärkeprodukte wie Kartoffeln, Reis oder Vollkornnudeln mit in den Speiseplan einzubauen. Sie hatten sich zwar vor der Entmineralisierung gerettet, jedoch eine verstärkte Verschleimung im Körper in Kauf nehmen müssen. Die goldene Lösung für dieses Problem ergab sich, wie wir heute wissen, durch den Verzehr von lebendigen unerhitzten Stärkeprodukten wie Wurzel- und Knollengewächse. Man muss am Anfang etwas erfinderisch sein, um auf den Geschmack von Wurzeln und Knollen zu kommen. Doch es lohnt sich, denn im Winter werden Sie immer warm bleiben, Bärenkräfte wie ein Gorilla haben und trotzdem wird ihre Nase frei bleiben.

Was man wissen sollte!

Die Stärkeverdauung im Mund funktioniert am besten bei trockener Stärke. Daher kann die Petersilienwurzel oder Karotte ruhig lange liegen bis sie knautschig wird. Dadurch verliert sie etwas Wasser. Denn je mehr wasserhaltige Nahrungsmittel zum Stärkebrei dazu gemischt werden, wie z.B. Tomate oder Gurke, desto schlechter wird die Stärke

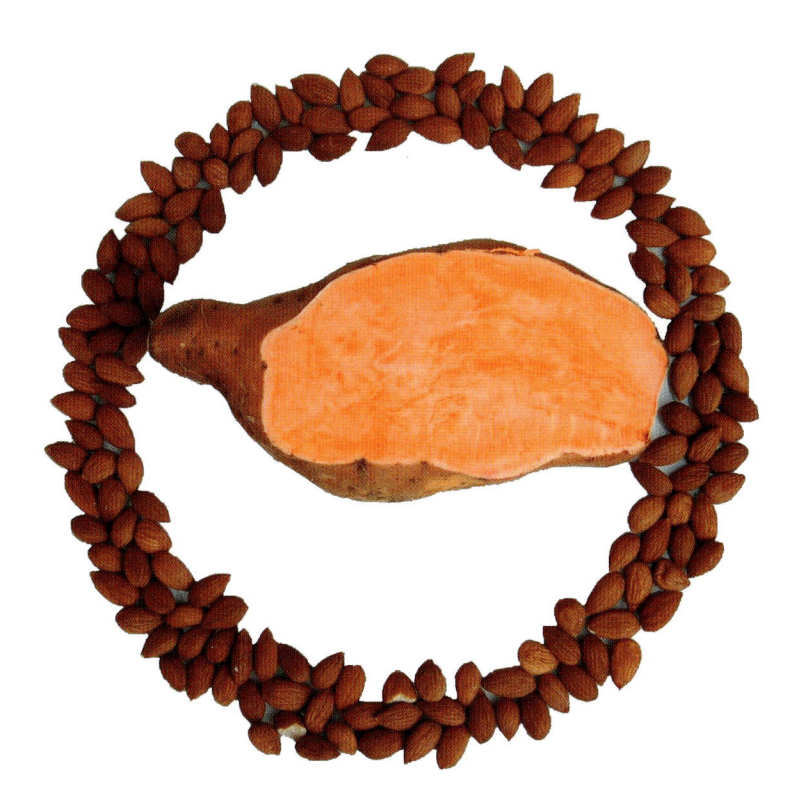

aufgespalten, da das Stärke aufspaltende Enzym Ptyalin durch den hohen Flüssigkeitsgehalt der Tomate oder Gurke verdünnt und weggespült wird und damit nicht mehr als Verdauungssaft zur Verfügung steht. Zweitens fehlt das Sättigungsgefühl, wenn der Stärkespeisebrei zu stark verdünnt wird. Wenn Sie zu diesem Thema mehr Informationen haben möchten, besuchen Sie eines meiner Heilnahrungsseminare (siehe www.die-wurzel.de).

Vor 21 Jahren bin ich zur lebendigen Nahrung gekommen, aber erst vor neun Jahren auf die Bedeutung der stärkehaltigen Knollen- und Wurzelgewächse gestoßen. Ab da wurde die Rohkost richtig rund für mich und fing an, mir Spaß zu machen, weil meine Kraft- und Ausdauerdefizite verschwanden.

Der zweite wesentliche Faktor, der in der herkömmlichen Rohkosternährung fehlt, ist die ausreichende Mineralstoffversorgung, da in süßen Hybridfrüchten, mögen sie noch so reif sein, einfach der Mineralstoffgehalt unglaublich gering im Vergleich zu weniger süßen Wald- und Wildfrüchten ist.

Zweitens ist der hohe Zuckergehalt aus Hybridfrüchten ein ungeheuerer Mineralstoffräuber, weil Zucker nur in Verbindung mit Mineralstoffen ins Zellgewebe eingebaut und verwertet wird. Doch der Zucker aus Hybridfrüchten ist so hoch, dass die geringen Mineralstoffe aus den Früchten nicht ausreichen, um den Zucker transportfähig zu machen. Er wird, bevor er ins Zellgewebe eingelagert wird, über die Ausscheidungswege Nieren, Lunge und Haut als Überschuss ausgeschieden. Um den Zucker einigermaßen auszugleichen, ist es ratsam Wildpflanzen oder Grünpflanzen wie Petersilie oder Stangensellerie zusammen mit den Früchten zu verzehren. Doch auch dieses Unternehmen geht meistens schief, wenn das Verhältnis zwischen zuckerhaltigen Tropenfrüchten und mineralreichen Grünpflanzen sich nicht die Waage hält. Oft reicht die zu kleine Menge an Grünpflanzen für die zu riesige Menge an Tropenfrüchten während der Mahlzeit nicht aus. Erst wenn über Jahre hinweg keine Karies, Osteoporose, Parodontose, rheumatischer Formenkreis, keine Sehstörungen, keine Organschmerzen auftreten, dann hat man das richtige Verhältnis zwischen Früchten und Grünpflanzen für sich persönlich herausgefunden.

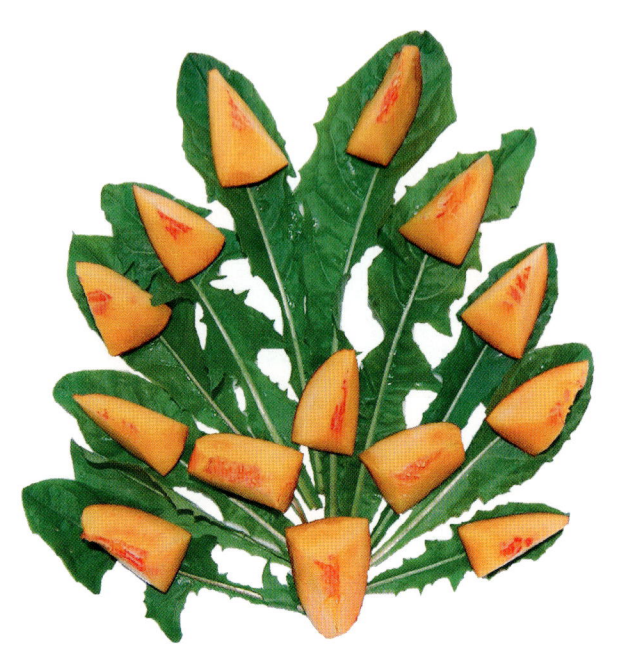

Das dritte wichtige Thema ist die Fettfrage, die für die Brennstoff- und Wärmefrage, das Wohlgefühl und die geistige sowie körperliche Ausdauer verantwortlich ist. Nüsse pur verzehrt, führen sehr leicht dazu, dass man müde, matt und faul wird. Denn die Nuss ist ein Fettlieferant und sollte nicht pur gegessen werden, sondern wie die Butter innerhalb der gutbürgerlichen Kost sparsam eingesetzt und zu einem Stärkeprodukt kombiniert werden, um einen noch höheren Brennwert zu erzielen. Daher ist es günstig, Nüsse in Kombination mit Wurzelgewächsen zu sich zu nehmen.

Der vierte Punkt einer gesunden Ernährung ist die Eiweißfrage. Die beste Antwort darauf sind Grünpflanzen und frische Nüsse. Ganz besonders zu empfehlen sind Wildpflanzen, die genügend Wachstums fördernde Stoffe enthalten.

Damit habe ich die wichtigsten Bausteine einer ausgewogenen Rohkosternährung mit den Eckpfeilern Kohlenhydrate (langkettige Zuckermoleküle), Eiweiße, Fette und Mineralstoffe in kurzer Form erläutert. Vitamine und Enzyme sind in Grünpflanzen und orangefarbenem Gemüse und Früchten in Hülle und Fülle vorhanden, besonders in den Urformen im Wald, die man dort reichlich vorfindet.

Meine Rohkoststationen:

1989 – 1990 reine Früchterohkost nach Wandmaker (siehe Fotos S. 197 in Ägypten)

1991 – 1994 Rückkehr zur gutbürgerlichen Küche, vegetarisch betont mit hohem Frischkostanteil, nach dem Fit-for-Life-Trennkostgedanken

1995 – 1999 Rohkost mit ab-und-zu-Ausnahmen wie erhitzte Stärkeprodukte, von der Kartoffel über den Reis, bis hin zu Vollkornnudeln und dazu immer mindestens 50 % Rohkostanteil.

2000 – 2005 Die gesamte Woche 100%ige Rohkost mit hohem rohen Stärkeanteil, komplettes Weglassen der erhitzten Stärkeprodukte wie Reis oder Kartoffeln zur Rohkost. Dafür einmal in der Woche gedünstete Auberginen, Zucchini oder Champignons als Beilage zum Rohkostsalat.

Vom 16. September 2005 bis Mitte März 2006 hundertprozentige Rohkosternährung mit rohen in Öl eingelegten Antipasti wie Champignons, Auberginen, Brokkoli, Zucchini oder Spinat unter Hinzugabe der Kristallsalzsole.

Seit dem 16. September 2006 unterteile ich die Rohkosternährung in sieben Wertigkeitsstufen. Denn Rohkost ist nicht gleich Rohkost. Verschiedene Rohkoststufen sind für unterschiedliche Menschentypen (Stoffwechseltypen) unterschiedlich schwer aufzuspalten. In den folgenden Kapiteln werde ich Ihnen die sieben Stufen der Rohkost Stufe für Stufe erläutern.

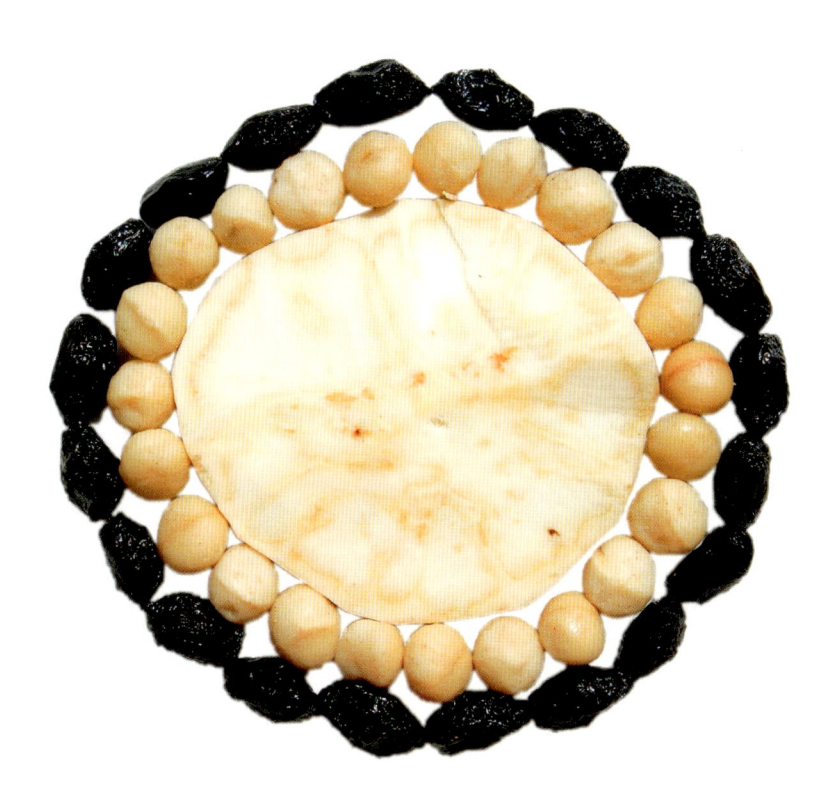

Die folgenschweren Schäden einer falschen Rohkosternährung
speziell bei Kindern als auch bei Erwachsenen

Auf Grund chronischer Krankheitsverläufe, wie Nahrungsmittelallergien und Neurodermitis, kam ich 1988 zur **tierisch-eiweißfreien Diät nach Dr. Bruker**.

Zuvor hatte ich mich dank meiner Cousine schon einige Zeit mit vegetarischer Kost auseinandergesetzt.

1989 bekam ich ein Buch vom Heilpraktiker **Wolfgang Spiller** und seiner **Schwarzwaldklinik** ausgeliehen. Das tierisch-eiweißfreie Ernährungskonzept deckte sich mit meiner nun praktizierten Ernährungsweise nach Bruker.

Doch erst die Überweisung in die Schwarzwaldklinik im September 1989 brachte mir den erwünschten Erfolg: **Nie mehr Kratzen, nachts durchschlafen können, wieder ins Frei-/Hallenbad gehen können.**

Drei Wochen **Fasten** und anschließende **Monorohkost** waren für meine Genesung verantwortlich.

Die **Bibliothek** der Schwarzwaldklinik ließ mich auf alle berühmten Rohkostgrößen Deutschlands und Amerikas stoßen, wie **Wandmaker, Konz, Peiter, Walker, Fry, Shelton, Bragg, Kulvinskas** etc.

Die Ernährungskonzepte vieler dieser Pioniere probierte ich aus, nahm in mein eigenes nun wachsendes Gesundheitskonzept „Die Wurzel" das hinein, was mir gut tat und ließ Ansichten fallen, die mir mehr schadeten als halfen.

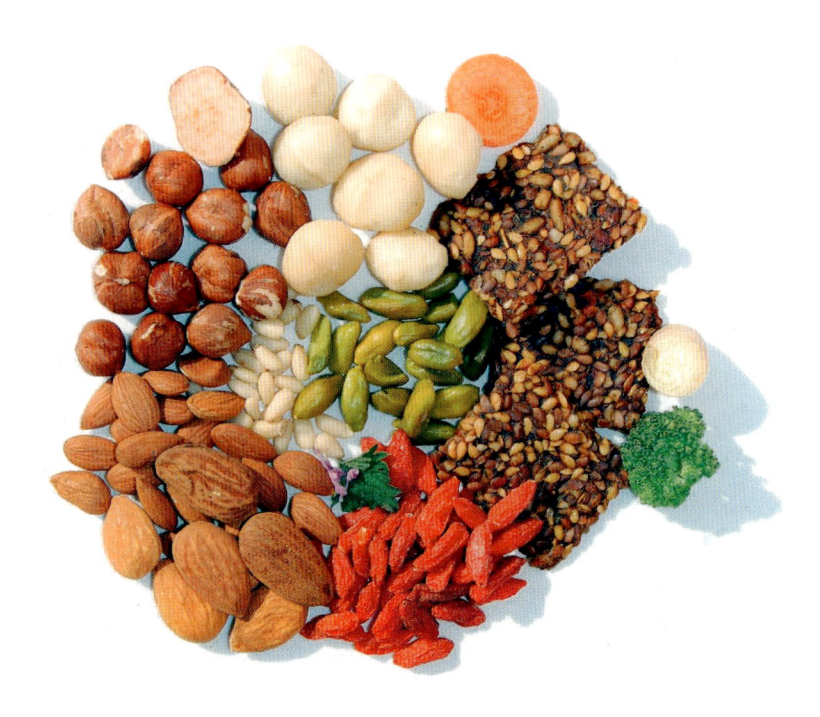

Das nun folgende Ernährungs- und Gesundheitskonzept baut auf meinen individuellen Erfahrungen, Bedürfnissen und Hintergründen auf und soll nicht als allgemein gültiges Konzept von jedermann für bare Münze genommen werden. In erster Linie soll es Anregungen und Ideen liefern und Sie motivieren, Ihr **individuelles, auf Sie ganz persönlich zugeschnittenes Konzept** herauszuarbeiten. Das ist ein ganz wichtiger Punkt, den ich besonders hervorheben möchte, da außer bei **Dr. Gabriel Cousens** und den **Diamonds (Fit for Life)** sehr wenig Freiraum für den eigenen Standpunkt gelassen wird und die „Rohkost-Autoren" oftmals nur von ihren alleingültigen „richtigen" Rohkostkonzepten sprechen, andere Meinungen von vornherein nicht gelten lassen.

Wir sind keine **Einheitsmenschen**, jeder Mensch hat sein eigenes Bewusstsein. Daher sollte jeder Einzelne von uns mit großem **Fingerspitzengefühl** an die eigene Ernährung herangehen. Denn Ernährung finden wir auf sieben Ebenen. Auf der untersten Ebene befindet sich die physische Nahrung. Doch der Mensch ernährt sich auf den anderen sechs Ebenen von **Nahrung anderer Natur**. Auf diesen Punkt bin ich im ersten Band „Die Rohkost ist eine Geheimlehre" (siehe Seite 238/Nr. 24) ausführlich eingegangen.

Genauso wie die Fragen vegetarisch ja oder nein, vegan ja oder nein und Trennkost ja oder nein in der Vergangenheit wichtig waren, spielt heute **die Frage nach der richtigen Rohkosternährung** eine immer bedeutendere Rolle.

Oft führt eine vegetarische Ernährungsweise zu größeren Schäden als die übliche gutbürgerliche Küche. Vegetarisch ist nicht gleich vegetarisch, vegan nicht gleich vegan und Rohkost nicht gleich Rohkost.

Meine 21jährige Rohkosterfahrung und die jahrzehntelangen Erfahrungen vieler Langzeitrohköstler und Ernährungspioniere, darunter etliche Buchautoren, haben gezeigt, dass es Rohkosternährungsformen gibt, die für drastische Schädigungen des Organismus verantwortlich sind und dass es **Rohkosternährungsformen** gibt, die die Gesundheit des Menschen fördern, **Knochen, Zähne, Gehirn, Organe und die Psyche** des Menschen, sowohl des Kindes als auch des Erwachsenen, **stärken**.

Es ist nicht nur der Zucker aus Hybridfrüchten, der vielerlei Schaden im Körper anrichtet. Viele von Ihnen wissen vielleicht nicht, dass **Früchte mit Nüssen**, wie **Feigen und Mandeln**, keine **Zuckermahlzeiten** sind, sondern **gesüßte Fett-Eiweiß-Kombinationen**, bei denen sich **der Zucker dem Fett/Eiweiß unterordnet.** Der Zucker kommt überhaupt nicht zum Tragen, da er sich in Fuselalkohol verwandelt. Und da ist Vorsicht geboten!

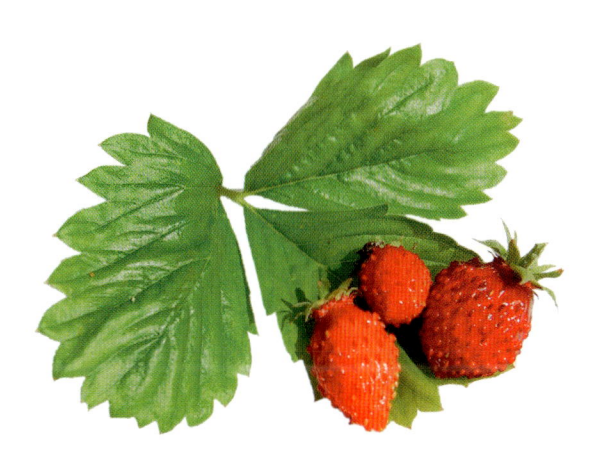

Früchte sind wichtig für die **Gehirnentwicklung** des Menschen. In Früchten sind Stoffe enthalten, die für das **Gehirnwachstum** und für die **Gehirnleistung** unersetzlich sind, doch eben keine Hybridfrüchte. Die nämlich, da mineralstoffarm, **zerstören die Gehirnmasse**, machen das Gehirn **weich und löchrig** bevor der Zucker in die Zelle eingebaut werden und als Zellnahrung dienen kann.

Wildfrüchte wie Waldbeeren hingegen tragen zum Aufbau und zur Leistungssteigerung des Gehirns bei.

Bei Kindern:

Fünf bis sechs Orangen oder Bananen zu einer Mahlzeit führen genau zu den oben beschriebenen Schäden, speziell bei Kindern:

Zu viele süße Früchte führen zu **Hyperaktivität** und **Zahnschäden** und langfristig tritt das Gegenteil auf, Zeichen von **Antriebslosigkeit** und **Lethargie** sind die Folge.

Daneben ist nicht zu unterschätzen, welchem **psychischen Druck** Kinder ausgesetzt sind, wenn sie vom Gesellschaftsleben mit ihren Gleichaltrigen ausgeschlossen werden z.B. beim gemeinsamen Essen. Die Rohkost ist einfach noch nicht wirklich anerkannt und gesellschaftsfähig. Dazu verweise ich auf das Große Arbeitsbuch der Rohkost Band 3 „Lebensbaum der Essener", Kapitel **„Kindergefängnis Rohkost"** (siehe S. 238/Nr. 26).

Schon im Säuglingsalter kann der Grundstein für langfristige Schädigungen des Kindes wie **Zwergenwuchs**, **dünne Knochen** etc. gelegt werden. Der Hauptgrund ist die schlechte Zusammensetzung der Muttermilch durch eine falsche Rohkosternährung der Mutter. Durch den Verzehr von zu vielen Hybridfrüchten fehlt bei der Mutter **der Gegenpol zum Zucker, die Mineralsalze**, die für den Knochenaufbau unersetzlich sind und in Grünpflanzen, Gemüse und vor allem **Wintergemüse** reichlich enthalten sind.

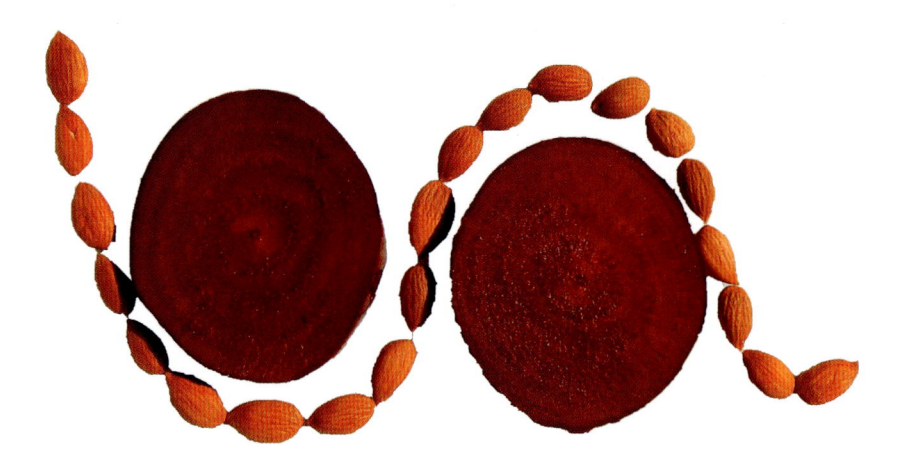

Bei Erwachsenen:

Die folgenschweren Schäden einer falschen Rohkosternährung finden wir genauso bei Erwachsenen. Um diese schnell wieder auszugleichen, empfehle ich Erwachsenen **frischgepresste Karotten-Sellerie-Wildkräutersäfte**, die reich an Mineralien und Eiweißen sind. **Das Essen der Wildkräuter reicht bei leer geräumten Depots oft nicht aus**. Zu Beginn muss man mit Säften nachhelfen. Nach einer gewissen Zeit, wenn die Depots wieder aufgefüllt sind, kann man sie weglassen und ganze Wildkräuter verzehren.

Zuwenig Brennstoffe:

Doch die Zuckerfrage ist nur eine von vielen Fragen nach der richtigen Rohkosternährungsform. Denn weitaus bedeutender ist die **Brennstofffrage**. Denn gerade „Rohkost-Kinder" nehmen meistens **zuwenig Brennstoffe** auf. Früchte geben **nur Sofortenergie**, aber **keine Ausdauerenergie**. Welche hochwertigen Stärkeprodukte mit langkettigen Zuckermolekülen kennen wir innerhalb der Rohkosternährung? Allen voran die Wurzelgewächse wie die wilde Möhre, Sellerieknolle, Petersilienwurzel, Schwarzwurzel, Pastinake, Rote Bete, Süßkartoffel, Yamswurzel, Topinambur, Karotte etc. Der Stärkegehalt reicht von 2 bis 26 %. Die Pastinake mit 18 % Stärkegehalt steht mit der Süßkartoffel (schwankt je nach Sorte zwischen 15 und 26 % Stärkegehalt) an letzter Stelle. Sellerieknolle, Petersilienwurzel und Karotte mit 2-3 % Stärkegehalt fallen unter die Kategorie

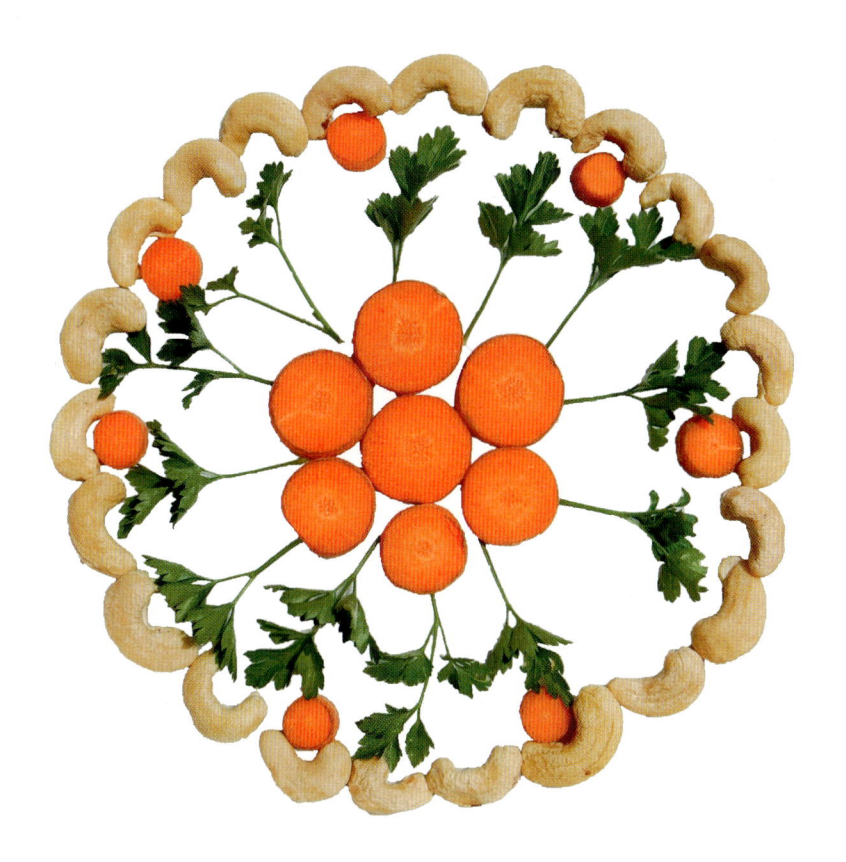

„stärkearmes Gemüse" und stehen am Anfang der Skala. Sie sind ideal für den Verzehr geeignet und können zu jeder Mahlzeit in großen Mengen, ohne Schwierigkeiten mit der Stärkeverdauung zu bekommen, verzehrt werden.

In der einschlägigen Rohkostliteratur wird sehr häufig vor Stärke gewarnt. Doch die Autoren sprechen überwiegend von erhitzten Stärkeprodukten wie Kartoffeln, Brot, Reis, Nudeln, die sehr stark verschleimen, ohne den hohen Wert roher Stärke für die menschliche Ernährung erkannt zu haben. Im Gegensatz zu erhitzter Stärke verschleimt **rohe** Stärke nicht, weil uns das Stärke aufspaltende Enzym Ptyalin in den Mundspeicheln zur Verfügung steht. Dieses Enzym spaltet bis zu 50 Gramm Stärke pro Mahlzeit auf. Bei der Sellerieknolle mit zweieinhalb Prozent Stärkegehalt könnte man theoretisch zwei Kilo Knollensellerie pro Mahlzeit essen, ohne den Grenzwert von 50 Gramm Stärke zu überschreiten. Sogar für einen Gorilla wäre das eine größere Portion Knollensellerie zu einer Mahlzeit.

Je höher der Stärkegehalt ist, desto schwerer fällt es, die Stärke zu verdauen. Daher regen rohe Kartoffeln mit 32% Stärkegehalt nicht so leicht den Hunger an, weil sie sehr schwer verdaulich sind. Das merkt man, wenn die rohe Stärke auf der Zunge zu stoppen beginnt. Man könnte allenfalls 167g rohe Kartoffeln ohne Komplikationen verzehren (wenn sie einem überhaupt schmecken).

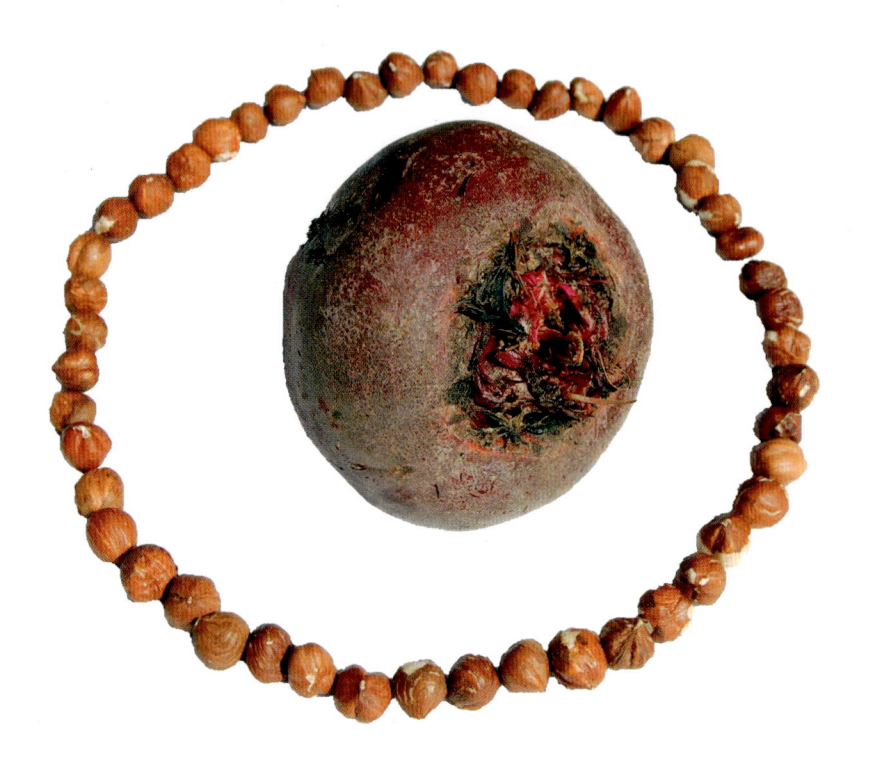

Die Stärkeverdauung erlahmt bei erhitzten Nahrungsmitteln vollkommen. Nicht ein Gramm wird in Zucker zerlegt. Denn das Stärke aufspaltende Enzym Ptyalin kann erhitzte Mehrfachzuckermoleküle nicht in Monosacharide abbauen. Dies ist der Grund, wieso so viele weiße Blutkörperchen im Blut gebildet werden. Diese Fresszellen werden aktiv, wenn unverdauter erhitzter Stärkeschleim in den Blutkreislauf wandert. Wie Bakterien fressen die weißen Blutkörperchen den zähen Schleim auf und helfen dem Blut, sich selbst zu reinigen.

Die Bleichgesichter lassen sich auf den erhitzten Stärkeschleim aus der Zivilisationsnahrung zurückführen. Das Endstadium nennt man Leukämie, eine Folge der klassischen gutbürgerlichen Küche, die reich an erhitzten Stärkeprodukten ist.

Wie man die Stärkeverdauung fördert oder schwächt:

Im Folgenden handelt es sich nur um rohe Stärke, denn nur bei ihr kann man von „verdauen" sprechen.

Das Stärke aufspaltende Enzym benötigt ein trockenes Milieu. Wird der stärkehaltige Speisebrei zu stark angefeuchtet, indem man zu viele wasserhaltige Nahrungsmittel wie Tomaten oder Gurken zu rohen Stärkeprodukten isst, so wird das Stärke aufspaltende

Enzym Ptyalin zu stark verdünnt bzw. weggespült und die Stärke wandert unverdaut in Magen und Darm und belastet das Blut und die Verdauungsorgane. Daher sind knautschige rohe Stärkeprodukte für die Stärkeaufspaltung am wertvollsten. Am besten eignen sich knautschige Karotten und Petersilienwurzeln oder Sellerieknollen, die, wenn man sie aufschneidet, im Innern in der Mitte auf Fingerdruck etwas nachgeben. Vielleicht kann sich der ein oder andere Leser noch an den Verzehr eines harten Stück Schwarzbrotes erinnern. Entsinnen Sie sich noch an das besondere Sättigungsgefühl tief in der Magengrube? Schon nach ein bis zwei Bissen tritt das Sättigungsgefühl ein, wohingegen feuchte Rohkostmahlzeiten, besonders hoch komplizierte Salate mit außergewöhnlichen Dressings, nur volle Blähbäuche ohne wirkliches Sättigungsgefühl verursachen.

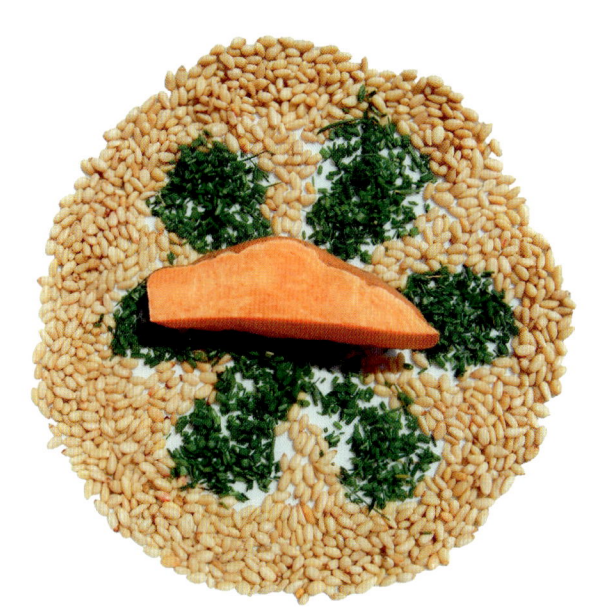

Das Geheimnis der Sättigung innerhalb der Rohkosternährung liegt in der Trennung zwischen trockenen und feuchten Mahlzeiten. Die trockenen sind für den Hunger, die feuchten eher zum Durstlöschen bzw. zur Versorgung der Zellen mit frischem Zellwasser geeignet. Im Sommer an heißen Tagen neigt man eher dazu, nur seinen Durst stillen zu wollen, weil man oft tagelang keinen richtigen Hunger nach fester Nahrung verspürt. Im Winter oder an kälteren Tagen fehlen einem oft Brennstoffe, um den Organismus von innen heraus warm zu halten. Daher ist ein Übergang auf eine eiweiß-, fett- und kohlenhydratbetonte Rohkosternährungsform unverzichtbar, bestehend aus:

- Champignon-, Brokkoli-, Auberginen-**Antipasti** (Fett-Lieferant)
- **Nuss-Wurzelgemüse-Kombinationen** wie Chashew+Sellerieknolle (Eiweiß-Kohlehydrat-Lieferant) oder Mandel+Petersilienwurzel (Eiweiß-Kohlehydrat-Lieferant)
- Grünpflanzen wie **Petersilie im Winter** oder **Brennessel** als Pesto (Eiweiß-Kohlehydrat-Mineralstoff-Lieferant)
- im Winter kaltgepresste Öle, Oliven, Samen, **Sonnenblumenkernpaste** (Fett-Lieferant)

Vitaminfrage:

Dass diese oben beschriebenen **knautschigen Wurzeln** etwas an Vitaminen einbüsen, soll uns nicht stören, denn wer Vitamine tanken möchte, findet sie reichlich in Grünpflanzen, Gemüsefrüchten und Früchten. Wurzelgewäche sind unsere Brennstofflieferanten Nummer eins neben hochwertigen Fetten wie Oliven und Eiweißen wie Wildpflanzen und Nüssen.

Verzehrvorschlag Mandel+Petersilienwurzel:

Man nehme zuerst ein bis zwei Mandeln in den Mund und kaue sie gut, ohne den Nussbrei hinunterzuschlucken. Nun beiße man ein Stück von der Petersilienwurzel ab und mische Nussbrei mit Petersilienknolle mit Hilfe des Mundspeichels solange bis sich ein homogener Speisebrei bildet und der automatische Schluckreflex einsetzt.

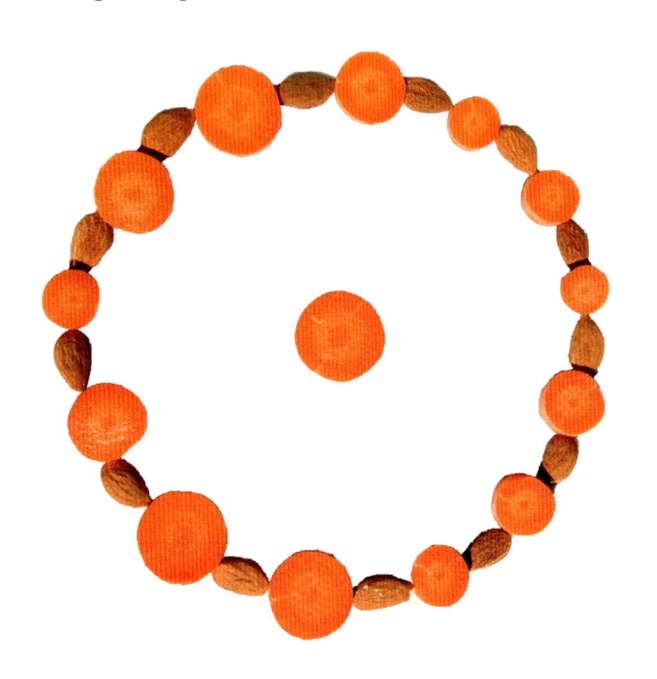

Ein großes Stück Tomate oder Gurke zur Geschmacksverbesserung würde die Verdauung des Nuss-Wurzel-Speisebreis auf Grund von zuviel Feuchtigkeit schwächen, wohingegen Wildpflanzen oder Endivie die Verdauung des Nuss-Wurzel-Speisebreis unterstützt, da zusätzliche Mineralstoffe ergänzt werden. Wasserhaltigere Grünpflanzen wie Eisberg oder Kopfsalat können die Verdauung schon wieder schwächen, weil ein Zuviel an Wasser in den Salatblättern das Stärke aufspaltende Enzym Ptyalin verdünnt und in den Magen hinunterspült, bevor Ptyalin im Mundraum aktiv werden kann. Um den Mandel-Petersilienwurzelbrei geschmacklich noch etwas attraktiver zu gestalten, sind folgende Kombinationen in entsprechender Reihenfolge empfehlenswert und verdauungsfördernd. Diese „Alchimie der Ernährung", wie ich Nahrungsmittel-Kombinationen aus diversen ganzen Nahrungsmitteln nenne, ist wirksamer als Monorohkost und beugt Krankheiten vor:

1.	Mandel + Petersilienwurzel
2.	Mandel + Petersilienwurzel + Löwenzahn
3.	Mandel + Petersilienwurzel + kleiner Löffel Avocado + Bärlauch
4.	Mandel + Petersilienwurzel + Schnittlauch + kl. Löffel Avocado + Löwenzahn
5.	Mandel + Petersilienwurzel + Schnittlauch + kl. Löffel Avocado + Löwenzahn + kl. Stück Paprika + salzlose halbgetrocknete Olive (Botja/ Jumbo)
6.	Mandel + Petersilienwurzel + Schnittlauch + kl. Löffel Avocado + Löwenzahn + kl. Stück Paprika + salzlose halbgetrocknete Olive (Botja/Jumbo) + Stück Stangensellerie
7.	Mandel + Petersilienwurzel + Schnittlauch + kl. Löffel Avocado + Löwenzahn + **sehr kleines Stück Tomate (sehr sparsam dosieren, da sehr wasserhaltig)** + kleines Stück Paprika (weniger Wassergehalt als Tomate) + salzlose halbgetrocknete Olive (Botja/Jumbo) + Stück Stangensellerie

Nussauswahl:

Bei diesen eben beschriebenen Kombinationen kann die Mandel durch folgende Nüsse oder Samen sehr gut ersetzt werden: Paranuss, Chashew, Macadamia, Walnuss, Haselnuss, Kokosnuss, Pekanuss, rohe Erdnuss (Hülsenfrucht), Pistazien, Zedern-, Pinien-, Kürbis- und Sonnenblumenkerne etc.

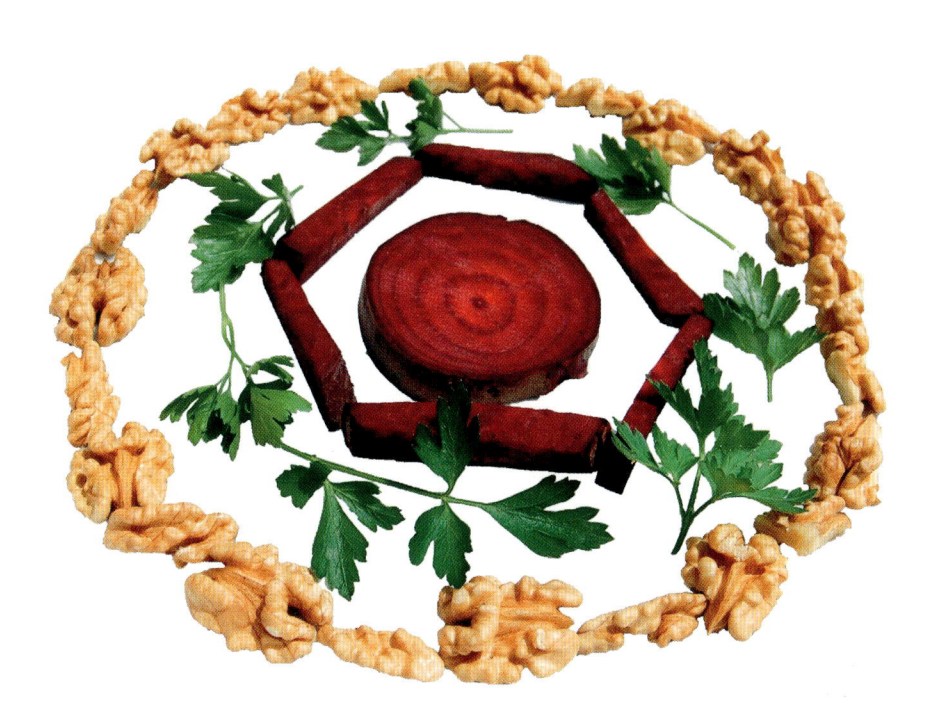

Wurzelauswahl:

Anstelle der Petersilienwurzel können folgende Wurzeln in die oben beschriebenen sieben Kombinationen eingebaut werden: Sellerieknolle, Schwarzwurzel, Rote Bete, Löwenzahnwurzel, Wilde Möhrenwurzel, Karotte, Pastinake, Süßkartoffel, Topinambur, Yamswurzel etc.

Wildkräuter- und Küchenkräuterauswahl:

Der Löwenzahn kann bei den Kombinationen jederzeit durch folgende Wildkräuter ausgetauscht werden: Knoblauchrauke, Vogelmiere, Giersch, Bärlauch, Brennessel, Brunnenkresse, Petersilie (vor allem im Winter), Basilikum, Thymian, Majoran, Salbei, Koriander, Lauch, Schnittlauch und alle anderen schmackhaften Wildkräuter.

Fettauswahl:

Die Olive ohne Salz, halbgetrocknet oder frisch, steht an erster Stelle hochwertiger Fettlieferanten. Oft kann es sein, dass man keine hochwertige Olivenquelle findet, dann muss man besonders im Winter auf kalt gepresste Öle zurückgreifen.

Kaltgepresste Öle geben für mehrere Stunden Energie und wärmen im Winter. Im Frühjahr baut der Körper dieses Fett wieder ab.

Wenn auch kalt gepresstes Öl nicht ausreicht, um genügend Brennstoffe in der kalten Jahreszeit zu liefern, muss man auf Sonnenblumenkerne zurückgreifen. Diese werden zu Puder gemixt und mit Kräutern, gemixter Tomate und Gewürzen zu einer Sonnenblumenkernpaste verarbeitet. Sie ist relativ schwer, aber im Winter oft notwendig, um der Kälte trotzen zu können.

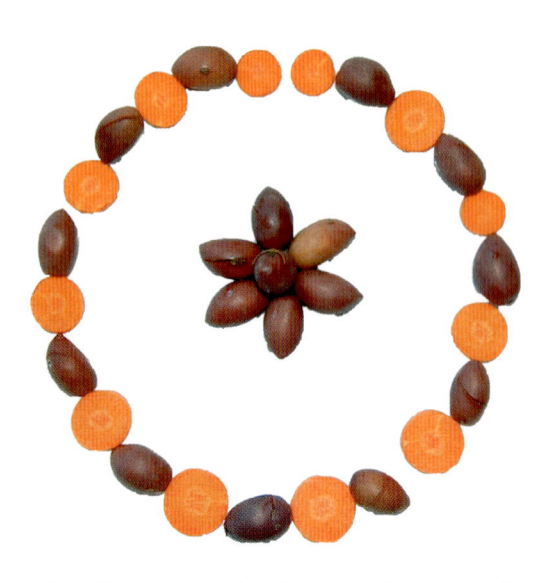

Warum Alchimie der Ernährung ?

Kombinationen, wie die sieben auf Seite 50 beschriebenen, haben den Vorteil, dass von einer üppigen Nahrungsmittelgruppe, wie z.B. von Nüssen, relativ wenig auf einmal verzehrt wird. Es handelt sich dann nicht mehr um Hauptnahrungsmittel, sondern eher um Beilagen. Nüsse als Zutat in Kombination mit Gemüsesorten erleichtern es uns und vor allem Kindern, die unterschiedlichen Geschmacksnuancen der Gemüsesorten kennen und schätzen zu lernen. Unter Beigabe von Fett (in Form einer Nuss) entfaltet das Gemüse (Früchte schmecken auf Grund des hohen Zuckergehaltes von Haus aus vorzüglich), welches von Natur aus weniger schmackhaft ist, wie Sellerieknolle, Blumenkohl, Brokkoli oder Pastinake, urplötzlich sein Aroma. Denn Fette sind der Geschmacksträger und -verstärker.

Auch innerhalb der Kochkost wird dem Gemüse durch die Hinzugabe von Fett erst die besondere geschmackliche Note verliehen. Ohne Fette und Gewürze (z.B. Küchenkräuter) würden die meisten Kochköstler ihre Gerichte auf dem Teller liegen lassen. Genauso geht es vielen Rohköstlern mit stärkehaltigem Gemüse innerhalb der Rohkosternährung.

Bei Nuss-Gemüse-Kombinationen haben Sie den Vorteil, dass Sie nur einen Bruchteil der Nüsse im Gegensatz zu Ihren bisherigen Nuss-Monomahlzeiten verzehren. Denn es fällt schwer, eine Packung Nüsse in Kombination mit Wurzelgewächsen auf einmal wegzuputzen. So können auch die allerwenigsten Menschen eine größere Menge Butter pur verzehren, ohne dass es ihnen schlecht wird. Genauso verhält es sich innerhalb der Rohkosternährung mit den Nüssen. **Ein kleines Stück Wurzel zur Nuss und die Verdauung ist gerettet.**

Hybridnahrung:

Auch die Früchte aus dem Bioladen sind Hybridformen. Damit sind sie versteckter Mineralstoffräuber Nummer eins. Man glaubt, sich etwas Gesundes mit zuckersüßen Früchten aus dem Bioladen zu gönnen. Doch selbst Biofrüchte sind auf Zucker hoch gezüchtet. Je süßer die Früchte, desto wettbewerbsfähiger sind sie auf dem Markt. Leider auf Kosten anderer Inhaltsstoffe. Bei Hybridgewächsen wurde das natürliche Zucker-Mineralstoff-Verhältnis zu Ungunsten der Mineralien verschoben. Die Zelle benötigt zur Zuckeraufnahme genügend Mineralstoffe, ansonsten wird der Zucker unverwertet wieder ausgeschieden oder räumt die körperinternen Mineralstoffdepots leer, weil Zucker erst in Kombination mit genügend Mineralstoffen verstoffwechselt wird und der Zelle als Nahrung zur Verfügung steht.

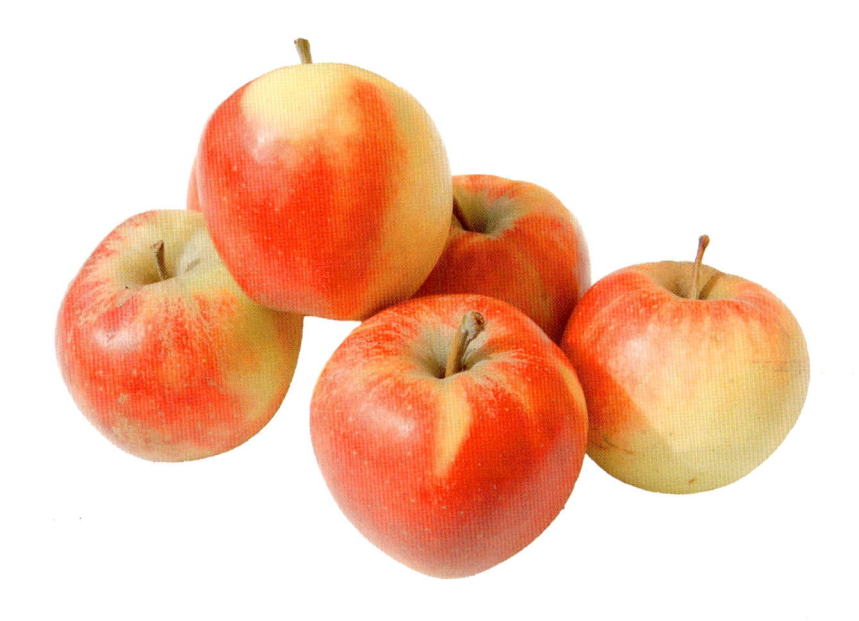

Viele von uns denken immer noch, dass Früchte Reinigungskrisen herbeiführen und diese Reinigungskrisen in Form von Pickeln, Hautreizungen, Husten und Schnupfen etc. auftreten. Doch in Wirklichkeit sind diese angeblichen Reinigungskrisen reine Zuckerausscheidungen. Und während der Zuckerausscheidung über Haut und Schleimhäute entstehen Reizungen, die sich durch Husten und Schnupfen äußern können. Denn neben der Zuckerausscheidung durch einen zu hohen Früchteanteil gibt es alle möglichen anderen Arten von Ausscheidungen in Form von Pickeln, die nicht durch die Früchteaufnahme zum Vorschein kommen, sondern durch anderweitige Lebensmittel entstehen. So gibt es die Gewürzpickel, die grünlich, gelblich bis rötlich sind, je nachdem ob Curry, Cheyenne oder Chilli konsumiert wurde.

Hellgelbe Pickel entstehen auf Grund von Schleim. Zuckerpickel sind weiße Pickel, die auf Grund von zuviel verzehrten süßen Früchten oder Süßigkeiten auftreten. Die Zelle kann Zucker ohne Mineralstoffe nicht aufnehmen. Somit wird der Zucker als Abfallstoff über unsere Organe wie Haut, Schleimhaut, Lunge ausgeschieden. Zu starker Zuckerfrüchteverzehr führt zu Zuckerjucken, Zuckerhusten, Candidapilzen im Darm, Scheidenpilzen und Pickeln auf der Eichel.

Die Lungenentzündung unter Rohköstlern ist gar nicht so selten verbreitet. Die Ursache ist ein Zuviel an Zucker. Der Körper kommt nicht nach, den überschüssigen Zucker über die Lungenschleimhaut auszuscheiden. Die Reizung der Lungen-, Mund- und Rachenschleimhaut führt zu Husten und Entzündung. Die Region ist instabil, nur eine ausreichend hohe Dosis an natürlichen Mineralien kann den Zucker binden. In gebundener Form wird der Zucker für die Zelle wieder als Nahrung brauchbar, das Körperumfeld stabilisiert sich und gesundet.

Daher rate ich, den Zucker im süßen **Obst mit Wildpflanzen** abzupuffern. Wenn Sie gerade keine Wildpflanzen zu Hause haben, dann essen Sie **Stangensellerie, Kopf- oder Endiviensalat** zu den Früchten. So wird wenigstens der Zucker durch das Zellwasser des Salates verdünnt. Oder der Zucker wird durch das Natrium im Stangensellerie abgepuffert.

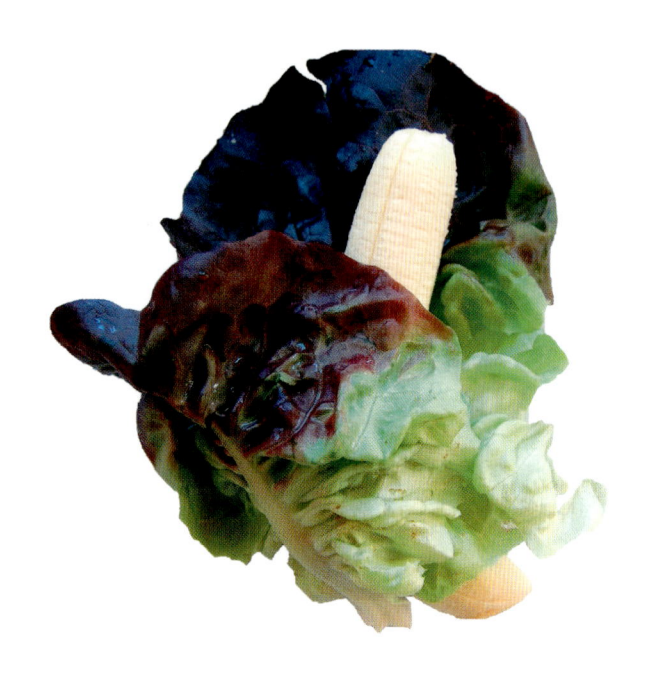

Empfehlenswerte Zucker-Mineralstoff-Kombinationen:

- Apfel + Kopfsalat
- Banane + Kopfsalat
- Orange + Endivien
- Banane + Avocado + Stangensellerie
- Banane + Apfel + Avocado + Endivie
- Apfel + Avocado + Kopfsalat

Gemüsefrüchte:

Des Weiteren rate ich Ihnen, des Öfteren zuckersüßes Obst durch weniger süße Gemüsefrüchte (Foto nächste Seite) zu ersetzen. So können Sie **Tomate + Gurke + Endivien** zu jeder Tageszeit essen, auch anstelle vom altbewährten Früchtefrühstück.

Mineralstoffmangel:

Im Winter eignet sich am besten Petersilie. Schwangere Frauen sollten 30 bis 50 Gramm zu einer Mahlzeit nicht überschreiten, auch nicht in Säften. Denn Petersiliensaft hat eine stark abführende Wirkung. Jedoch in Verbindung mit frisch gepresstem Karottensaft wird er soweit verdünnt, dass er keine Probleme bereitet.

Giesener Rohkoststudie:

Die für Rohköstler relativ schlecht ausgefallene Studie versucht man mit Langzeitrohköstlern mit hohem Gemüse- und Grünpflanzenanteil zu wiederholen, um ein wesentlich besseres Ergebnis zu erreichen. Rohköstler mit hohem Hybridanteil sind aber auch kein Gradmesser für Rohkoststudien. Doch sie waren mitverantwortlich für das schlechte Resultat der Giesener Rohkoststudie.

Gedächtnisschwund:

70 Prozent der Nährstoffe im Körper gelangen über das Blut ins Gehirn. Ernährt sich der Mensch überwiegend von zuckerhaltigen Früchten, werden zu viele Zuckerstoffe und zuwenig Mineralstoffe zum Gehirn transportiert. Fehlen daher Mineralstoffe in der Nahrung, so klaut sich der Zucker die Mineralstoffe aus dem Gehirn. Die Folge ist Gedächtnisschwund, der Mensch wird zunehmend seniler.

Zahn- und Knochenschwund:

Es spricht sich immer mehr herum, dass der zu hohe Zuckeranteil in der heutigen Nahrung hauptverantwortlich für Zahn- und Knochenschwund ist. Wir kennen viele Geschädigte aus der Rohkostszene. Neueinsteiger in die Rohkost glauben es oft erst, wenn bei ihnen irreversible Schäden aufgetreten sind.

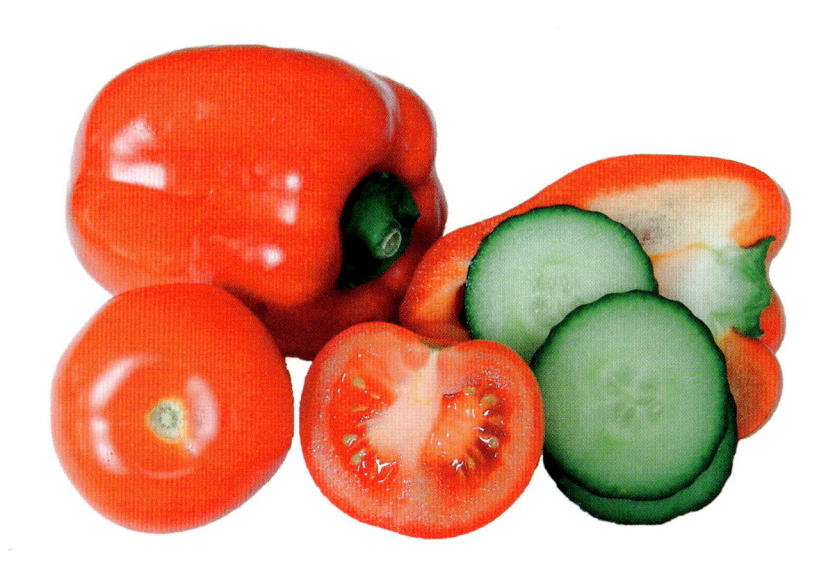

Die optimale Langzeit-Rohkost:

Das oben beschriebene Rohkostkonzept ist die Grundlage für eine optimale Langzeit-Rohkosternährungsweise. Zusammenfassend kann man sagen, dass die optimale Langzeit-Rohkosternährungsweise folgende Kriterien erfüllen sollte:
1. Genügend Fette
2. Ausreichend Eiweiße
3. Ausreichend Kohlenhydrate
4. Wenig Hybridfrüchte (und wenn, dann in Kombination mit Grünpflanzen)
5. Genügend Verdauungspausen zwischen den Mahlzeiten
6. Gut kauen
7. Stressfaktoren bewältigen, denn Übersäuerung fängt im Geist an: **Auf wen sind Sie sauer ?**

> **Das was Du denkst, das isst Du!**

Oder anders ausgedrückt, unser Gebiss ist unser Gehirnfortsatz:

> **Wer zerstörerische Gedanken hegt, neigt dazu, sich zerstörte (totgekochte) Nahrung einzuverleiben!**

> Verdorbene oder stimulierende Nahrung fördert verdorbene, aggressive Gedanken!

8. Neben der Ernährung sollte man sich daher mit dem **Chakrenbaum**, unseren **sieben Hauptkörperzentren**, befassen. Denn physische Nahrung stillt uns nur auf einer Ebene, dem Wurzelchakra. Die anderen sechs Ebenen müssen auch gestillt werden. Ausführungen siehe **Band 1 „Die Rohkost ist eine Geheimlehre"** (S. 238/Nr. 24).

Wie so oft wird Nahrung als **Seelentröster** eingesetzt, da es uns an Nahrung anderer Natur mangelt! Z.B., wenn wir uns nach **Kommunikation** (5. Chakra) sehnen, dem Bedürfnis aber nicht nachkommen und anstelle dessen etwas essen, dann ist die Nahrungsaufnahme nur eine Ersatzhandlung. Im Grunde genommen stellt die Nahrung dann nur eine Fehlinformation bzw. Belastung für den Organismus dar.

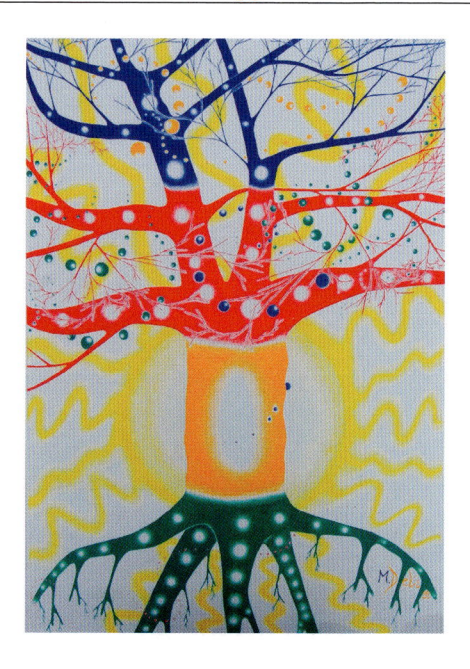

9. Weiterhin zu beachten ist, wie die Nahrungsauswahl beeinflusst wird:

1. Arbeit – Freizeit:
Unter der Woche im Job ernähren wir uns anders als in der Freizeit.

2. Urlaub – Zuhause:

Im Urlaub, wenn wir entspannt sind, machen wir vielleicht eher einmal eine Ausnahme und gönnen uns die ein oder andere kulinarische Köstlichkeit und es belastet uns weniger als Zuhause, da wir keinen Alltagsstress haben. Unsere Verdauung arbeitet viel entspannter und wir kommen besser mit der Ausscheidung von Toxinen klar.

3. Winter – Sommer

Wie bereits erwähnt, unterscheiden sich die körperlichen Bedürfnisse stark je nach Jahreszeit.

4. Emotional angeschlagen oder frisch verliebt:

Das Ernährungsverhalten und die Nahrungsauswahl ist zum größten Teil von unseren emotionalen Schwankungen abhängig. Frisch verliebt hat man ein geringeres Bedürfnis nach Nahrung als wenn man emotional angeschlagen ist.

5. Glaube und Glaubenssätze:

Unsere Glaubenssätze bestimmen unsere Nahrungsauswahl. Wer glaubt, dass Fleisch unersetzlich ist, der wird sich davon ernähren. Wer die Rohkost kennen gelernt hat, weiß, dass man mit ihr nicht verhungert.

6. Verhaltensweisen/Essverhalten unserer Vorfahren:

Die Ernährungsfehler unserer Vorfahren sind in unseren Genen gespeichert. Um diese Fehler wieder auszubügeln, benötigen wir mehrere Generationen gesunder Lebensweise.

Diejenigen, die genetisch stärker geschädigt sind, werden früher eine gesündere Ernährungsweise beherzigen, als diejenigen, die noch über genügend gesundes Erbmaterial verfügen.

7. Introvertiert – extrovertiert:

Ein extrovertierter Typ neigt im Wesentlichen eher dazu mehr zu essen als ein introvertierter Typ. Doch der introvertierte Typ frisst seine Gefühle u. U. mehr in sich hinein. Wer unter uns setzt Nahrung nicht hin und wieder als Seelentröster ein?

8. Phlegmatiker (Phlegma = Schleim) - Choleriker (Chole = Galle) - Melancholiker (Melancholia = Schwarzgalligkeit) - Sanguiniker (Sanguis=Blut):

Kein Temperament gleicht dem anderen. Schon allein aus diesem Grund kann es keine Einheitsernährungsweise für alle geben.

9. Häuslich – reiselustig:

Der häusliche Typ wählt andere Nahrungsmittel aus als der reiselustige Mensch. Auch das Essverhalten beider Typen variiert entsprechend ihrer Wohnverhältnisse und Umgebung. Auf der Reise muss das Essen praktisch und einfach sein, zu Hause darf es auch etwas komplizierter und abwechslungsreicher sein.

10. Meditativ – abenteuerlustig:

Ein meditativ veranlagter Mensch meidet evtl. gewisse Nahrungsmittel wie Zwiebeln, Knoblauch, Pilze, Chili, Peperoni etc. Ein abenteuerlustiger Typ sucht gerade in diesen Nahrungsmitteln den Reiz und die Abwechslung.

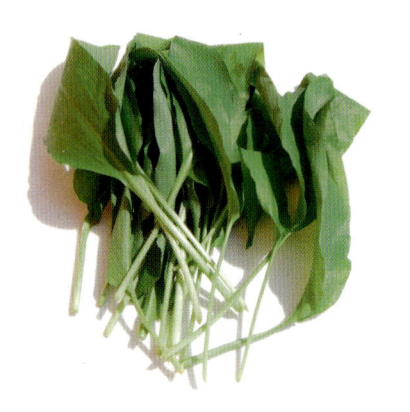

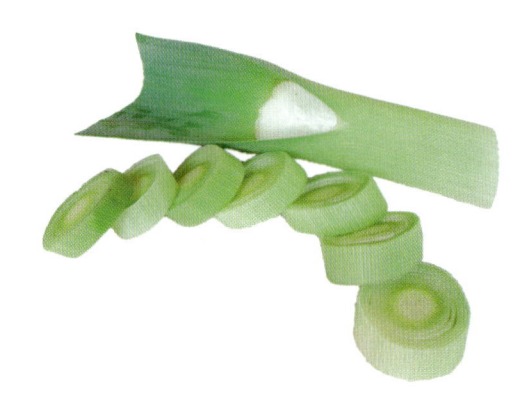

11. Konstitution und Lebensrhythmus:

Welche Ernährungsfehler können Sie sich leisten und welchen Tagesrhythmus haben Sie? Sind Sie Frühaufsteher oder ein Nachtmensch? Diese Punkte beeinflussen maßgeblich die Ernährung eines jeden von uns.

12. Elemente und Talente:

Je nachdem, welche Elemente (Feuer, Wasser, Luft, Erde, Äther) in uns überwiegen, dementsprechend wird die tägliche Nahrungsmittelauswahl ganz individuell ausfallen. Ebenso beeinflussen unsere Talente unsere Ernährungsweise. Sehr talentierte und kreative Menschen können stundenlang auf Nahrung verzichten, weil sie zu einem großen Teil von Nahrung feinerer Natur leben. Man nennt sie Schöngeister.

13. Das individuelle Wesen zum Ausdruck bringen - Werkzeuge:

Jeder von uns möchte seine Seele zum Ausdruck bringen. Dementsprechend ernährt sich jeder Mensch unbewusst auf seine eigene Weise. Denn Nahrungsmittel sind Werkzeuge, die uns helfen uns auszudrücken. **Früchte** unterstützen uns, uns **geistig/philosophisch/poetisch** besser ausdrücken zu können. **Gemüse** und **Grünpflanzen** fördern unser **irdisches/physisches/handwerkliches Potential**.

14. Bewusstseinsfamilie:

Das Bewusstsein eines jeden Menschen prägt das eigene Leben. Haben Sie schon immer **Fragen zur Gesundheit/Heilung** oder **parapsychologische Phänomene** fasziniert? Im ersten Fall zählen Sie zur Bewusstseinsfamilie der **Heiler**, im zweiten Fall zur Familie der **Magier.** Daneben findet man die Familie der **Schöpfer** und der **Spieler**. Ein Spieler geht spielerisch durchs Leben und lernt auf spielerische Weise. Der Schöpfer übt sich im Kreieren, Gestalten und Umsetzen von Dingen. Er ist meistens von Natur aus sehr geschickt in der Umsetzung von Ideen. Bei ihm nehmen Vorstellungen blitzschnell Realität an.

15. Berufsgruppen:

Gerade der Beruf entscheidet über das Essverhalten und die Nahrungsmittelauswahl. Gehören Sie zu den **Büromenschen,** den **Handwerkern, Analytikern** oder **Künstlern**?

16. Ernährungsweise:

Ihre Ernährungsform entscheidet natürlich über die Zusammensetzung der Nahrung. Gehören Sie eher zur Gruppe der Roh-/Ur-/Sonnenköstler/Frugivore? Oder fühlen Sie sich mehr bei der veganen/vegetarischen/trennköstlichen/ayurvedischen Ernährungsweise zu Hause?

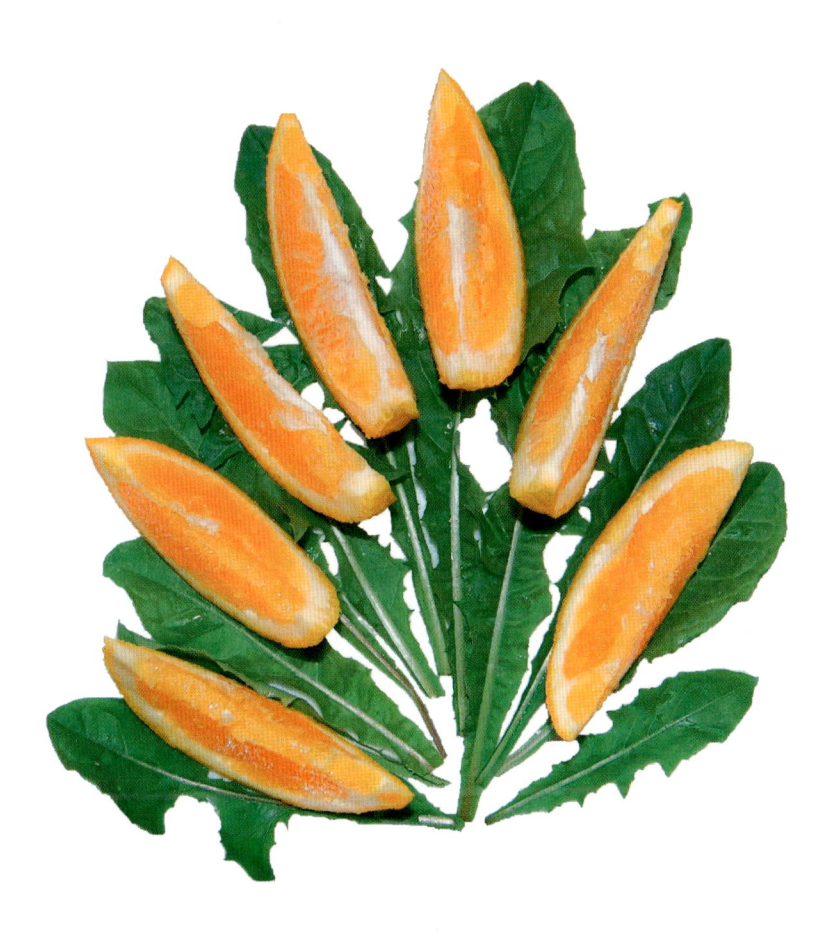

Fazit:

Unser Schwerpunkt sollte mehr auf **Bewegung (Yoga)** und **Atmung (Pranayama, Meditation)** verlagert werden und weniger auf das Essen ausgerichtet sein, denn einen gesunden Appetit haben die meisten von uns ganz von alleine. Im Gegenteil, die meisten von uns müssen lernen, ihren Gaumen zu zügeln und ein **gesundes Essverhalten ohne Fressattacken** *(siehe „Gesundes Essverhalten contra Fressattacken" im Kapitel 2 von Band 2 - Michael Delias – siehe Seite 238/Nr. 25)* zu entwickeln.

Etwas Motivierendes zum Schluss:

Praktizieren wir regelmäßig die **Sonnenmeditation,** spricht durch uns die Stimme Gottes (die Sonne) und leitet uns. Und alles, was wir in die Hand nehmen, verwandelt sich in Gold und ist im Einklang mit der Schöpfung.

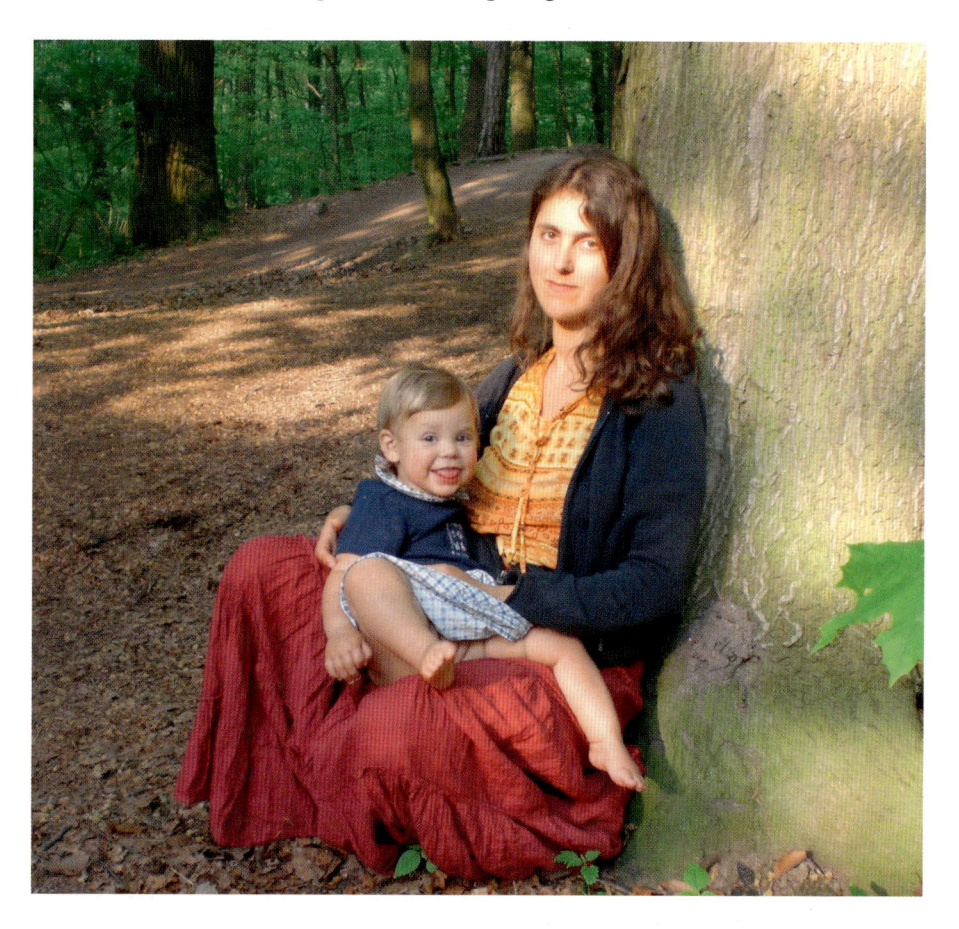

Gehen wir mit unseren ganzen Sorgen und unserem Kummer **in den Wald** zum Spazieren, verlassen wir hinterher den Wald voller Klarheit, Erkenntnis und grundlosem Glück.

Nicht das Alter macht uns alt, sondern der Lebensstil. An dieser Stelle möchte ich Dr. Norman Walker („Jünger werden" siehe S. 239/Nr. 88) mit seinen 104 Jahren erwähnen.

Die Heilnahrung in der Praxis

Ganz besonders habe ich die Heilnahrung für all diejenigen geschrieben, die Schwierigkeiten mit der Umsetzung einer 100%igen Rohkosternährung haben.

Viele von Ihnen, eigentlich mit wenigen Ausnahmen alle unter uns, werden von Entzugserscheinungen und „Rückfällen" in die Zivilisationskost heimgesucht.

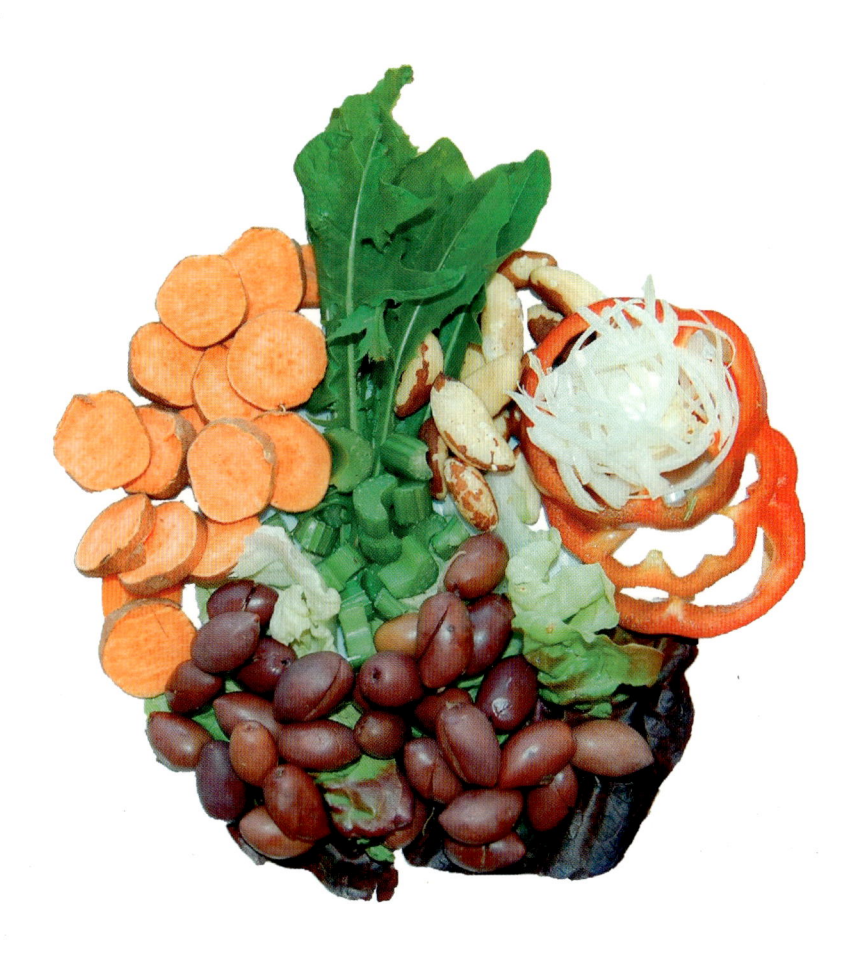

Was heißt eigentlich Rohkost? Viele Menschen friert es schon, wenn sie das Wort Rohkost nur hören. Aber ganz ehrlich, liegt der Normalbürger, der sich nicht von Rohkost ernährt, nicht ein klein bisschen richtig damit? Kommt es bei Ihnen im Winter, seitdem Sie sich rohköstlich ernähren, nicht häufiger vor, dass Sie an Händen und Füßen frieren? Und nicht nur im Winter? Mit der Heilnahrung, einer ganz speziellen Art der Rohkosternährung, verschwinden diese Unannehmlichkeiten. Und da der Begriff Rohkost in der Durchschnittsbevölkerung sehr häufig mit Kälte assoziiert wird, gebrauche ich lieber Begriffe wie Vitalkost, Sonnenkost oder Livingfood – lebendige Nahrung. Der Begriff Livingfood kommt aus Amerika und lässt auch zubereitete Rohkostgerichte zu, bei deren Verzehr man auf Grund der hohen Kristallsalz-Menge ganz schön ins Schwitzen kommen kann.

Sie brauchen nicht nach Amerika fliegen, um zu erfahren, wie man mit lebendiger Nahrung nicht mehr friert. Das lernen Sie eher in Ländern wie Deutschland, in denen es strenge Winter gibt. „Die Heilnahrung" zeigt Ihnen, wie Sie auch im Winter, ohne auf die Rohkost verzichten zu müssen und ohne Verwendung von Kristallsalz, warm bleiben.

Die lebendige Nahrung soll Spaß machen und ganz locker umgesetzt werden. Und bitte ohne dem Druck, bei einer 100%igen Rohkost bleiben zu müssen.

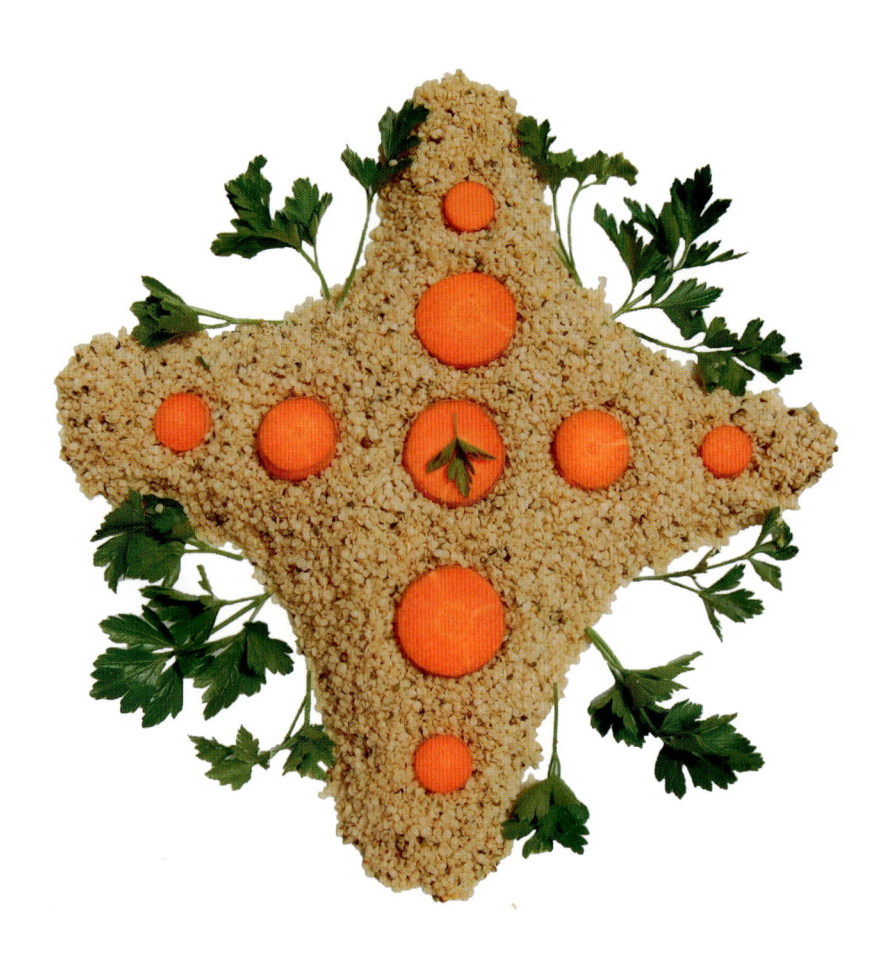

Es geht weder um die 100% Marke noch um 70, 80 oder 90% Vitalkost. Entscheidend ist die Freude, die Sie mit dieser vitalen Art der Ernährung haben. Durch lebendige Nahrung laden Sie sich mit vielen Mineralstoffen, hochwertigen Eiweißen, Fetten, Kohlenhydraten und Vitaminen auf und bleiben bis ins hohe Alter geistig frisch und körperlich jung.

Die hundertprozentige Rohkost loslassen lernen

Die Heilnahrung zeigt Ihnen, wie sie spielerisch zu einer auf Sie zugeschnittenen 100%igen Rohkosternährungsform gelangen - ohne im Winter frieren zu müssen, ohne gesellschaftlichen Druck und ohne Rückfälle und Entzugserscheinungen. Wenn wir uns zu stark auf das Thema Rohkost versteifen, findet auf anderem Gebiet keine Weiterentwicklung statt. Aber dieses innere Wachstum ist Grundvoraussetzung, um uns verändern zu können und erst damit wandelt sich auch unsere Ernährungsform in Richtung immer hochwertiger. Wir sollten unseren Focus auf unsere seelische Entwicklung verlegen, die Fähigkeit, Liebe zu geben und zu empfangen. Alles andere ist Nebensache und verändert sich dadurch automatisch. Arbeiten Sie an Ihrem Herzen, entwickeln Sie Ihre Liebesfähigkeit. Je mehr wir lernen, unsere Herzzentren zu öffnen, desto mehr göttliche Liebesenergie (Prana) gelangt in unsere Zellen. Das sättigt bzw. stillt uns wirklich. Wir benötigen dann immer weniger feste Nahrung.

Erinnern Sie sich an Ihre erste Liebe. Wissen Sie noch, wie sich Ihr Essverhalten verändert hat, die Portionen kleiner wurden, weil Ihr Magen bereits mit Liebe voll war?

Lernen wir, unser Liebespotential zu steigern, erhöhen wir automatisch unseren Anteil an lebendiger Nahrung bis hin zur 100%igen Vitalkost.

Ein weiterer Schritt ist das ayurvedische Fasten (letztes Kapitel Seite 218). Je mehr Liebe wir aufnehmen desto weniger physische Nahrung brauchen wir. So kann es sein, dass Sie fasten wollen und sich mehr von Prana ernähren wollen, weil sie voll sind mit Liebe und nichts mehr in Ihren Magen hineinpasst. Folgen Sie Ihrer inneren Stimme. Möchten Sie wieder Nahrung zu sich nehmen, geben Sie diesem Impuls nach und kasteien Sie sich nicht länger. Der Augenblick, dass Ihr Magen wieder mit Liebe bis oben hin voll ist, wird sich noch öfter wiederholen. Dann ist es wieder so weit, freiwillig auf feste Nahrung einschließlich Rohkost zu verzichten.

Die Ernährungsform jedes Einzelnen ändert sich mit dem wachsenden Liebespotenzial eines Menschen. Der Seelenzustand und der Grad der Liebesfähigkeit bestimmen die Zusammensetzung und Menge der physischen Nahrung.

Die meisten unter Ihnen haben irgendwann von der 100%igen Rohkosternährungsform und ihren Vorzügen gehört und versucht, sie durchzuhalten. Doch wer von uns wurde nicht von Entzugserscheinungen und Rückfällen gesucht. Ein Zeichen, dass unser Herzzentrum noch nicht weit genug geöffnet ist, um mehr Liebesenergie aufnehmen zu können. Je mehr unser Herzzentrum geöffnet ist, desto weniger feste Nahrung (als Seelentröster) ist notwendig. Rückfälle gehören dann der Vergangenheit an.

Arbeiten Sie nicht nur an Ihrer Ernährungsform, sondern gleichzeitig an Ihrer Fähigkeit, Ihr Herz zu öffnen und zu lieben. In Band 3, „Der Lebensbaum der Essener" – Kapitel „Die Solarplexus-Ernährung" (siehe S. 238/Nr. 26), finden Sie mehrere Übungsbeispiele, unverdaute Gefühle verdauen zu lernen und gleichzeitig Ihre Liebesfähigkeit zu vergrößern. Wer tiefer in die Herzarbeit einsteigen möchte, dem empfehle ich das Buch „Seelenliebe" von Sanaya Roman (Preis siehe Seite 241/Nr. 176).

Die Kapitel „Gesundes Essverhalten contra Fressattacken" und „Hilfe, ich bin zuckersüchtig" (Band 2 „Das spirituelle Testament der Rohkost" – siehe Seite 238/Nr. 25) sind die ersten Kapitel, die sich mit der Psychologie der Ernährung auseinandersetzen. „Die Psychologie der Ernährung" ist auch das nächste Thema in diesem Buch, welches auf den Kapiteln aus Band 2 aufbaut.

So wie wir an Mutters Brust gestillt oder auch nicht gestillt wurden, werden wir durch viele Faktoren im täglichen Leben gestillt oder auch nicht. Die Sonne stillt uns auf ganz einzigartige Weise, wie Sie im Kapitel „Die Sonnentherapie" (Band 1 „Die Rohkost ist eine Geheimlehre" – siehe Seite 238/Nr. 24) genauestens nachlesen können. Auch tröstende Worte eines Freundes oder der Kuss unserer Geliebten stillen uns. Herauszufinden was uns stillt und was nicht, ist die Aufgabe jedes Einzelnen. Das hilft uns später, selbst andere Menschen besser stillen zu können. Dadurch entfalten wir unsere Liebesfähigkeit immer mehr. Und sehr viel Prana kann in uns einströmen und desto hochwertiger wird unsere Ernährung ausfallen.

Die Heilnahrung weist sieben Wertigkeitsstufen auf. Eine gewisse Erfahrung mit lebendiger Nahrung ist Voraussetzung, um den größtmöglichen Nutzen aus Livingfoods zu ziehen und Freude am Verzehr von lebendiger Nahrung zu haben. Experimentieren Sie mit lebendiger und weniger lebendiger Nahrung. Sammeln Sie genügend Erfahrungen.

Mit den nachfolgenden Livingfood-Rezepten lade ich Sie in die „Alchimie der Ernährung" ein. Für unsere Livingfood-Zaubereien benötigen wir folgende Elemente aus dem Zauberkasten der Natur:

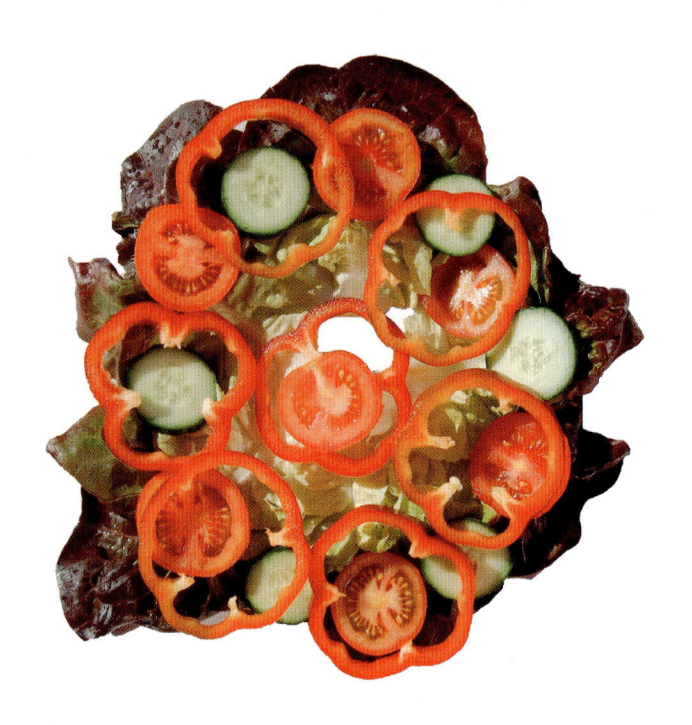

Nr.	Quelle	Vorkommen
1.	Hochquellwasser, Hochgebirgswasser, Gletscherwasser	entweder mineralarmes Quellwasser aus dem Wald oder Gletscherwasser wie Plose etc. aus dem Naturkostladen
2.	Flüssiges Kristallsalz (Salzsole)	aus dem Himalaya
3.	Hochwertige Kohlenhydrate	alle Wurzel- und Knollengewächse
4.	Hochwertige Mineralstofflieferanten und Chlorophyllquellen	Wildpflanzen
5.	Hochwertige Fettquellen	Oliven, kalt gepresste Öle, etc.
6.	Hochwertige Eiweiße	Nüsse, Samen, Sonnenblumenkerne, Wildpflanzen

7.	**Hochwertige Zuckerquellen**	Waldfrüchte und -beeren und nicht zu süße Kulturfrüchte
8.	**Hochwertige Gemüse**	Wildpflanzen (wilde Möhre, wilder Sellerie), Algen und alle Kohlsorten (sind Zuchtformen der Meeresalge)

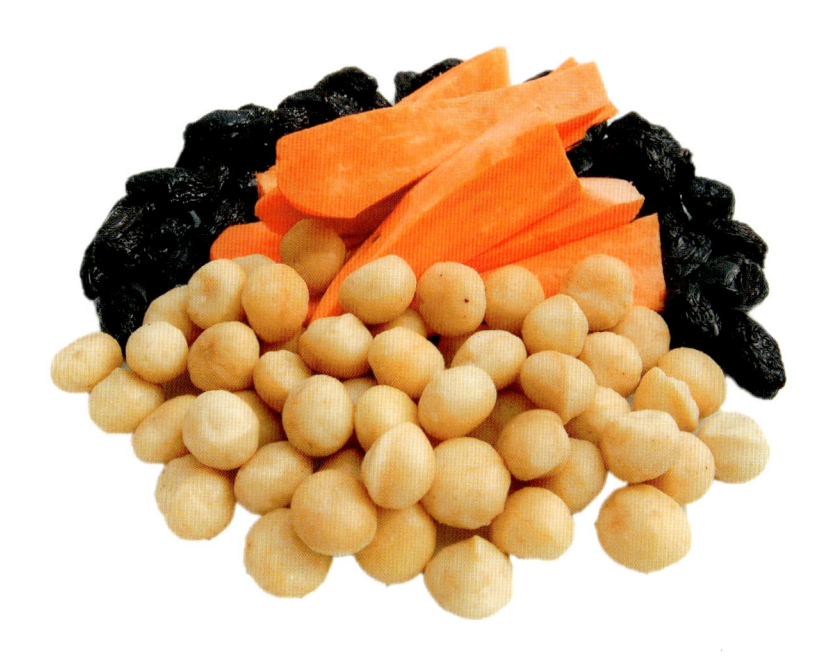

9.	**Hochwertige Vitamine**	Grünpflanzen, Früchte, Gemüsefrüchte wie Paprika
10.	**Hochwertige Luft**	Die Lunge ist unser erster Magen, daher ist das Atmen von Waldluft mit den wichtigen Bakterien, Kolloiden und Biophotonen unersetzlich. Durch das Sammeln von Wildpflanzen steuern wir auch einem Mangel an Vitamin B12 entgegen (Petersilie enthält sehr viel Vitamin B12)

Die Psychologie der Ernährung

Haben Sie sich schon einmal die Frage gestellt, warum wir immer wieder rückfällig werden? Was veranlasst uns, doch wieder zur Zigarette, zum Alkohol, zum Kaffee oder zur Zivilisationskost zu greifen? Die Antwort ist der **Geschmack**. Auf das Geschmackserlebnis und die -vielfalt können wir nur schwer verzichten.

Rohköstler erleiden Rückfälle in die gutbürgerliche Küche aufgrund des würzigen Geruches und Geschmackes der traditionellen Speisen. Die Gewürze und Aromastoffe, die während des Garens, Bratens und Backens freigesetzt werden, machen uns süchtig.

Hier folgend verdeutliche ich Ihnen, wie Aromastoffe im Mund freigesetzt werden und wie das Geschmackserlebnis 100fach höher als bei gekochter Kost sein kann und wie Sie zum Livingfood-Gourmet werden:

1. Das **Salz** in der Suppe oder im Brot macht die Speise so schmackhaft und verführerisch.

2. Das **Fett** am Gemüse oder am Braten schafft das Aroma und ist für unser Sättigungsgefühl verantwortlich.

3. Die **Kohlenhydrate** aus Reis, Nudeln etc. produzieren während des Verzehrs in uns Glücksgefühle und geben uns die nötige Power und das Durchhaltevermögen für die tägliche Arbeit und sportliche Aktivitäten.

4. Der **Zucker** sorgt für ein verstärktes Liebesgefühl, Entspannung und Inspiration.

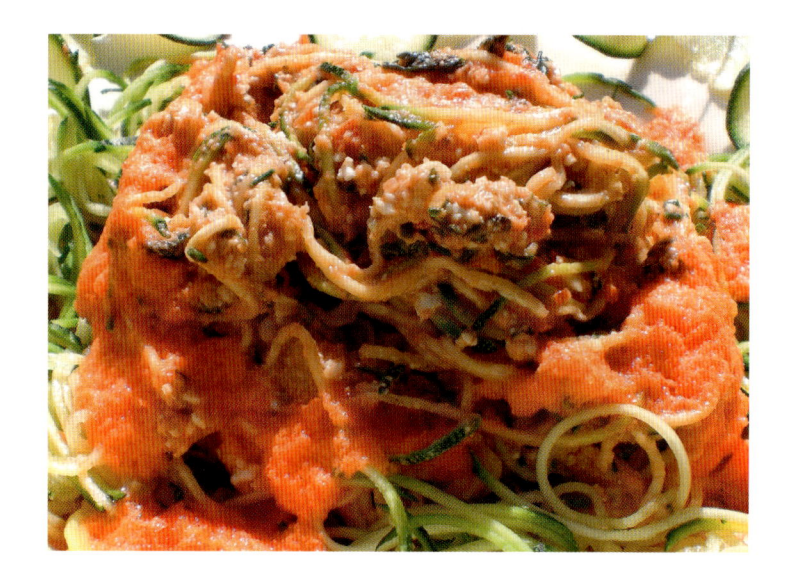

Nehmen wir diese Elemente einfach aus der Kochkost, nur unerhitzt, und geben sie zur lebendigen Nahrung dazu, so wie es Dr. Urs Hochstrasser aus der Schweiz, Juliano aus den USA und Chat Sarno aus England schon seit vielen Jahren beherzigen.

Die Rohkost muss Spaß machen und darf keine Gefühle von Mangel erzeugen, sonst fehlt ihr etwas. Sie müssen auch eine Pizza oder Rahmgeschnetzeltes, Kuchen oder Cremesuppen (natürlich in Rohkostqualität) hin und wieder genießen können.

Nun zeige ich Ihnen, wie Zivilisationskost verkaufspsychologisch verpackt und geschmacklich bewusst verstärkt wird, um den Konsumenten für das Produkt zu gewinnen und ihn langfristig davon abhängig zu machen. Die sieben Wertigkeitsstufen der Rohkost befreien Sie von dieser Geisel und ermöglichen Ihnen, wieder das zu essen, was Sie auch gesund erhält. Alle „Lebensmittel"-Produkte aus der Werbung werden als Nahrung angepriesen, doch dahinter verbergen sich bunte Verpackungen mit leeren Inhaltsstoffen. Enthalten sind zum größten Teil nur Suchtstoffe wie Salz und Zucker, die die Geschmacksnerven stimulieren, aber die Gesundheit des Menschen in Gefahr bringen.

Die 7 Wertigkeitsstufen der Rohkost - Livingfood-Rezepte

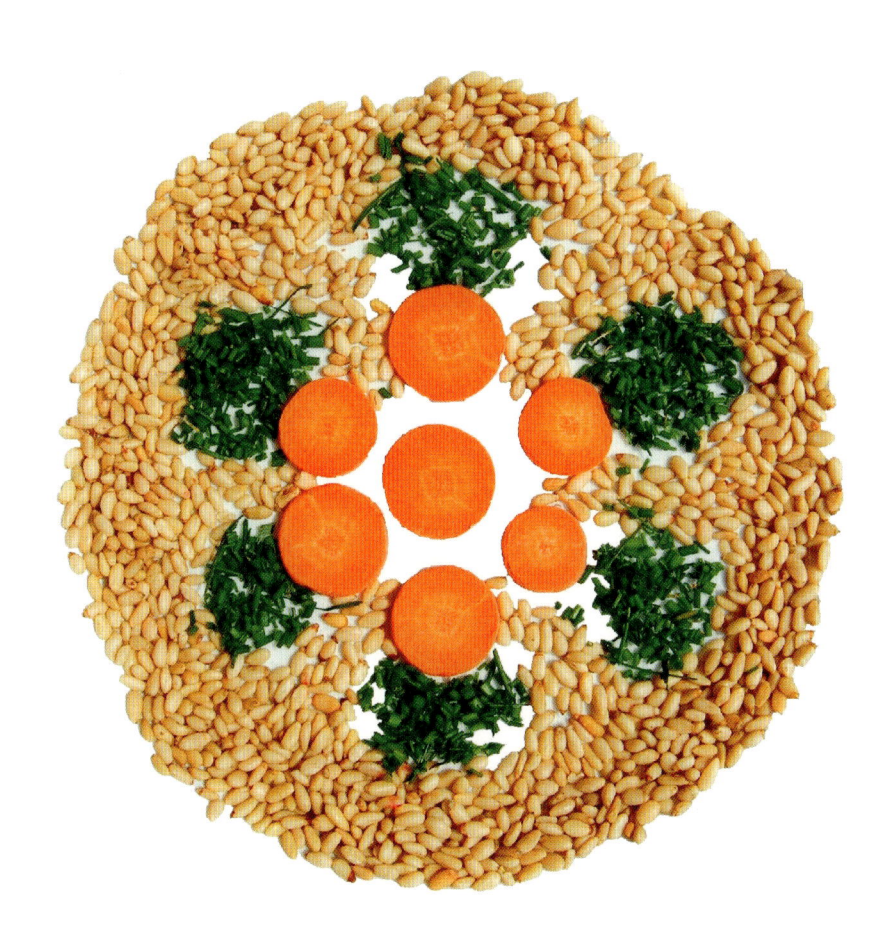

Sie benötigen:

Sonnenblumen-, Olivenöl, Kristallsalz, Oliven, Sonnenblumenkerne, Majoran, Thymian, Schnittlauch, Knoblauch, Frühlingszwiebeln, Auberginen, Zucchini, Champignons, Brokkoli, Blumenkohl, Paprika, Tomate, Gurke, Endivie, Radichio, Petersilienwurzel, Karotte, Pastinake, Zitrone, Paranüsse, Walnüsse, Nüsse aller Art, Avocado, Pilze, Dinkel, Quellwasser, Wildkräuter, Früchte, grüne Salate wie Eis-, Kopf- und Endiviensalat etc.

Die 7 Wertigkeitsstufen der Rohkost:

1. Stufe = Empfehlungsstufe I (Idealstufe I): **Die Heilnahrung** Rohkost im Ganzen – **Farbe Gold/Gelb/Weißgold/Goldgelb**
2. Stufe = Empfehlungsstufe II (Idealstufe II): **Zubereitete Salate** in Öl/Zitrone ohne Salz – **Farbe Grün**

---

3. Stufe = Kompromissstufe I: **Rohkost mit Algen/Queller (Salzgras)** - **Farbe Türkis**
4. Stufe = Kompromissstufe II: **Rohkost mit Kristall-/Meersalz** - **Farbe Orange**
5. Stufe = Kompromissstufe III: **Rahmstufe** mit pulverisierten Sonnenblumenkernen (Samen) - **Farbe Rosa**
6. Stufe = Kompromissstufe IV: **Obst/Gemüse/Getreide-Mischungen** ohne Salz - **Farbe Hellblau**
7. Stufe = Kompromissstufe V: **Getreide/Salz-Kombinationen - Farbe Rot**

---

8. Stufe = Ausnahmestufe I: **Vegan ohne Salz 50% + Rohkost 50%** - **Farbe Hellbraun/Ocker/Beige**
9. Stufe = Ausnahmestufe II: **Vegan mit Salz 50% + Rohkost 50%** - **Farbe Dunkelbraun/Kastanienbraun**

---

10. Stufe = Degenerationsstufe I (Vergreisungsstufe I): **Vegetarisch - Farbe Grau**
11. Stufe = Degenerationsstufe II (Vergreisungsstufe II): **GbK -** Gutbürgerliche Küche mit Alkohol, Zigaretten, Kaffee - **Farbe Schwarz**

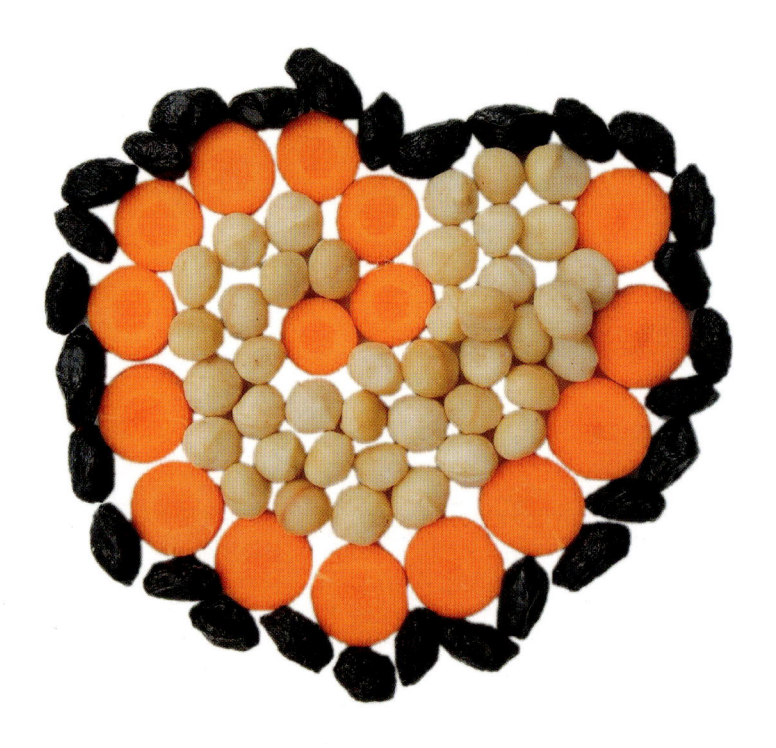

Sieben Wertigkeitsstufen dienen dazu, die Nahrungsauswahl den äußeren Bedingungen (siehe Seite 56 unten bis Seite 59) wie

a) Klima
b) Freizeit - Arbeit
c) Urlaub - zu Hause
d) emotionale Lage
e) Glaubenssätze
f) Verhaltensweisen und Essverhalten unserer Vorfahren

anzugleichen, damit wir langfristig eine Livingfood-Ernährungsform praktizieren und durchhalten können, ohne einen Einbruch in Fastfood und Industriekost mit schlechtem Gewissen und Fressattacken zu erleben.

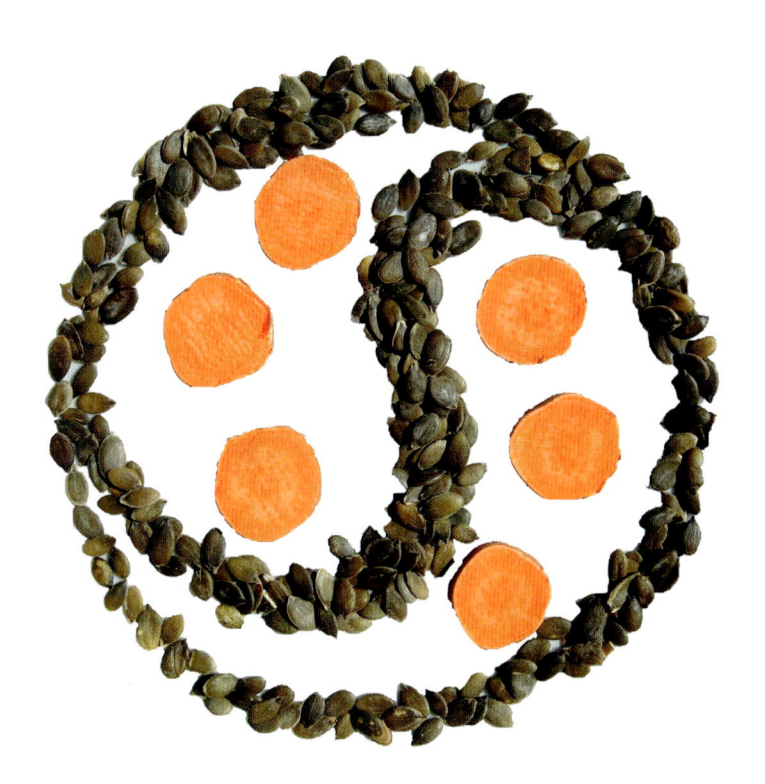

Wenn Sie emotional ausgeglichen sind, Sie weder Sorgen noch Stress plagen, können Sie die Nahrungsmittel am besten im Ganzen verzehren. So schlüsseln Sie die Nahrung am allerbesten auf. Denn die Peristaltik (Verdauungsbewegung) in Mund, Magen und Darm wird damit am meisten unterstützt und gefördert. Mit ganzen Nahrungsmitteln zeigt sich auch, ob Ihr Verdauungsfeuer ausreichend ist, diese aufspalten und verdauen zu können. Wenn das nicht der Fall ist, liegt Ihnen verarbeitete Rohkost, mit Essig und Öl verfeinert, genauso unverdaut im Magen. Mit Kochkost (verdauungsunfähiger Ballast) werden schon von vornherein die Verdauungspassagen verstopft.

Immer, wenn Sie sich auf einem emotionalen Hoch befinden, halten Sie sich am besten an die erste Stufe der Heilnahrung:

1. Stufe - Empfehlungsstufe I (Idealstufe I):
Die Heilnahrung - Rohkost im Ganzen - Farbe Gold/Gelb
(Die Alchimie der Ernährung - Richtige Nahrungskombinationen)

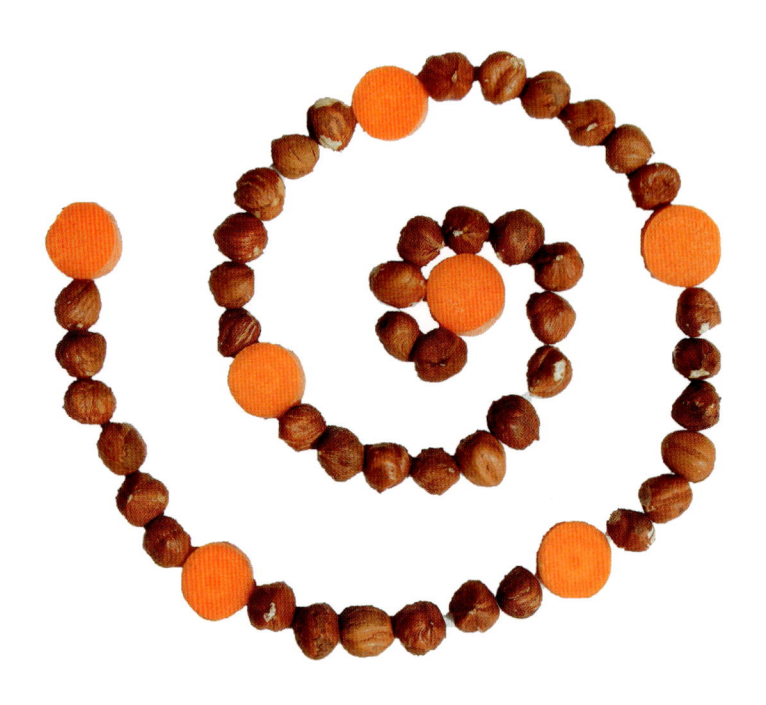

Nr.	Kombination *(jede Kombination bezieht sich auf einen Kauvorgang)*	*Segnung:* Gesegnet sei das Essen zu...
1	1 Olive + Stückchen Blumenkohl, Stück Karotte, Blatt Löwenzahn, Stückchen rote Paprika	*Ehren des Olivenbaums*
2	1-2 Haselnüsse + Stückchen Petersilienwurzel, Blatt Löwenzahn, Stückchen rote Paprika	*Ehren des Haselnussstrauches*
3 a	1-2 Mandeln + Stückchen Petersilienwurzel	*Ehren des Mandelbaums*
3 b	1-2 Mandeln + Stückchen Petersilienwurzel, Blatt Löwenzahn	,,
3 c	1-2 Mandeln + Stückchen Petersilienwurzel, 1 Teelöffel Avocado, Blättchen Bärlauch	,,
3 d	1-2 Mandeln + Stückchen Petersilienwurzel, etwas Schnittlauch, 1 Teelöffel Avocado, Blättchen Löwenzahn	,,
3 e	1-2 Mandeln + Stückchen Petersilienwurzel, etwas Schnittlauch, 1 Teelöffel Avocado, Blatt Löwenzahn, Stückchen Paprika, salzlose halbgetrocknete Olive (Kalamata oder Thrumba)	,,
3 f	1-2 Mandeln + Stückchen Petersilienwurzel, etwas Schnittlauch, 1 Teelöffel Avocado, Blatt Löwenzahn, Stückchen Paprika, salzlose halbgetrocknete Olive, Stück Stangensellerie	,,

3 g	1-2 Mandeln + Stückchen Petersilienwurzel, etwas Schnittlauch, 1 Teelöffel Avocado, etwas Löwenzahn, winziges Stückchen Tomate (wegen hohem Wassergehalt sehr sparsam dosieren), Stückchen Paprika, salzlose halbgetrocknete Olive, Stück Stangensellerie	„
3 h	1-2 Mandeln + Stückchen Karotte, Stückchen Blumenkohl, 1 Brennessel-Bällchen, Stückchen Tomate, Stückchen Paprika rot	„

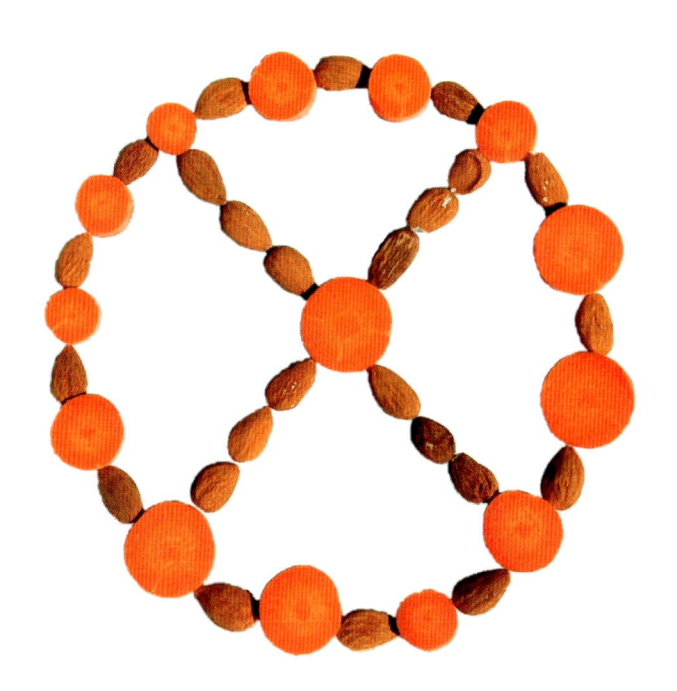

3 i	1-2 Mandeln + Stückchen Petersilienwurzel, Scheibe Avocado auf Aubergine ohne Haut (Aubergine zuvor fünf Minuten in Sonnenblumenöl ohne Salz eingelegt – diese Kombination zählt eigentlich zur Wertigkeitsstufe 2, da Öl eingesetzt wird), darüber Bärlauch oder Schnittlauch streuen, dazu Blättchen Löwenzahn, Stückchen Tomate, Stück Paprika und 1 Olive	„
4	½ Walnusskern + Stückchen Blumenkohl, Stückchen Karotte, etwas Löwenzahn, Stückchen Paprika	*Ehren des Walnussbaums*
5	3-5 Bucheckern-Kerne mit Stückchen Karotte, Blättchen Löwenzahn und etwas Paprika	*Ehren des Buchenbaums*
6	1-2 Macadamia mit Stückchen Sellerieknolle, Blättchen Löwenzahn, winziges Stückchen Tomate und etwas rote Paprika	*Ehren des Macadamiabaums*
7	2-5 Zedernkerne mit Stückchen Sellerieknolle, Blättchen Löwenzahn, Stückchen Paprika	*Ehren der Zeder*
8	1 Paranuss mit Stückchen Petersilienwurzel und etwas Blumenkohl, etwas Endivie, Stückchen Tomate, etwas Paprika rot, 1 Olive	*Ehren des Paranussbaums*

9	1 Waldpilz mit etwas geriebener Brennessel in Olivenöl (wegen dem Öl eigentlich Wertigkeitsstufe 2)	*Ehren der Waldpilze*
10	Stückchen Zucchini mit etwas geriebener Brennessel und Schnittlauch in Olivenöl (eigentlich Wertigkeitsstufe 2)	*Ehren der Zucchini*
11	Etwas geriebene Brennessel mit kleinem Brokkoliröschen in Olivenöl (eigentlich Wertigkeitsstufe 2)	*Ehren der Brennessel*
12	Apfelstückchen mit etwas Löwenzahn, Endivie oder Kopfsalat	*Ehren des Apfelbaums*

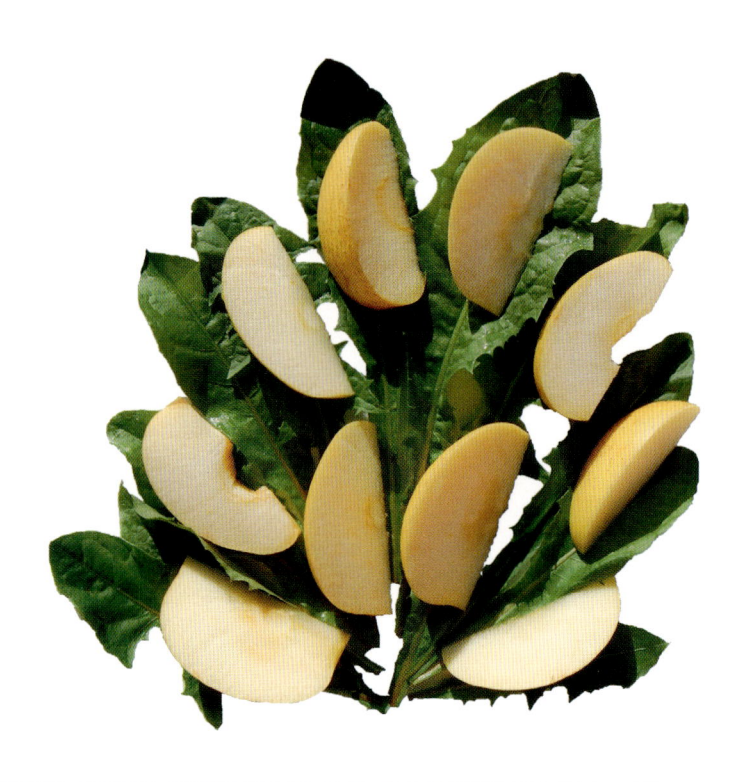

12 b	Apfelstückchen mit etwas Stangensellerie	„
13	Birnenstück mit Blättchen Löwenzahn, Endivie oder Kopfsalat	*Ehren des Birnbaums*
14	Halbe Zwetschge mit Löwenzahn-, Endivien- oder Kopfsalatblättchen	*Ehren des Zwetschgenbaums*
15	Stück Pfirsich mit etwas Löwenzahn, Endivie oder Kopfsalat	*Ehren des Pfirsichbaums*
16	1-2 Kirschen mit Ebereschenblättchen, Löwenzahn, Brennessel oder Kopfsalat	*Ehren des Kirschbaums und der Eberesche*
17	Stückchen Mango mit etwas geriebener Brennessel	*Ehren des Mangobaums*
18	Stückchen Wassermelone mit etwas Eisbergsalat	*Ehren der Wassermelone*

19	Orangenschnitt mit etwas Stangensellerie oder Endivien	*Ehren des Orangenbaumes*
20	Stück Ananas mit etwas Stangensellerie	*Ehren der Ananaspalme*

Für die Nachmittagspause als Kuchenersatz:

Die Reihenfolge des Verzehrs (wie auf Seite 74) ist sehr wichtig, damit die Nahrungsmittel gründlich gekaut werden und sich der Geschmack voll entfalten kann. Immer die Nuss, die am kompliziertesten zu verdauen ist (da Eiweiß- und Fettnahrungsmittel),

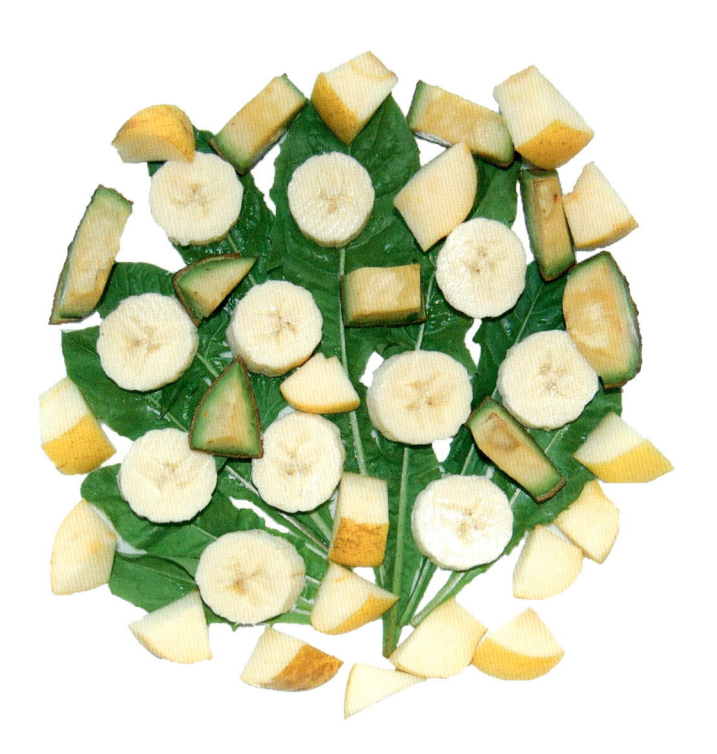

zuerst im Mund fein mahlen. Würde man zuerst die Banane, den Apfel und den Stangensellerie im Mund zerkleinern und am Schluss die Nuss in den Mund stecken, so würden zu große, nicht richtig zermahlene Nusssplitter unverdaut in den Magen gelangen und anschließend den Darm unverändert passieren und sichtbar in der Toilettenschüssel zum Vorschein kommen.

Um mit der Rohkost-Kombinationen das höchste Geschmackserlebnis zu haben, ist es von größter Bedeutung, auf die Verzehr-Reihenfolge zu achten. Wenn Sie z.B. zuerst von der Banane abbeißen und erst anschließend einen Löffel Avocado zu sich nehmen, so schmeckt die Avocado nicht süß genug. In umgekehrter Reihenfolge mundet diese Kombination so fein wie ein Dessert. Probieren Sie verschiedene Reihenfolgen aus, Sie werden den Unterschied entdecken.

21	½ Walnusskern mit Stückchen Banane und etwas Stangensellerie	*Ehren der Bananenstaude*
21 b	½ Walnusskern mit Stückchen Banane, Apfelstück und etwas Stangensellerie	„
22	Stückchen Kokosnuss mit etwas Banane und Stangensellerie	*Ehren der Kokospalme*
22 b	Stückchen Kokosnuss mit etwas Banane und Brennessel	„
23	1 Teelöffel Avocado mit Stückchen Banane und etwas Stangensellerie	*Ehren des Avocadobaums*

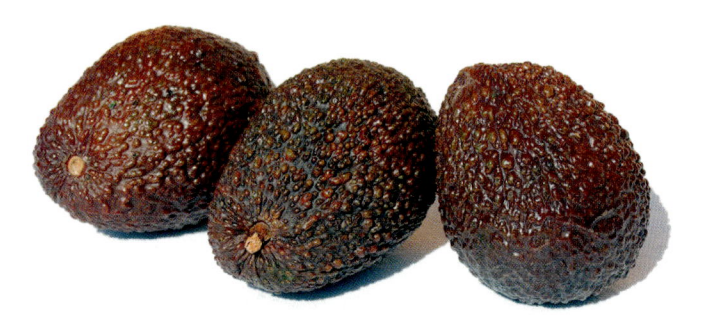

23 b	1 Teelöffel Avocado mit etwas Banane, Apfelstück und Endivie	„
23 c	1 Teelöffel Avocado mit etwas Banane, Apfelstückchen und Blättchen Löwenzahn	„
24	Stückchen Caroblade mit etwas Banane, Apfelstück und Blättchen Löwenzahn	*Ehren des Johannisbrotbaums*

Besuchen Sie eines meiner Seminare (siehe www.die-wurzel.de) und Sie lernen auf praktische Weise, in welcher Reihenfolge die einzelnen Nahrungsmittel verzehrt werden sollen, wie lange gekaut und welche Mengen Sie bei jedem Bissen zu sich nehmen sollen.

Wenn Sie tage- oder wochenlang nur ganze Nahrungsmittel verspeisen, sehnen Sie sich vielleicht irgendwann nach Abwechslung, z.B. nach zubereiteter Rohkost. Hinter diesem Bedürfnis verbirgt sich einiges mehr: In der Zubereitung steckt auch die Liebe des anderen. Es ist das Symbol des Gebens, sinnbildlich das Brot Gottes, wenn man aus Liebe etwas für jemanden anderen tut, in diesem Fall Nahrung zubereitet. Wir können monatelang auf Karotten herumkauen, doch erst ein mit Liebe zubereiteter Karottensalat von einem anderen Menschen macht uns wirklich satt. Unser Solarplexus kann sich erst so richtig entspannen, wenn wir neben physischer Nahrung gerade auch die Herzenswärme eines Mitmenschen in uns aufnehmen. Und dadurch werden wir viel früher satt, weil auch unsere zwischenmenschliche Ebene mitgestillt wurde. Wenn wir immer alleine auf unseren Möhren herumknabbern, schreit unsere Seele irgendwann ganz stark nach Liebe. Aus diesem Grund kann es sein, dass wir mehr Adrenalin produzieren, wenn wir uns ausschließlich von ganzer, nicht zubereiteter Rohkost ernähren. Das zusätzlich freigesetzte Adrenalin bewirkt u. U., dass unsere Verdauungssäfte in zu geringem Maße gebildet werden. Also vertragen viele von Ihnen zubereitete Frischkostgerichte der zweiten Stufe, die in angenehmer Gesellschaft eingenommen werden, viel besser als ganze Rohkost der Stufe eins:

2. Stufe - Empfehlungsstufe II (Idealstufe II)**:** Zubereitete Rohkostgerichte mit Öl/Zitrone ohne Salz – **Farbe Grün**

1. Karottensalat

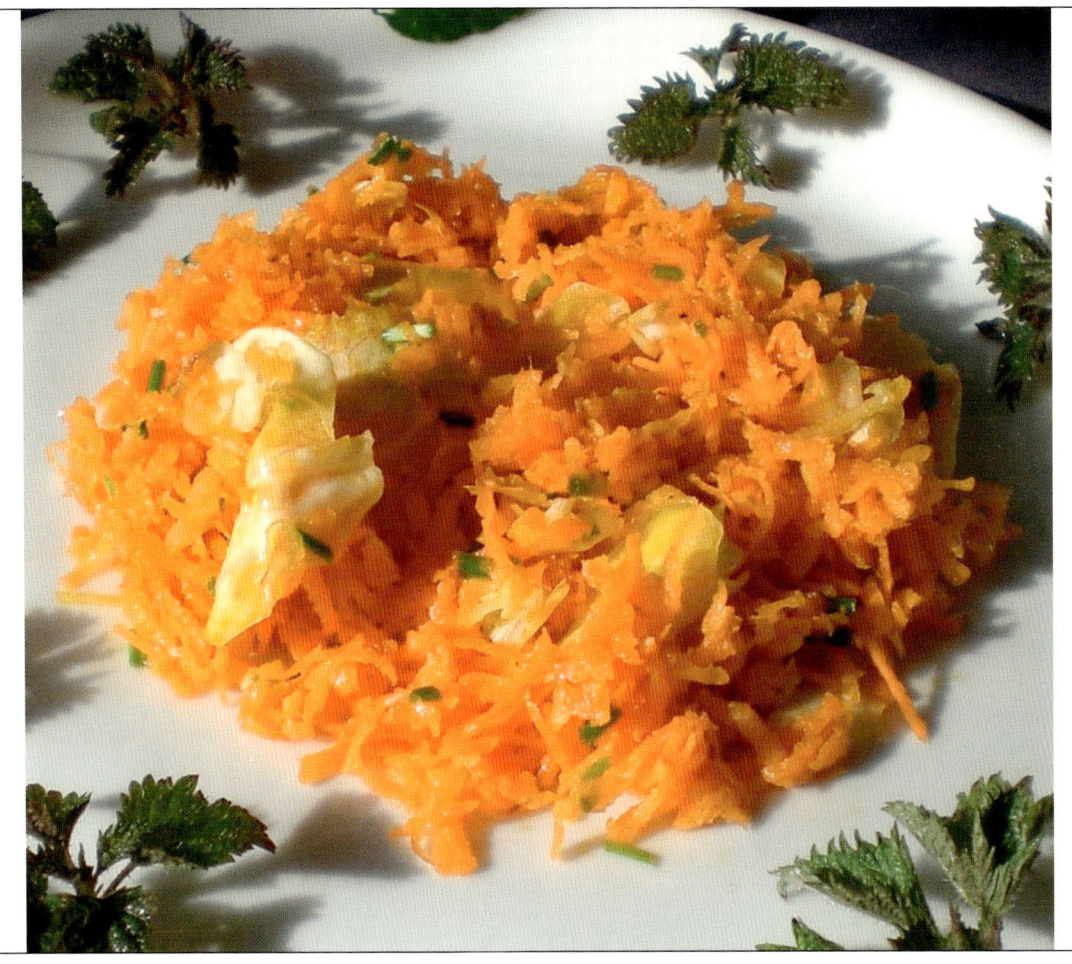

Zutaten:	Zwiebel	10 große Karotten	1 ½ Zitronen
	Kräuter der Provence	1 Kopf Endivie	Sonnenblumenöl

Zubereitung:

    Die Karotten säubern und durch die elektrische Gemüseraffel (Jupiter siehe Seite 246) durchlassen oder mit der Handreibe fein raffeln.

    Zwiebeln mit dem Turbo-Schäler fein reiben. Endiviensalatkopf waschen und in kleinere Stücke reißen und in die Schüssel zu den Karottenraspeln geben. Mit Kräutern der Provence, Zitronensaft und Sonnenblumenöl abschmecken. Etwas ziehen lassen, wir wünschen guten Appetit.

    Dazu passen Tomaten-, Gurken- und Paprikascheiben. Wunderbar dazu schmeckt Essenerbrot „Wildkräuter" (siehe Seite 244) mit etwas Hass-Avocado.

2. Rote Bete Salat

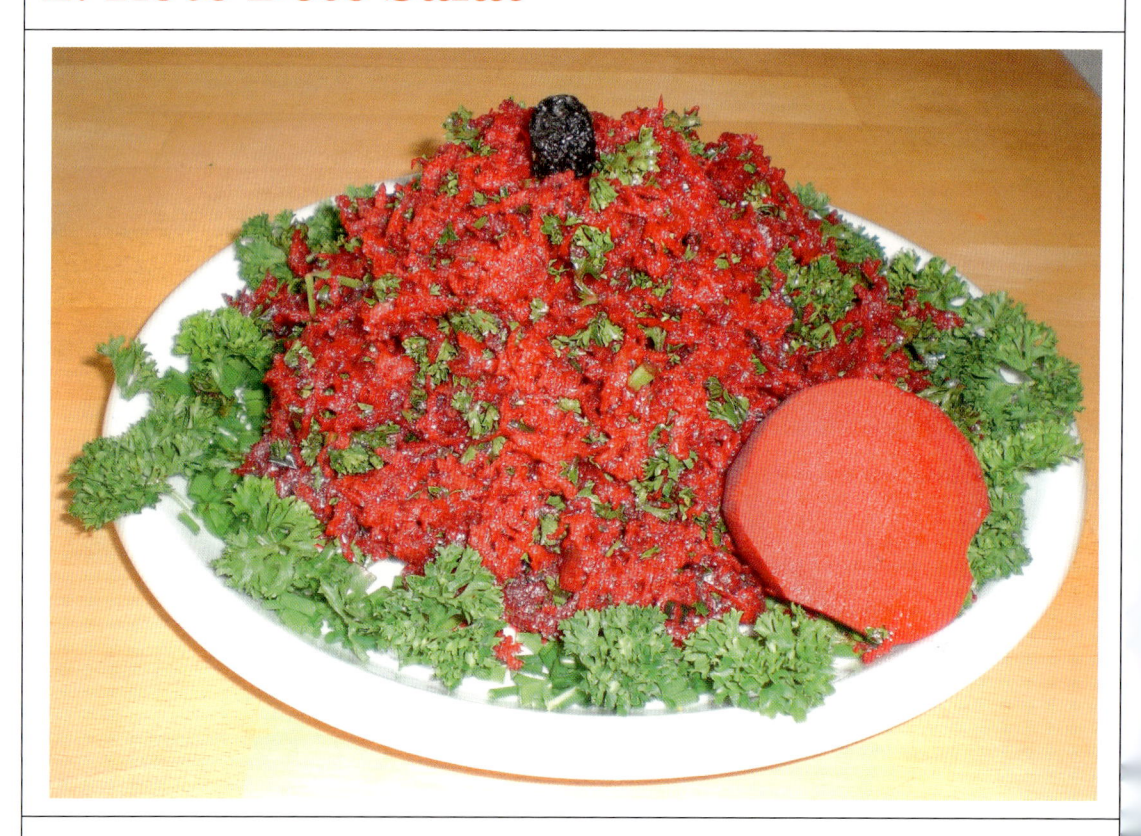

Zutaten:

10 mittlere Rote Bete
Schnittlauch
1 Zitrone
Sonnenblumenöl
Petersilie

Zubereitung:

Die Schale der Rote Bete mit dem Turboschäler (siehe Seite 246) entfernen. Die geschälten Rote Bete durch die feine Gemüseraffel lassen. Das Ergebnis sind feine Rote Bete-Flocken. Schnittlauch und Petersilie fein hacken. Mit Zitronensaft und Sonnenblumenöl mischen und einige Minuten durchziehen lassen. Guten Appetit.

3. Salatbuffet einfach

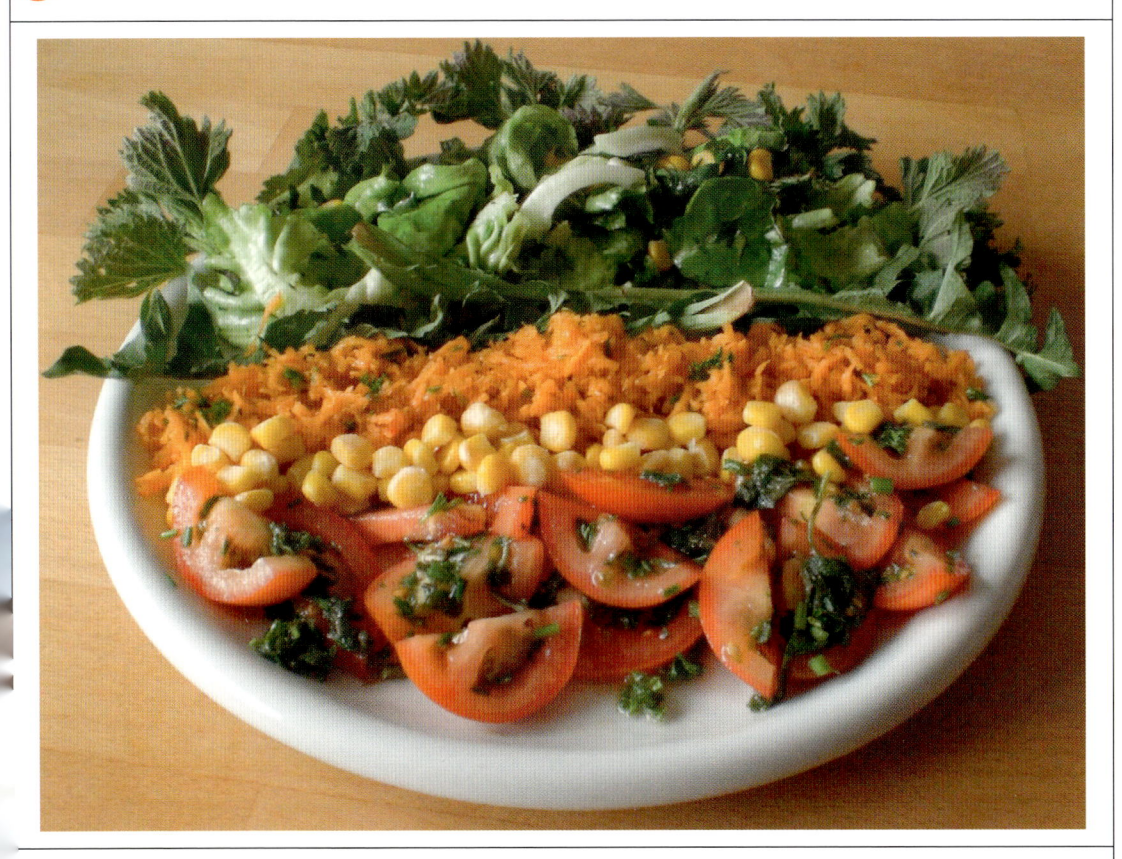

Zutaten:

Karotten
Tomaten
Endiviensalat

Petersilie
kalt gepresstes Olivenöl
Zitrone
Frühlingszwiebeln

Zubereitung:

Petersilie und Frühlingszwiebeln klein hacken und Zitrone auspressen. Karotten fein raspeln, Frühlingszwiebeln, Zitronensaft und Olivenöl darunter mischen. Fertig ist der Karottensalat.

Tomaten in Scheiben schneiden, Zitronensaft, Petersilie, Frühlingszwiebeln und Olivenöl dazugeben. Umrühren und fertig ist der Tomatensalat.

Endivien waschen und die Blätter nach Belieben in kleinere Stücke reißen, mit Frühlingszwiebeln, Zitrone und Olivenöl abschmecken. Fertig ist der grüne Salat. Das einfache Salatbuffet ist angerichtet.

4. kunterbuntes Salatbuffet

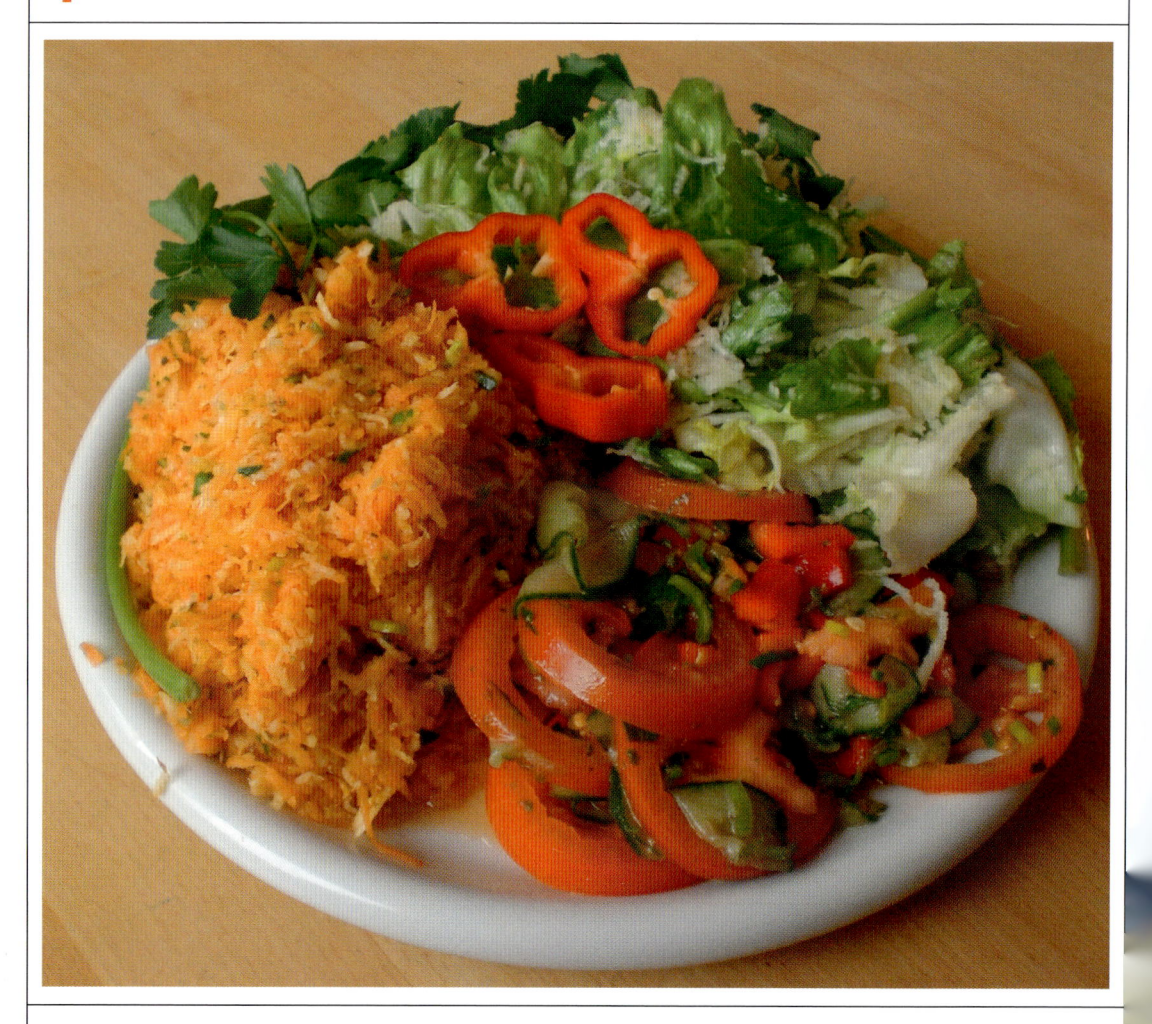

Zutaten:

Siehe Salatbuffet einfach, plus:

Lauch
Gurke

Paprika
Pastinaken
Sellerieknolle

Zubereitung:

Dem Karottensalat werden noch frisch geraspelte Pastinaken beigemengt. Dem Tomatensalat wird anstelle der Lauchzwiebeln Lauch, Paprikawürfel und Gurkenscheiben untergemischt und dem grünen Salat werden fein geraspelte Sellerieflocken dazugegeben. Fertig ist Ihre bunte Salattheke. Guten Appetit.

5. Regenbogensalat

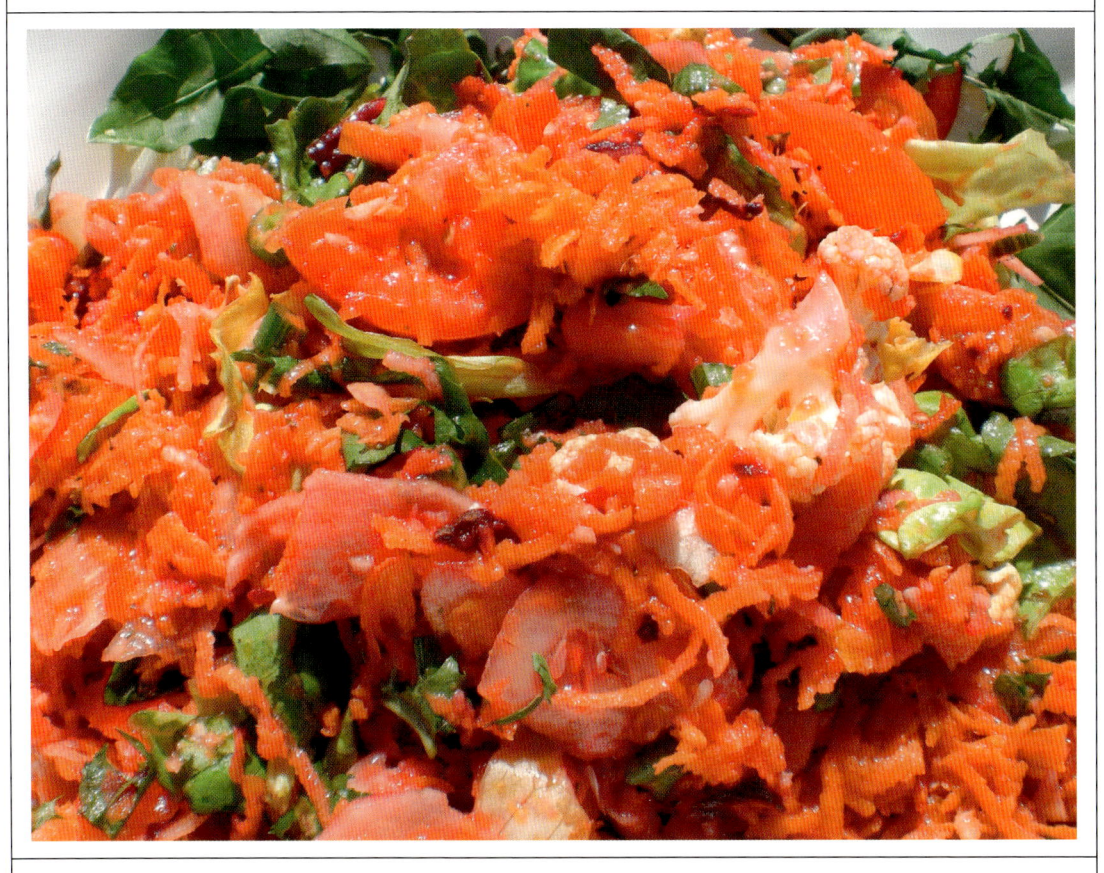

Zutaten:

3 Tomaten
½ Gurke
½ Paprika
½ Aubergine
1 Kopfsalat
Löwenzahn
1 Frühlingszwiebel
½ Sellerieknolle
1 mittlere Rote Bete
5-6 Karotten
2-3 Stangen Sellerie
2 Pastinaken
2 Zitronen
kaltgepr. Olivenöl

Zubereitung:

Wir schneiden die Tomaten in Ringe und halbieren diese. Die Gurke wird mit dem Turboschäler (siehe Seite 246) fein geraspelt und auch die Paprika wird mit dem Turboschäler ganz fein gehobelt, so entfaltet sie ihr ganzes Aroma.

Wir entfernen die schwarz-violette Haut der Aubergine und schneiden anschließend die Aubergine in kleine Würfel. Später saugen sich die Auberginenwürfel mit Olivenöl voll und erinnern im Geschmack etwas an Speck. Die Frühlingszwiebel verleiht dem Salat den richtigen herzhaften Geschmack. Frühlingszwiebel wie Schnittlauch in kleine Ringe schneiden.

Sellerieknolle, Rote Bete, Pastinaken und Karotten werden durch die Jupiter-Küchenmaschine (siehe Seite 246) gelassen und heraus kommen feine Gemüseraspeln, die dem Salat eine angenehme Süße geben.

Löwenzahn wie Frühlingszwiebeln zerkleinern, den Kopfsalat waschen und ihn zu allerletzt unter die anderen Zutaten heben, damit die Salatblätter nicht zu stark vom Gewicht der anderen Zutaten erdrückt werden. Anschließend den Staudensellerie in kleine Scheiben schneiden. Er ist wie das Salz in der Suppe. Wir geben die Staudenselleriestückchen mit samt Zitronensaft und kalt gepresstem Olivenöl unter den Salat. Umrühren und solange ziehen lassen, bis sich die Auberginenwürfel so richtig mit Salatmarinade (Zitrone-Olivenöl) voll gesaugt haben. Die rohen Auberginen-Antipasti-Stückchen erinnern ein klein wenig an das Geschmackserlebnis von gedünsteten Auberginen. Sie zergehen wie ihre Originale wunderbar auf der Zunge. Jetzt erst geben wir den Kopf- oder Endiviensalat dazu und rühren noch einmal kräftig um. Fertig ist der Regenbogensalat, ein Festmahl für die ganze Familie. Guten Appetit.

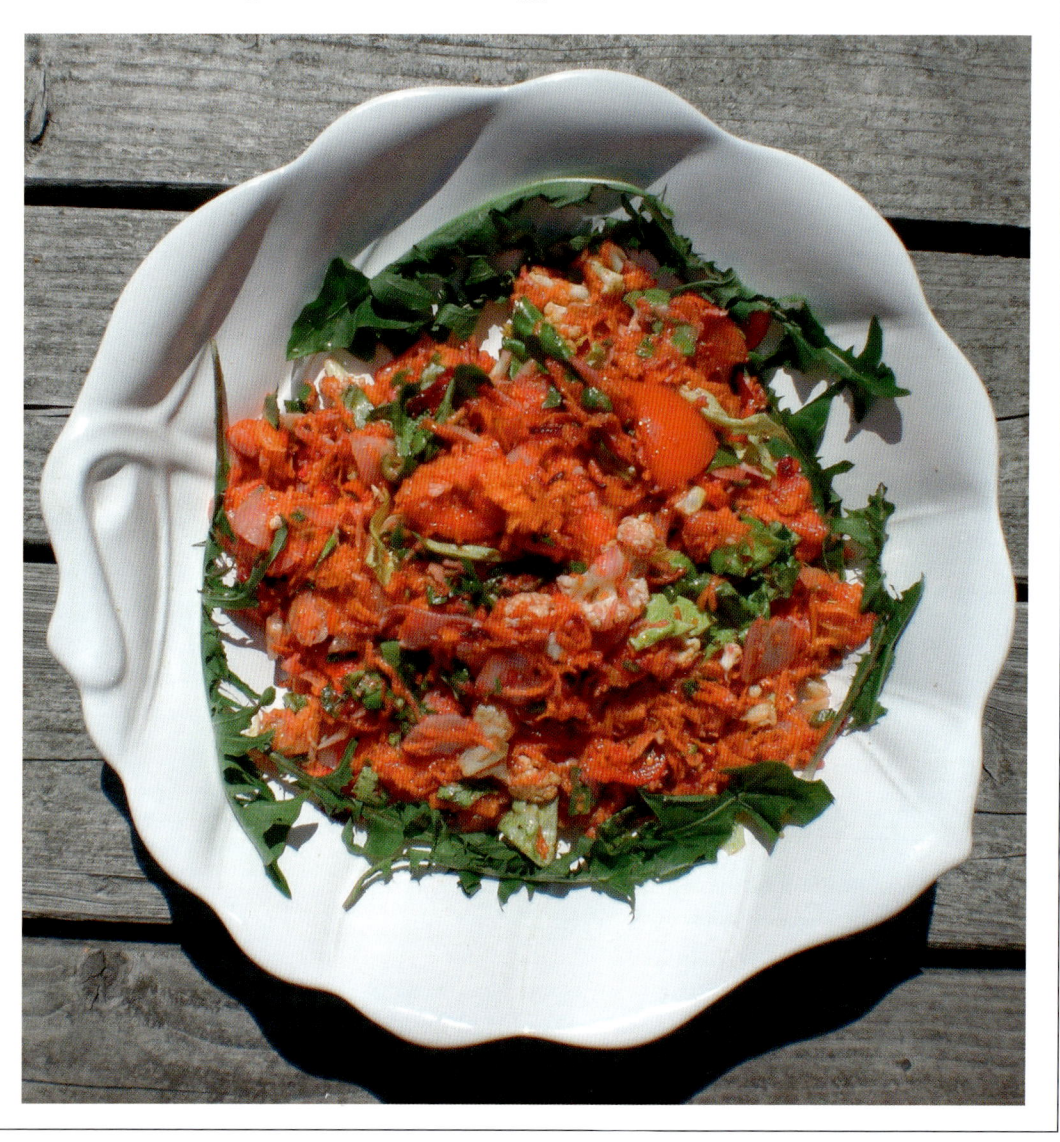

6. Indisches Gemüsereis-Risotto mit Frischkäse

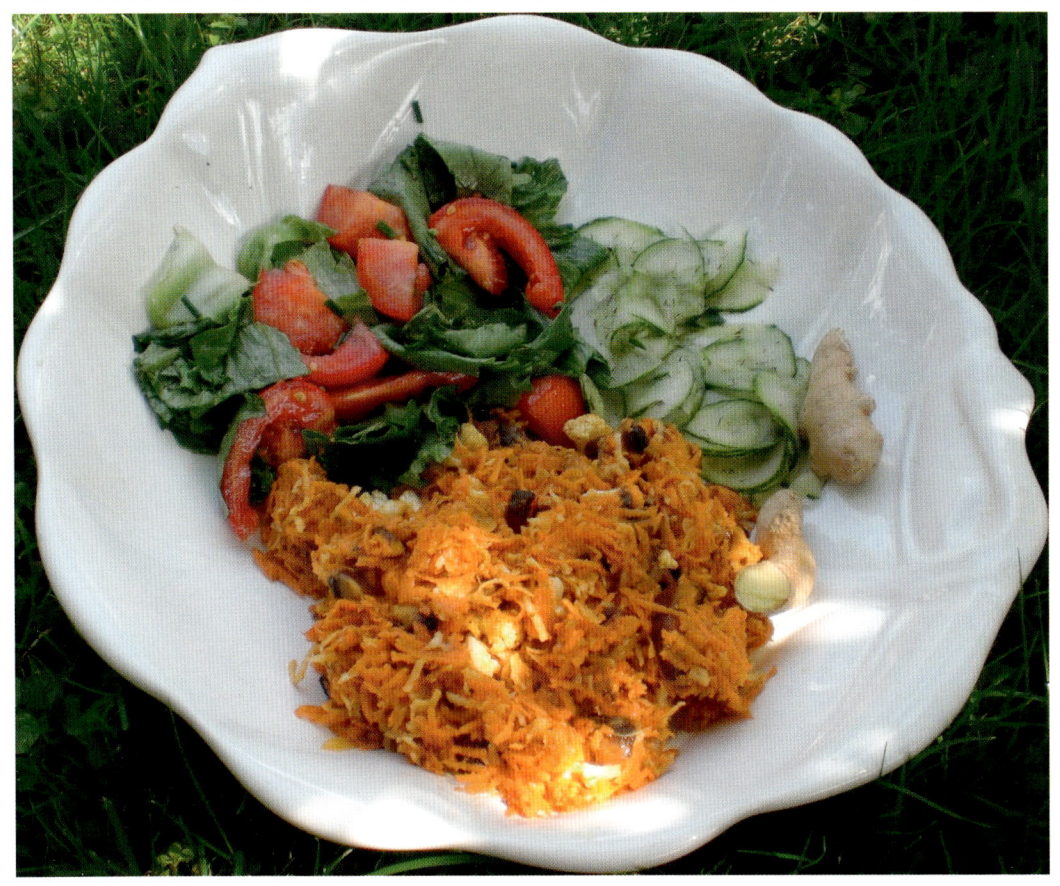

Zutaten:

½ Sellerieknolle
5-6 Karotten
5-6 Champignons
1 Avocado
1 Frühlingszwiebel
Ingwerwurzel
frisches Basilikum
Blumenkohl
1 Zitrone
kaltgepresstes Olivenöl

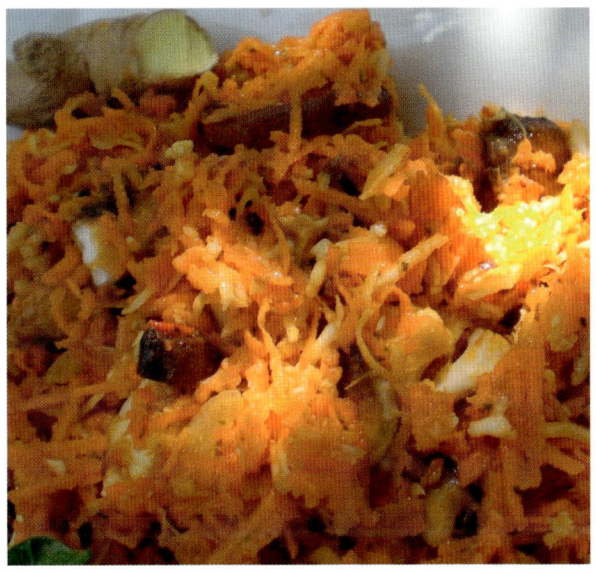

Zutaten für Tomaten-Kopfsalat:

3 Tomaten
Schnittlauch
kaltgepresstes Olivenöl
1 Kopfsalat
½ Zitrone

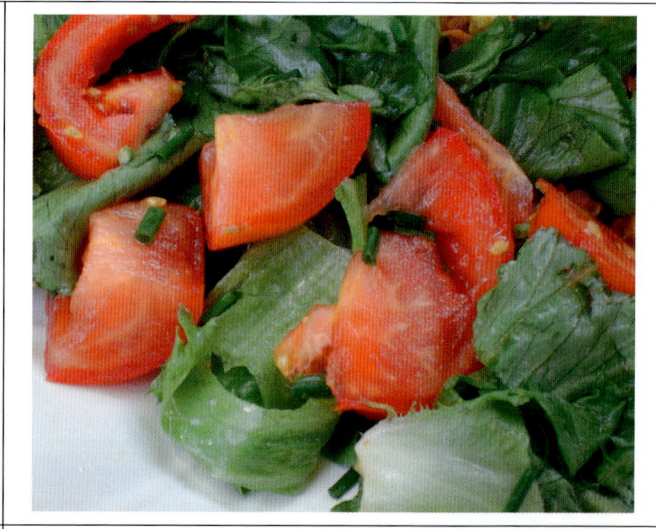

Zutaten für Gurkensalat:

1 Gurke
kaltgepresstes Olivenöl
frischer Majoran
½ Zitrone

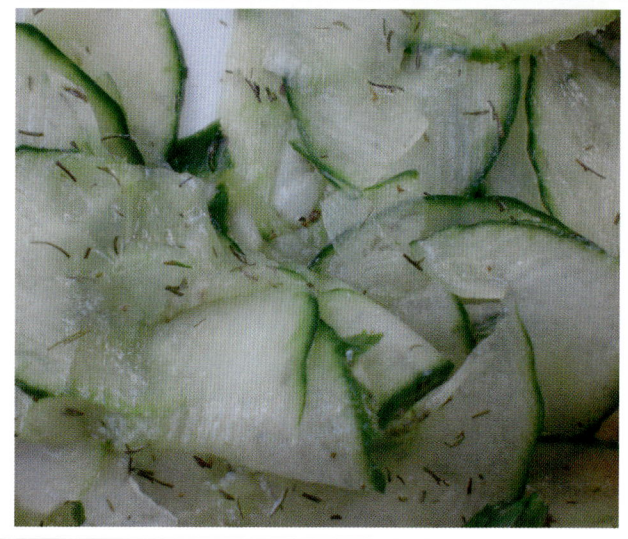

Zubereitung:

    Wir lassen Sellerieknolle (unser „Sonnenkost-Reis") und Karotten durch die Jupiter-Küchenhilfe (siehe Seite 246) und fertig sind unsere „Reis- und Gemüseflocken". Blumenkohl (feine Stückchen), Frühlingszwiebelringe und fein geraspelte Champignons (wie Sellerie und Karotte) gut miteinander mischen, während wir Öl und Zitrone dazugeben.
    Anschließend schneiden wir eine weiche Avocado in kleine Würfel und heben diese unter unser Risotto. Durch das Öl bleiben die Avocadostückchen größtenteils erhalten und zergehen wie Frischkäsestückchen auf der Zunge. Durch die Zitrone werden die Avocadostückchen noch cremiger und würziger. Darunter geben wir fein gehackten Ingwer, der dem Risotto die indische Note verleiht. Dazu reichen wir selbst gemachten Tomaten-Kopfsalat und italienischen Gurkensalat. Der Gurkensalat kann anstelle von Majoran auch mit Knoblauch verfeinert werden, um dem Salat eine gewisse Zaziki-Note zu verleihen.

7. Burgherrinnensalat

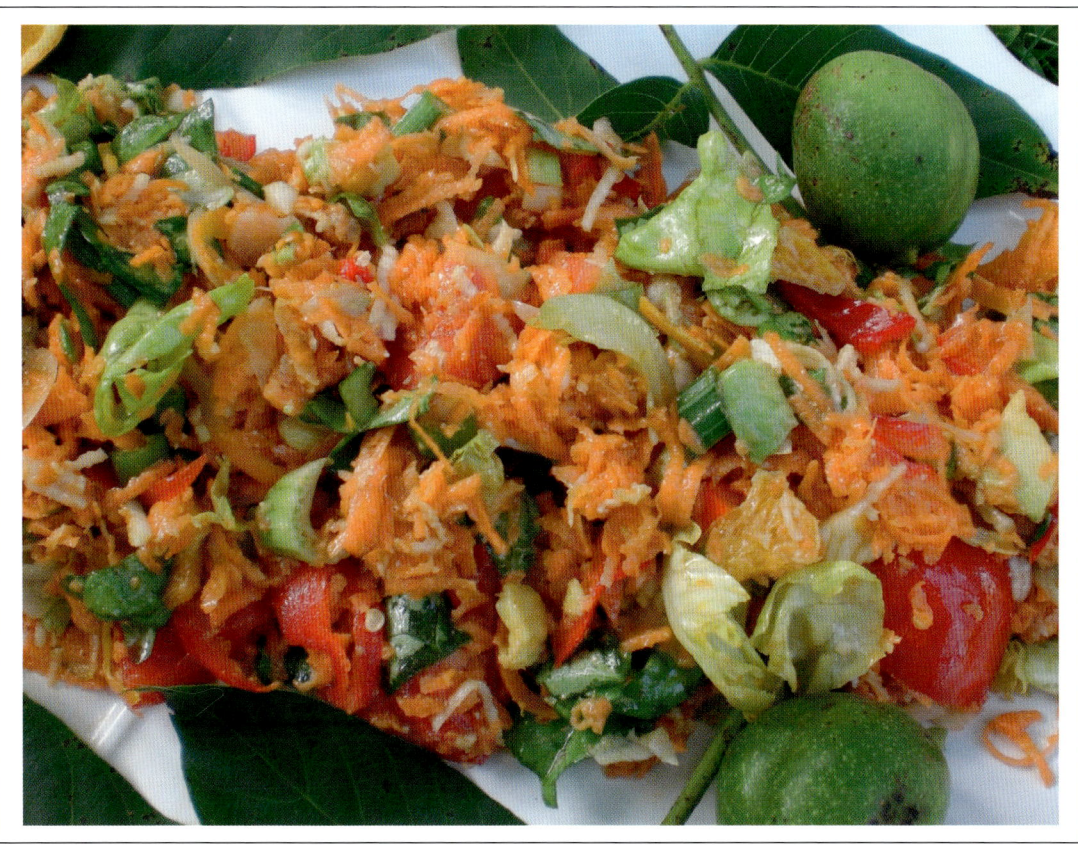

Zutaten:

6-7 Walnüsse

1 gelbe Paprika
1 Eichblattsalat
1 Avocado
1 rote Paprika

1 Fenchel
Olivenöl
3 Tomaten
1 Staudensellerie

2 Mandarinen
5-6 Karotten
1 kleine Stange Lauch

Zubereitung:

Diesen üppigen, eiweißreichen Salat hätte sicher auch so mancher Burgherrin gemundet. Doch damals im Mittelalter hätte der Salat nicht aus unseren heutigen so vielfältigen Zutaten bestanden, da die Handelswege noch rar waren. Nahrungsmittel aus dem Süden waren nicht bis kaum verfügbar.

Die Walnüsse werden zu einem Nussmus pulverisiert. Die Avocado wird in Würfel geschnitten und zusammen mit Mandarinenscheibchen unter den Salat gehoben.

Wir schneiden gelbe und rote Paprika und Tomaten in Ringe und halbieren diese. Fenchel-, Staudensellerie- und Lauchringe machen das vornehme Mahl pikant. Die Karottenraspeln sind für das Sättigungsgefühl verantwortlich. Mit dem königlichen Eich(en)blatt-Salat dekorieren Sie das Festmahl.

8. Avocado mexikanisch

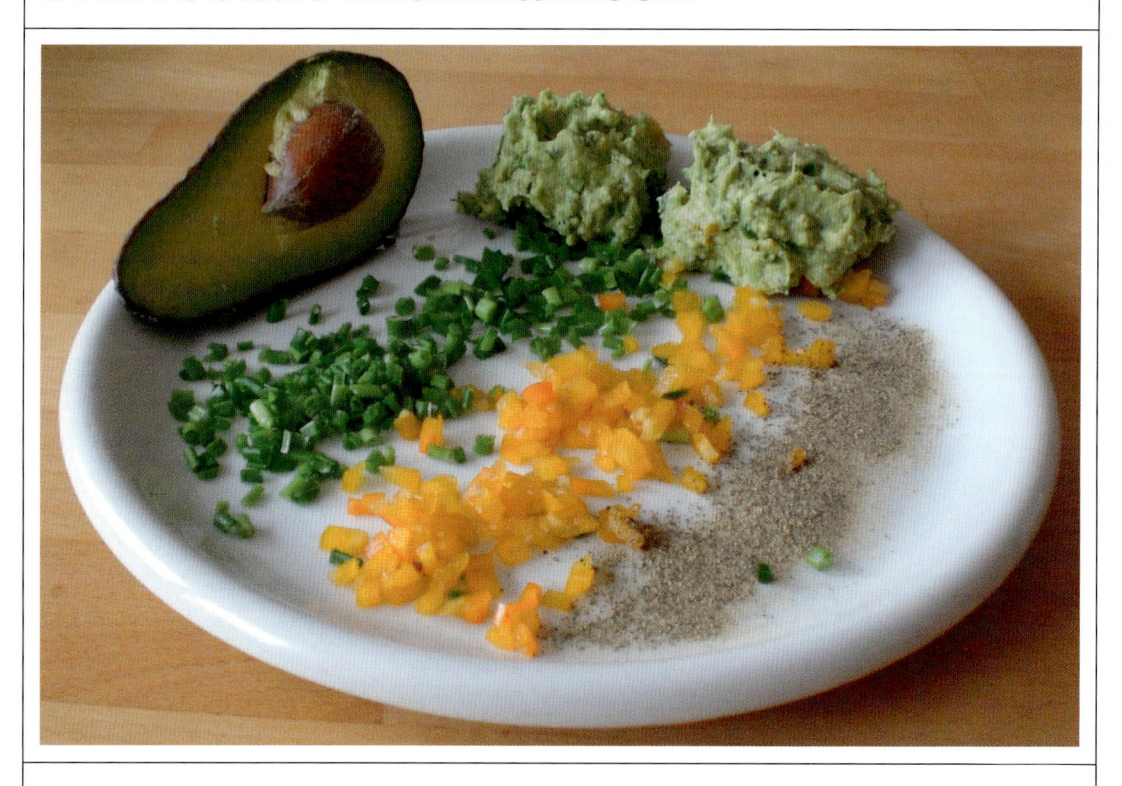

Zutaten:

1 rote Paprika
Frühlingszwiebeln
1 Zitrone
1 Avocado
Karotten
Pastinaken
Wurzelpetersilien
Tomaten
Gurken
Endivie oder
grüner Salat
Staudensellerie

Zubereitung:

Wir vierteln die Paprika und schneiden die Paprikaviertel in winzige feine Würfel. Dadurch entfaltet die Paprika ihr ganzes Aroma.

Eine Frühlingszwiebel schneiden wir in feine Ringe und pressen eine Zitrone aus. Jetzt nehmen wir mit einem Löffel das Mark aus der halbierten Avocado heraus und zerdrücken es in einer Schüssel, bis eine homogene Masse entsteht. Darunter rühren wir nach Geschmack den Zitronensaft, die Paprikawürfelchen und die Frühlingszwiebelringe. Schmeckt so richtig kräftig mexikanisch. In diesen herrlichen, feurigen Dip tauchen wir nun unsere Gemüseleckereien nacheinander ein und lassen es uns herzhaft munden.

9. Avocado italienisch

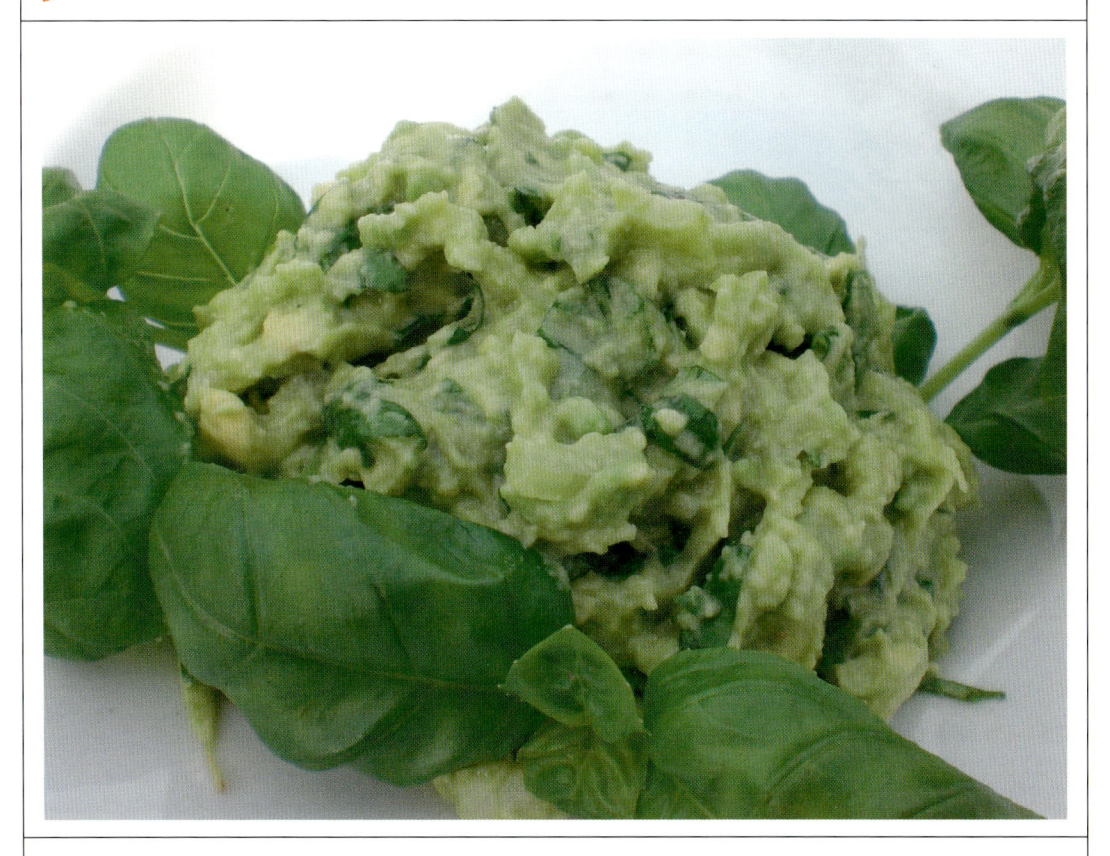

Zutaten:

Siehe Avocado mexikanisch, nur anstelle von Paprika und Frühlingszwiebeln frisches Basilikum

Zubereitung:

Wie Avocado mexikanisch, nur dass anstelle von Paprika und Schalotten Basilikum fein gehackt unter die Avocado gerührt wird.

10. Avocado fränkisch

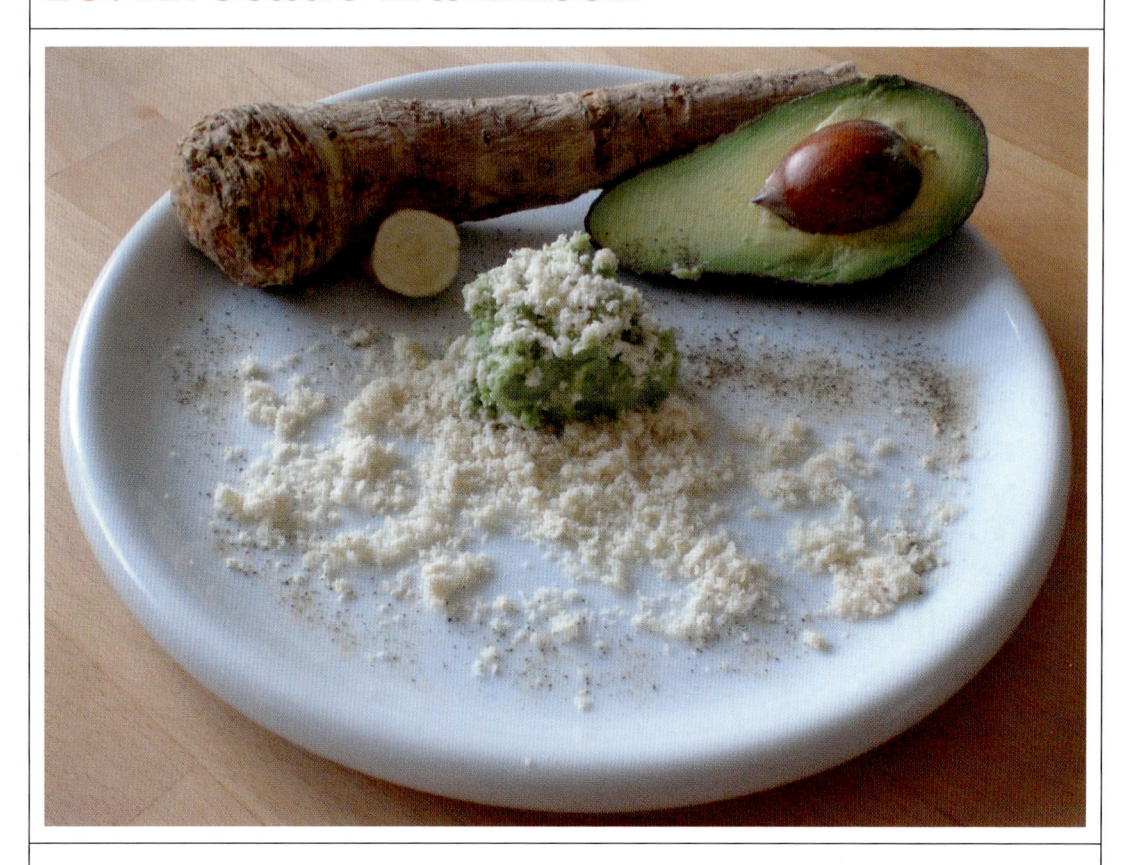

Zutaten:
Siehe Avocado italienisch, anstelle des Basilikums eine Wurzel Meerrettich

Zubereitung:
    Die Meerrettichwurzel wird mit einer Zitronenreibe zu feinem Mus gerieben und mit Avocado-Creme verrührt. Fertig ist der fränkische Avocado-Dip.

11. Tarzan Mac

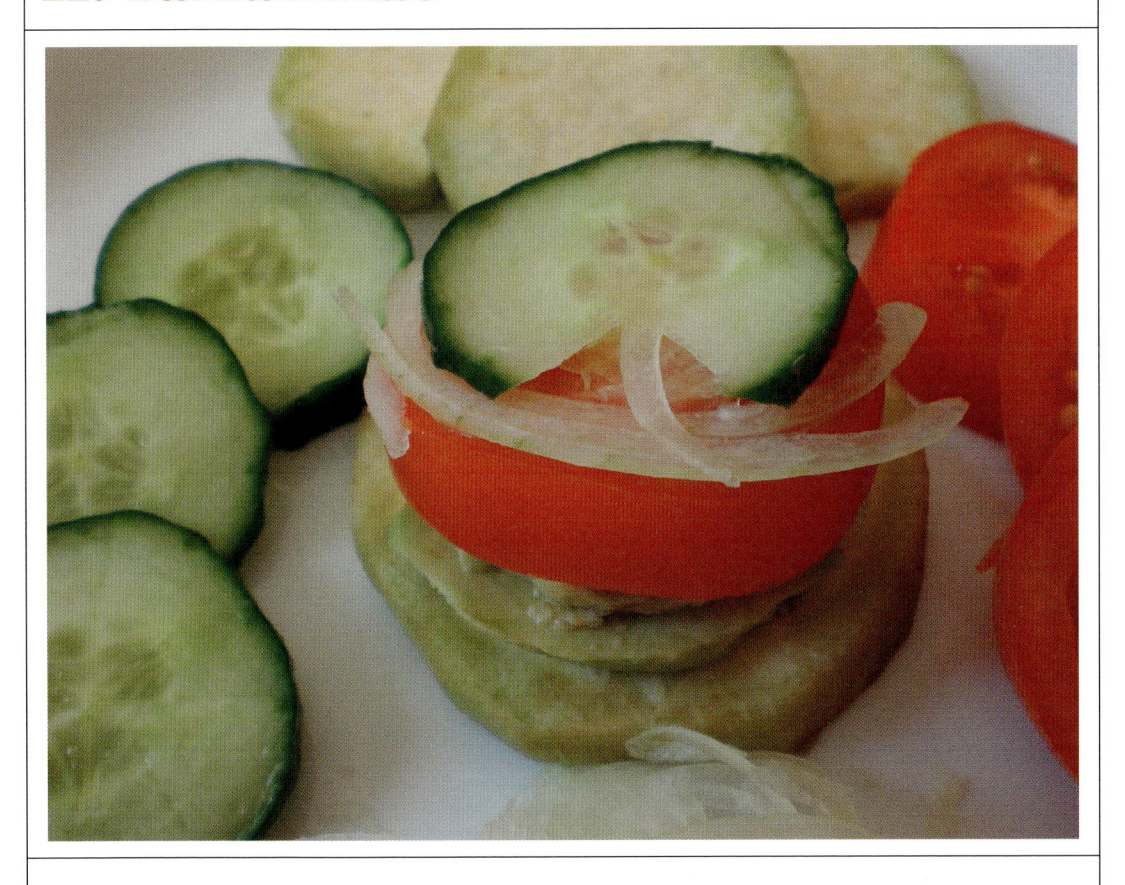

Zutaten:

1 Avocado
1 Aubergine
Brennessel
1 Paprika
2 Tomaten
1 Gurke
1 Fenchel oder Staudensellerie

Zubereitung:

Sie schneiden die Auberginen in Ringe und entfernen die Schale. (Fertig sind die „Weißbrothälften"). Die Avocado wird halbiert und mit etwa ¼ Eßlöffel Avocado als Mayonaisenersatz auf die Aubergine gestrichen. Auf den „Avocado-Mac" legen wir Brennessel, Paprikastückchen, einen Tomatenring und eine Gurkenscheibe. Die zweite Hälfte Aubergine pressen wir als Deckel oben drauf und beißen in unseren „Tarzan Mac" hinein. Dazu ein Bissen vom Fenchel oder vom Staudensellerie rundet das Ganze geschmacklich ab.

12. Delias Toast

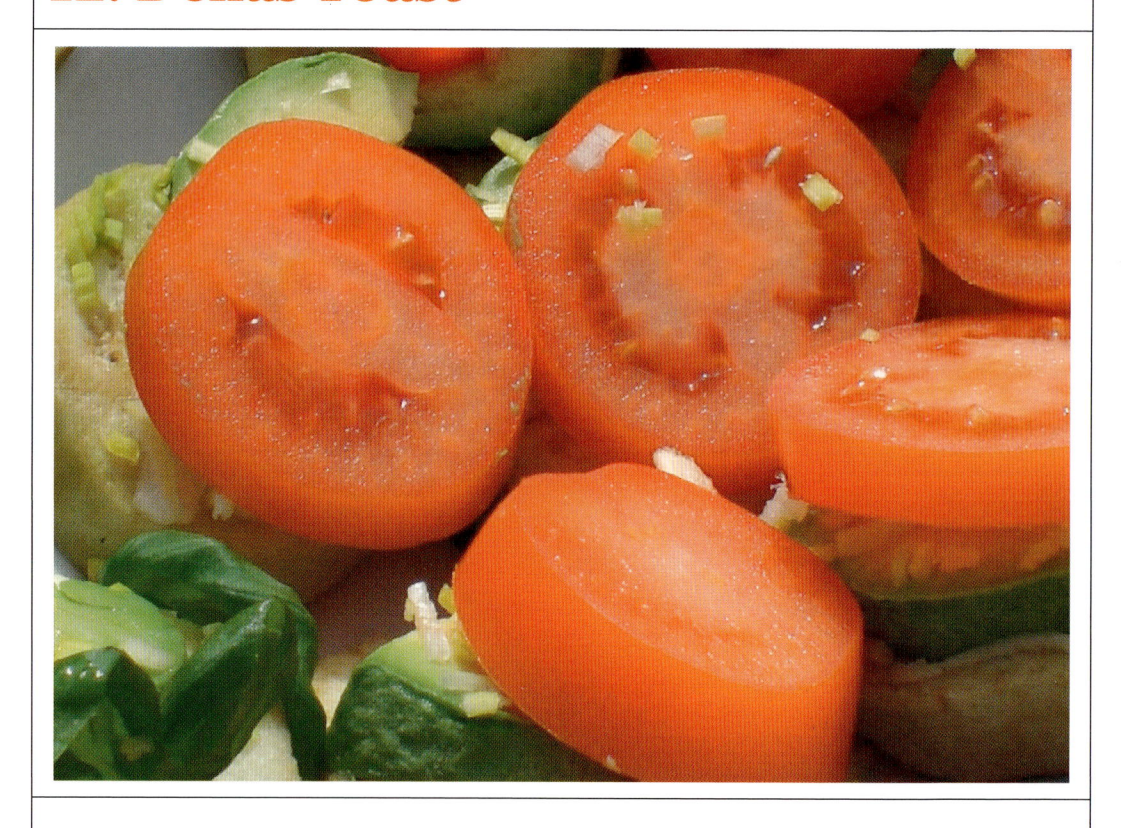

Zutaten:
Siehe Rezept Nr. 11.

Zubereitung:
    Wie unter Rezept Nr. 11 beschrieben, Aubergine in Scheiben schneiden, Avocado, etwas Schnittlauch darüber und eine herzhafte Scheibe Tomate auflegen. Den „Toastdeckel" (obere Auberginenhälfte) weglassen. Guten Appetit.

13. Kelten Mac

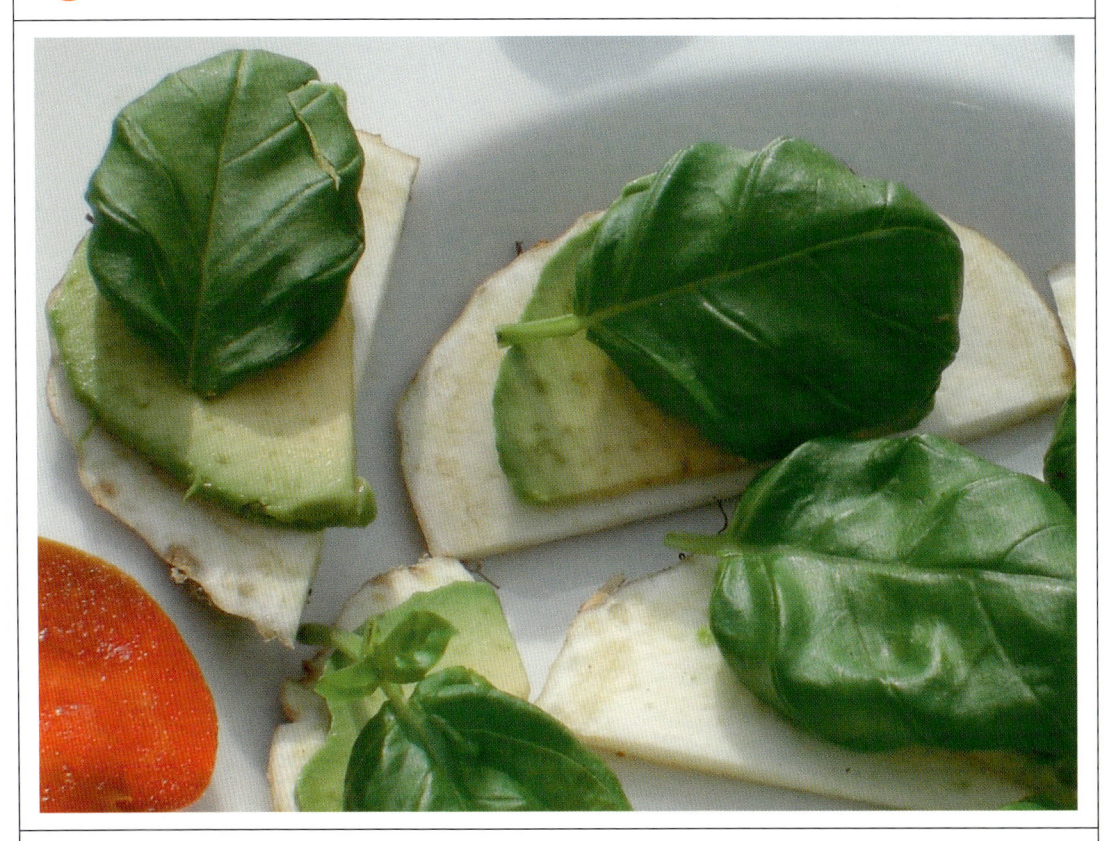

Zutaten:

Zutaten wie unter Rezept Nr. 11 beschrieben, nur anstelle von Aubergine Knollensellerie verwenden.

Zubereitung:

Eine Mahlzeit für die ke(ä)lt(er)en Tage. Knollensellerie wie zuvor die Aubergine in Scheiben schneiden (nicht zu dick) und halbieren - unsere „altbackene" Schwarzbrot-Attrappe. Wie im vorigen Rezept legen Sie auch wieder Avocado und Brennessel oder Knoblauchraute oben zum Abschluss auf. Dazu beißen Sie von der roten Paprika, vom Fenchel oder Staudensellerie ab. Sie können auch Tomaten oder Gurken dazu servieren.

14. Indianer Toast

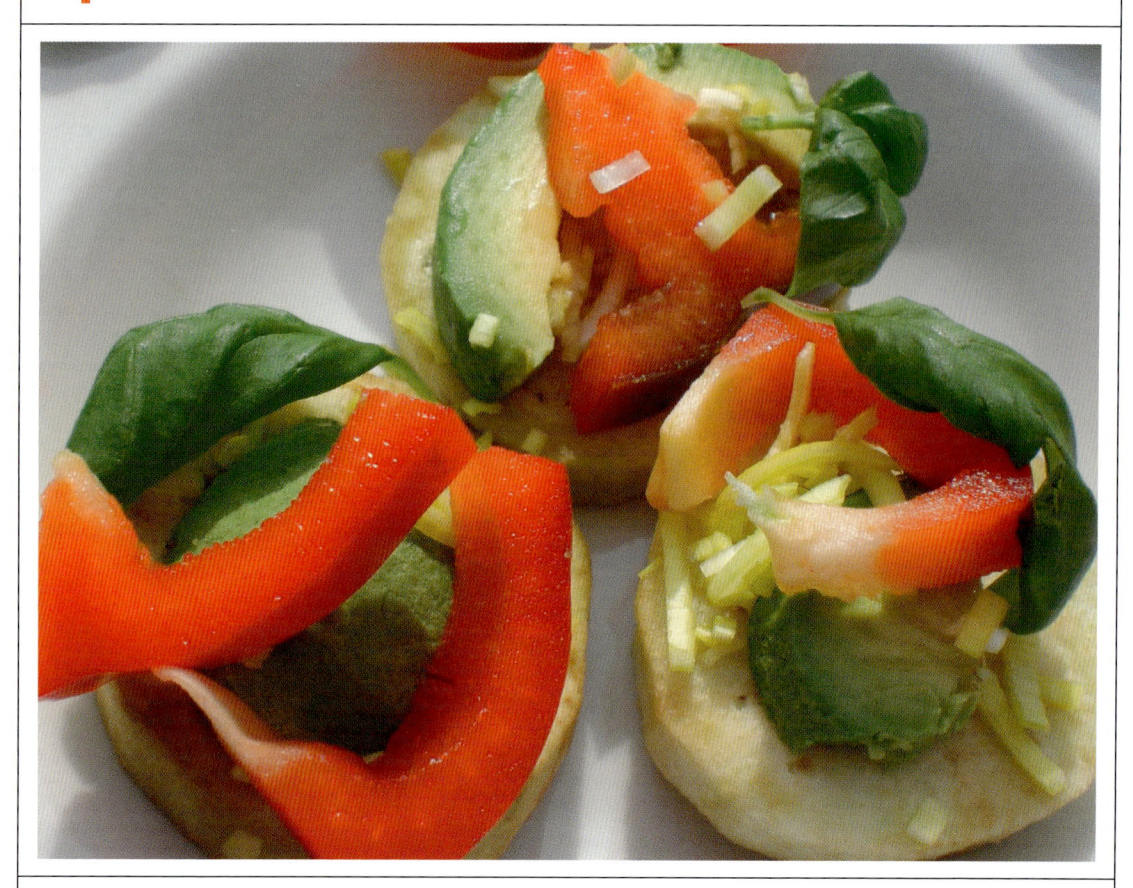

Zutaten:

1 Aubergine
1 Avocado
1 Paprika rot
Wildkräuter oder Basilikum

Zubereitung:

　　In alter Manier (siehe Rezept Nr. 11) Aubergine in Scheiben schneiden, Avocados und Paprika-Ringe auflegen. Wildkräuter oder Basilikum als Deckel nehmen..

15. Griechischer Toast

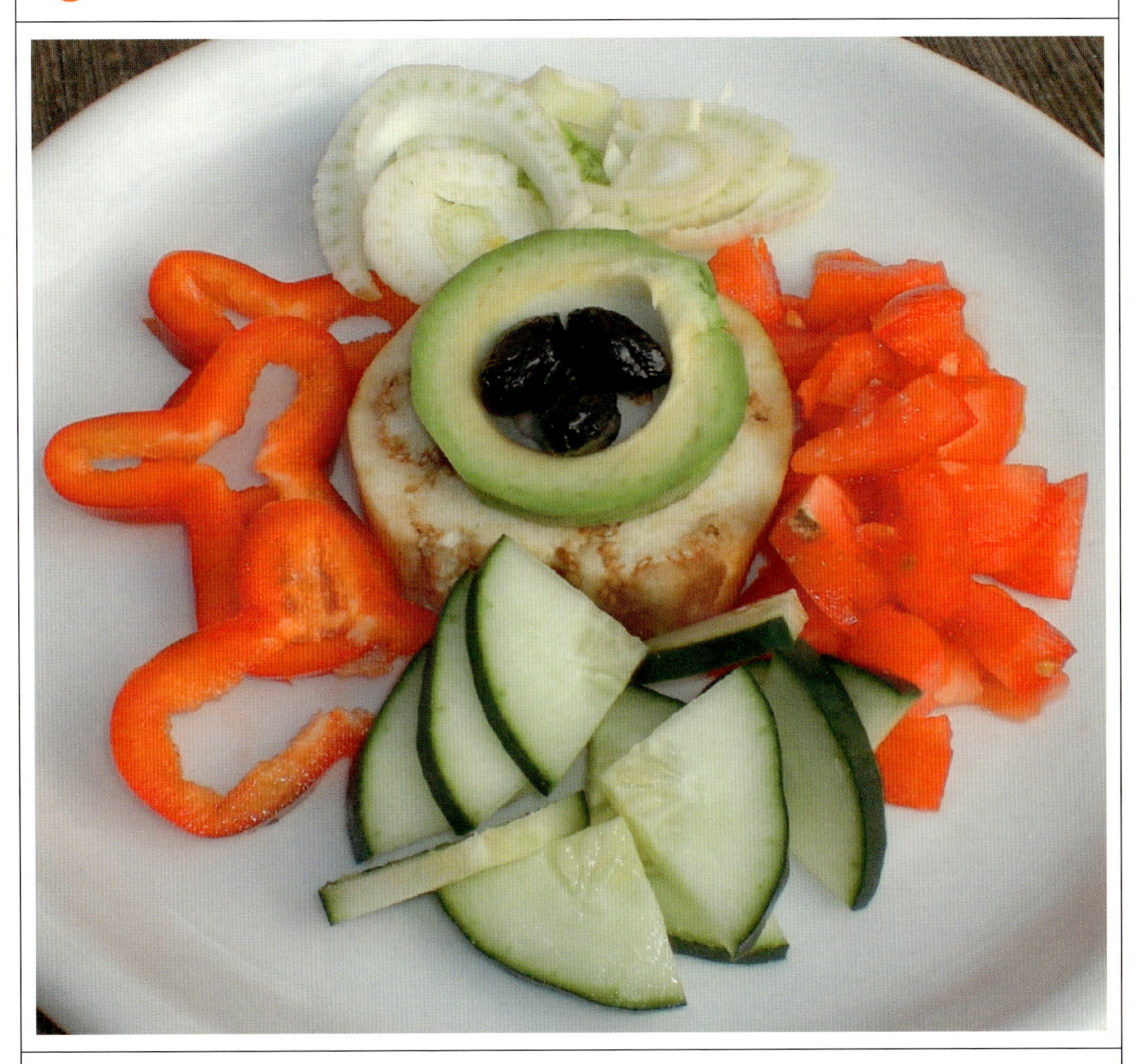

Zutaten:

1 Aubergine
1 Avocado
1 Fenchel
halbgetrocknete Oliven
1 Paprika rot
2 Tomaten
1 Bauerngurke

Zubereitung:

   Aubergine in Ringe schneiden und Hass-Avocadoscheiben auflegen. Sie beißen davon ab und essen herzhafte griechische rote Paprika, rote Tomaten, griechische Bauerngurken, Fenchel und am Schluss eine halbgetrocknete Olive dazu.

16. Wurzel con Carne

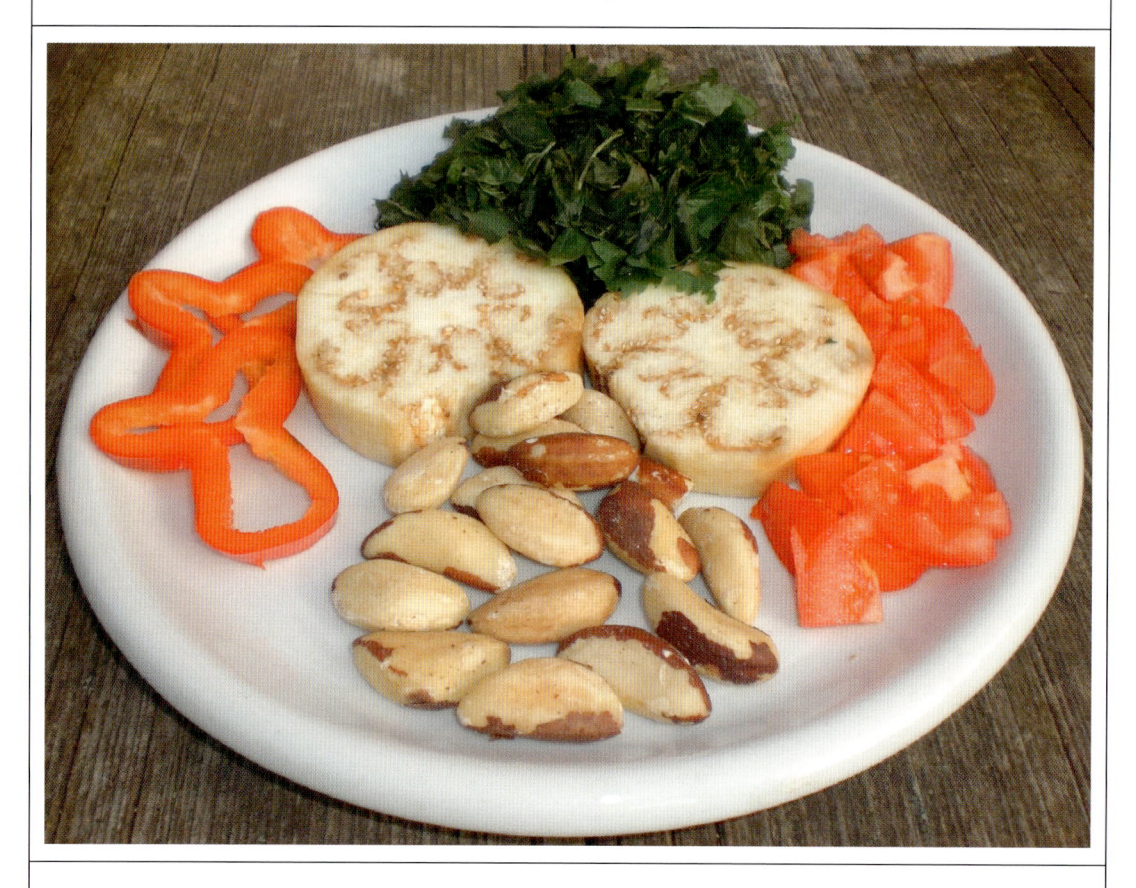

Zutaten:

2 Handvoll Paranüsse

1 Aubergine oder Knollensellerie
1 Paprika rot

2 Tomaten
2 Handvoll geriebene Brennessel

Zubereitung:

    Aubergine in Ringe schneiden, dazu Paranüsse. Die Nuss muss langsam im Mund eingespeichelt werden. Anschließend nehmen Sie einen Bissen von der Aubergine und verzehren etwas Brennessel dazu. Alles im Mund gut durchmischen und nun runden Sie das Ganze mit einem Bissen von der roten Paprika und einem Stückchen Tomate ab. Eine optimale Mahlzeit für die kälteren Tage. Anstelle der Aubergine (Weißbrot-Attrappe) können Sie Knollensellerieschreiben (Schwarz-Brot-Attrappe) verwenden.

17. Türkischer Blaukrautsalat

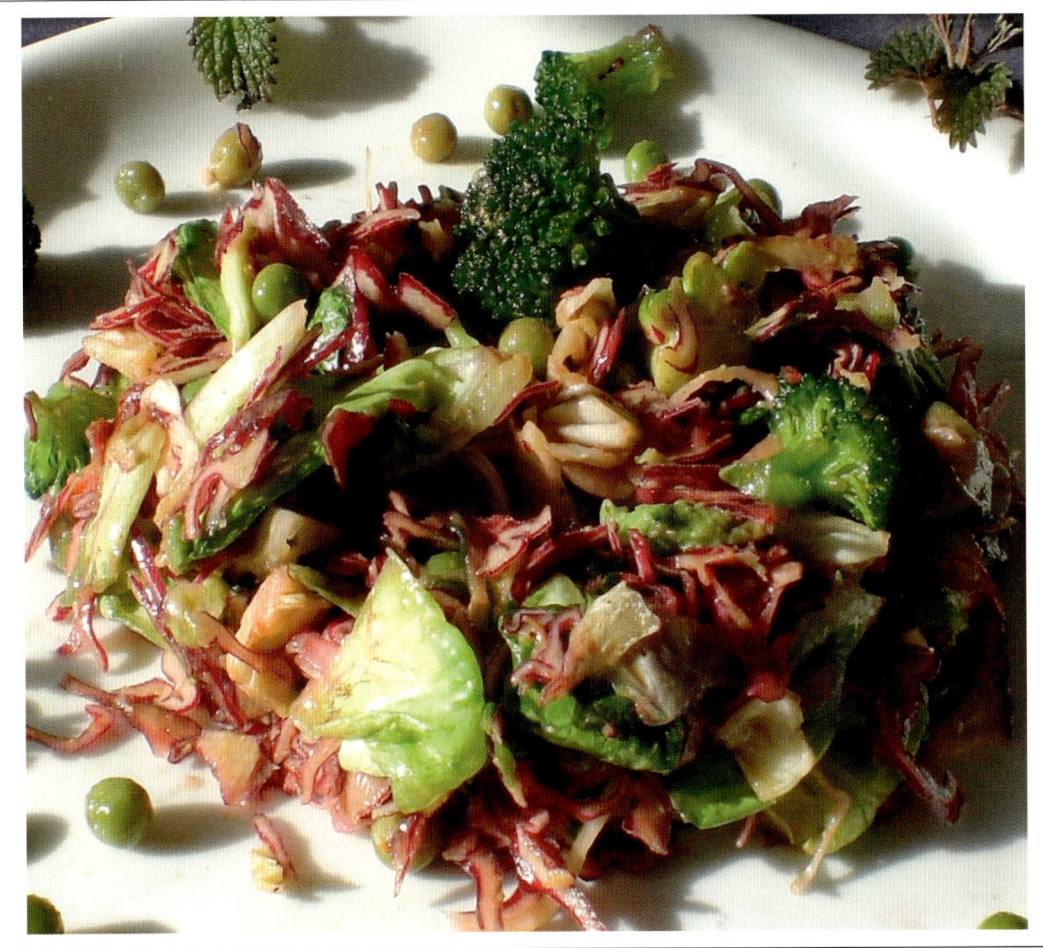

Zutaten:	Endivien oder Zuckerhut	Kümmel
	Frische Erbsen	Sonnenblumenöl
1 Kopf Blaukraut	Avocado	Kräuter
1 Gurke	Zwiebel	1 Zitrone

Zubereitung:

   Krautskopf vom harten Strunk entfernen und in Achtel oder etwas schmälere Stücke schneiden, damit die Stücke durch die Jupiter Gemüseraffel (siehe Seite 246) passen.

   Den Gurkenhobeleinsatz verwenden und Kraut und Gurke durchlassen. Noch feiner schmeckt es, wenn Sie das Kraut, die Zwiebel und die Gurke mit dem Turboschäler (siehe Seite 246) raspeln (Zeit- und Arbeitsaufwand sind jedoch größer). Dann geben Sie ausreichend Sonnenblumenöl, etwas Kümmel, Kräuter, die zerdrückte Avocado und etwas Zitrone darunter. Einige Minuten bis zum Servieren ziehen lassen. Dazu passen Tomaten- und Paprikastücke sehr gut. Je eine Paranuss mit einem Stück Sellerieknolle (vorher im Mund gekaut) zu jeder Salatgabel gegessen, ist die Krönung der Genüsse.

18. Griechischer Krautsalat

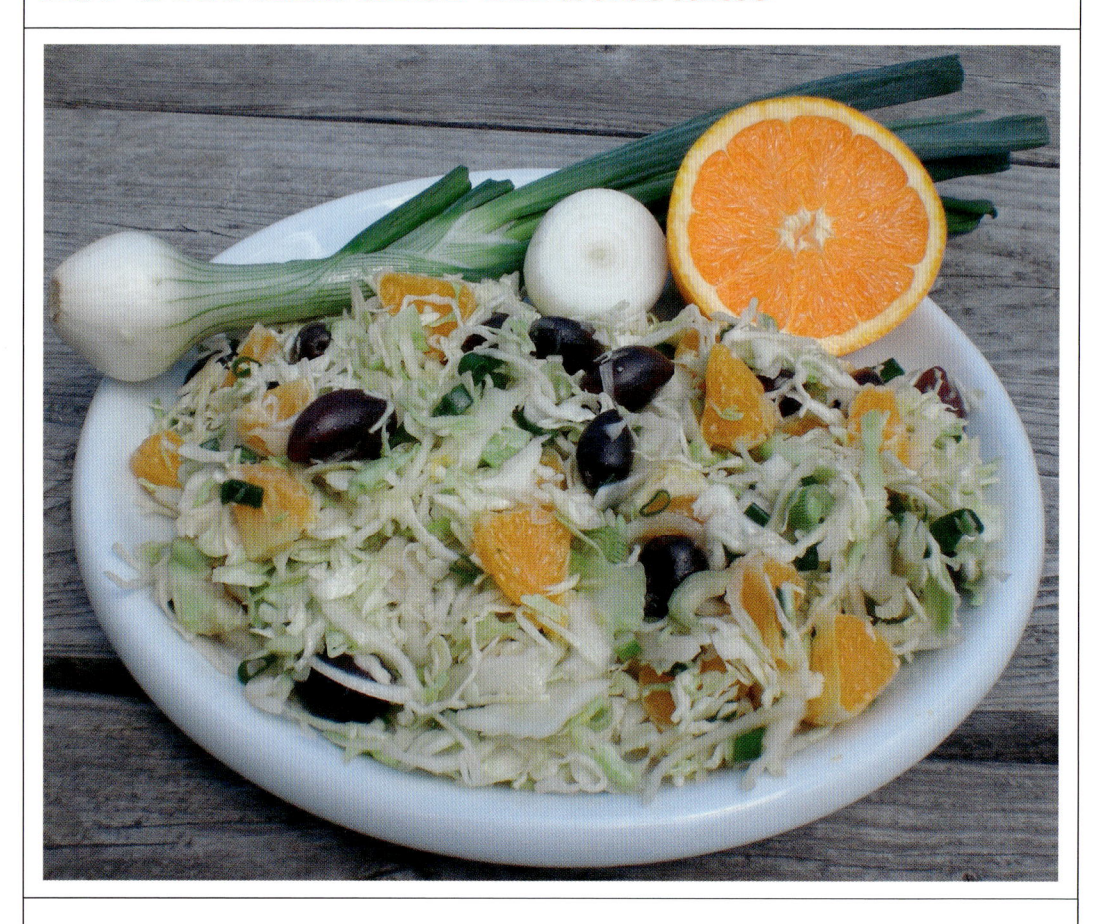

Zutaten:

1 Kopf Weißkohl
2 große Orangen

1 Zitrone
Lauch

Olivenöl
Oliven

Zubereitung:

Weißkohl (wie in Rezept 17 beschrieben) hobeln. Die Orangen in kleine Stücke schneiden. Lauch, Schnittlauch oder Knoblauch ganz fein hacken und untermischen. Mit Zitrone und Olivenöl abschmecken. Oliven beigeben und den Salat einige Zeit durchziehen lassen. Guten Appetit

19. Reistopf

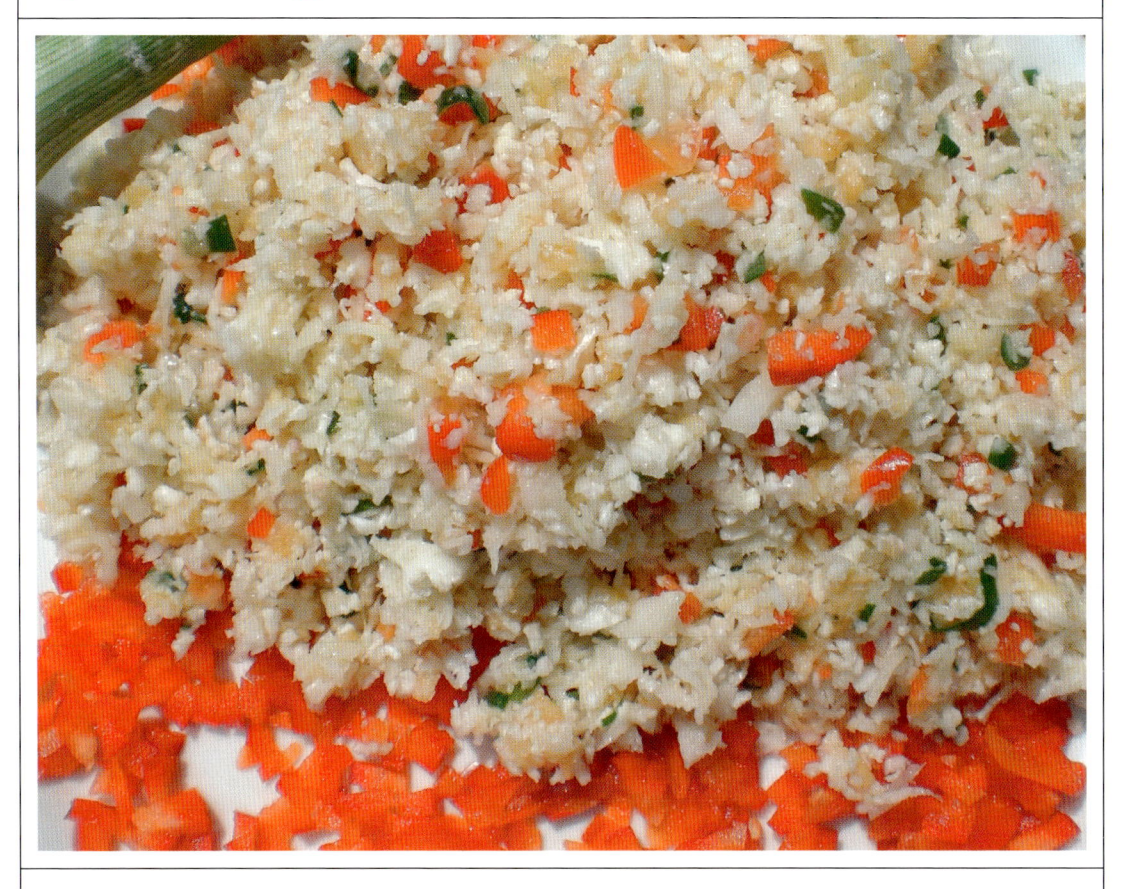

Zutaten:

1 Blumenkohl
1 Sellerieknolle
Lauch
2 rote Paprika gewürfelt
2 Boskop-Äpfel
Zitrone
Olivenöl

Zubereitung:

Blumenkohl und Sellerie fein raffeln. Lauch in feine Ringe schneiden und das Apfelmus (Boskop-Äpfel schälen und mit feiner Gemüsereibe zu Mus verarbeiten) unterrühren. Feine Paprikawürfel geben dem Reistopf die besondere Note. Mit Zitrone und Olivenöl verfeinern und einige Minuten ziehen lassen.

20. Saft-Rezepte zur Remineralisierung

1. Brennessel-Karottensaft
2. Löwenzahn-Karottensaft
3. Löwenzahn-Brennessel-Karottensaft
4. Brennessel-Karotten-Apfelsaft
5. Löwenzahn-Karotten-Birnensaft

Zubereitung:

Zur schonenden Säftezubereitung verwenden Sie ein hochwertiges Gerät, wie den Champion-, Greenstar- oder Solostar-Entsafter (Seite 246). Die beiden letzteren gehören zur neuen Generation der Entsafter: Greenstar: Zwei Pressschnecken aus Metall Solostar: Ein Presskolben.

Der Champion-Entsafter ist für Gräser und Grünzeug nicht geeignet. Jedoch hat der Champion den Vorteil, dass er bei Obst und Gemüse schneller entsaftet und ergiebiger ist. Dabei gehen natürlich auch etwas mehr Vitamine und Enzyme verloren und der Saft wird etwas erwärmt. Wer aus Spaß am Safttrinken für die ganze Familie viele

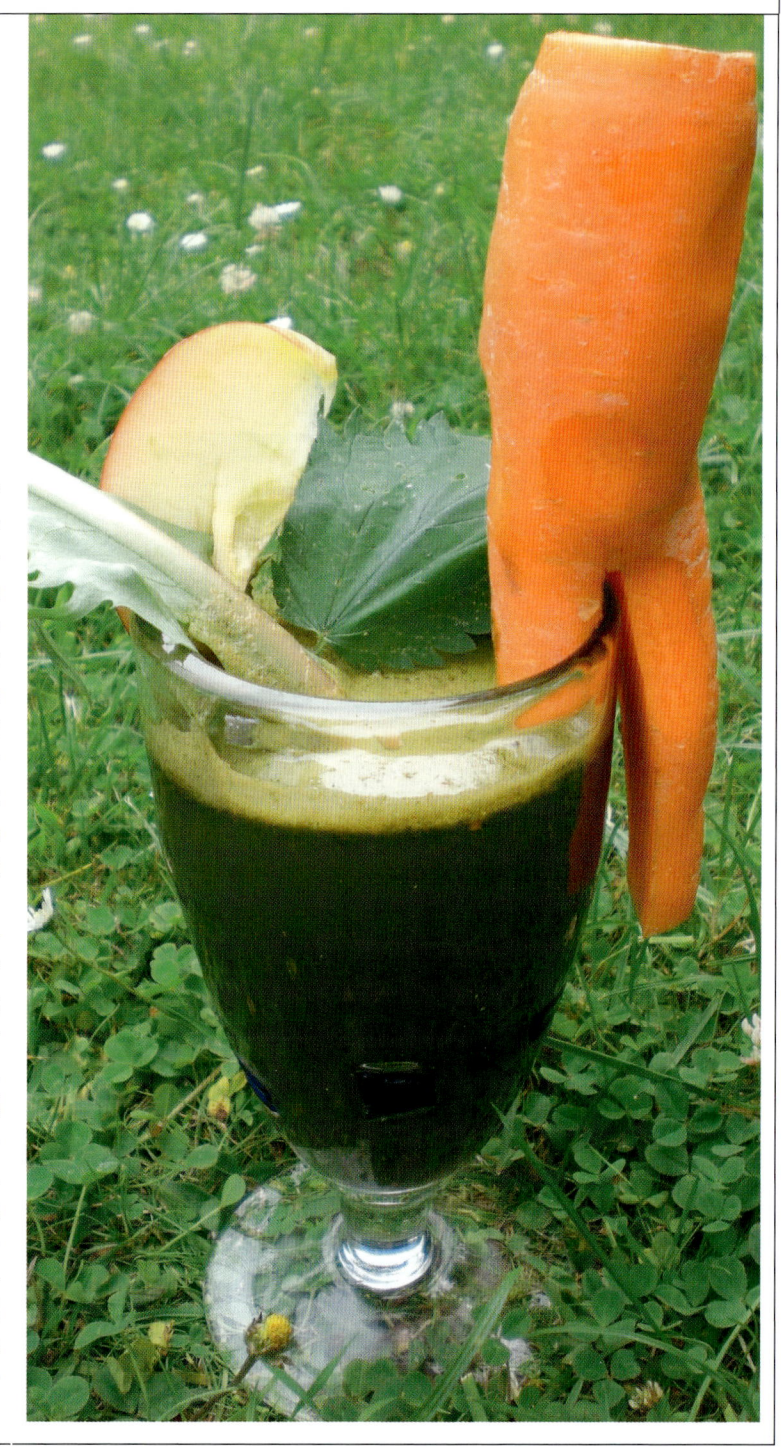

Säfte pressen möchte, dem empfehle ich den Champion. Wer die Säfte als primäre Nahrungsmittel einsetzt, weil er viele Reinigungs- und Fastenkuren im Jahr durchführt oder mit dem Kauen Schwierigkeiten hat, dem empfehle ich die neue Generation der Entsafter.

Maria Kageaki, eine Ernährungsberaterin in der Nähe vom Chiemsee (m.kageaki@gaia.de) hatte einen großen Zahn-Remineralisierungserfolg bei einem ihrer Kinder mit frisch gepressten Säften. Mit Hilfe von täglichen Löwenzahn-Karottensäften hatte sie einen Schneidezahn ihrer Tochter Apollonia, der sich ultraweiß verfärbte und zu zerbröseln drohte, nach sechs Wochen wieder remineralisiert, der Milchzahn bekam wieder seine normale weiße Zahnschmelzfarbe.

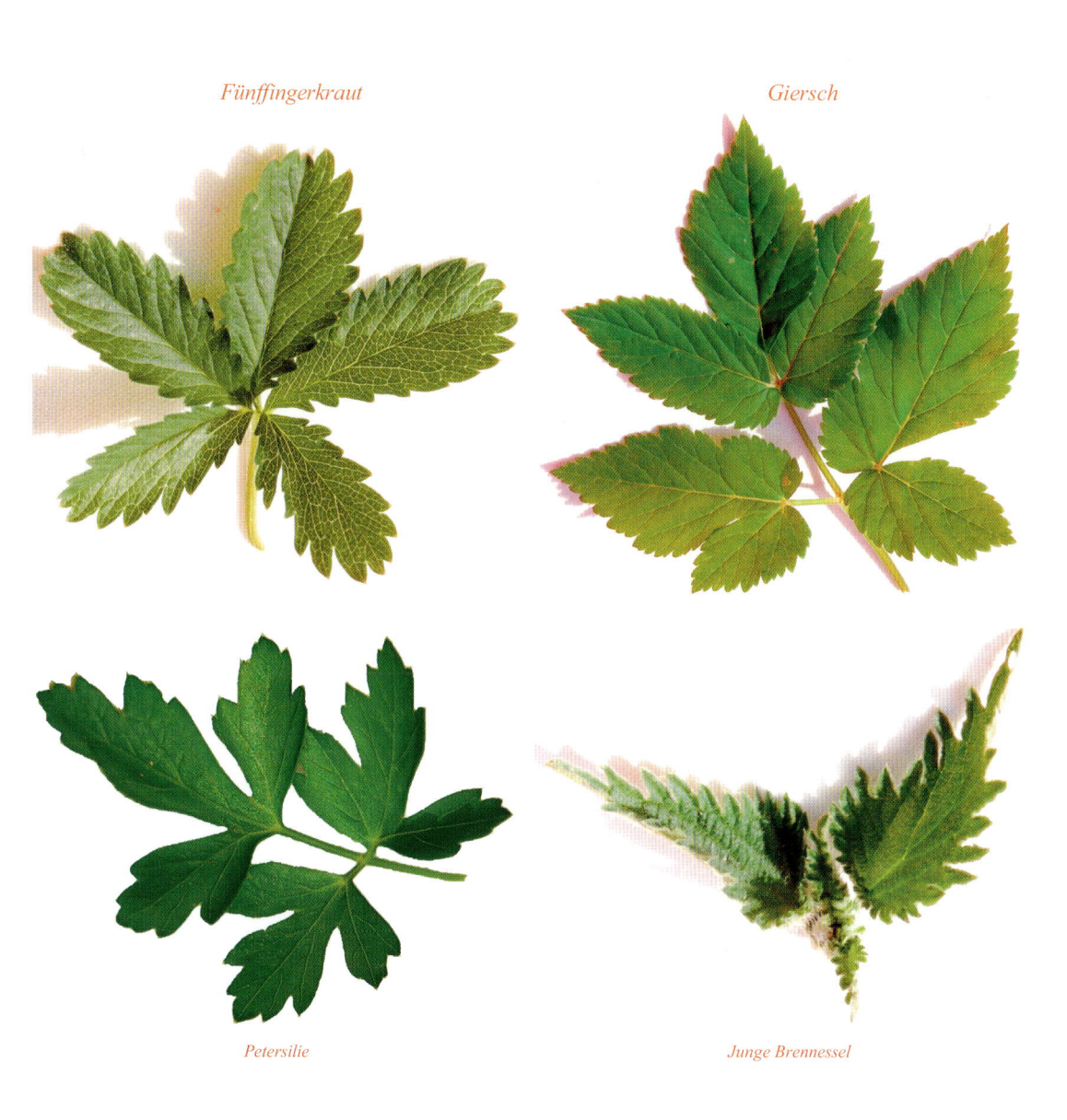

Fünffingerkraut

Giersch

Petersilie

Junge Brennessel

21. Oliven- und Nussöle

Zutaten:	frische Oliven	Chashewnüsse	Macadamianüsse
	Mandeln	Paranüsse	Zedernnüsse
halbgetrocknete	Haselnüsse	Pecanüsse	Pinienkerne
Oliven	Walnüsse	Kokosnüsse	Pistazien

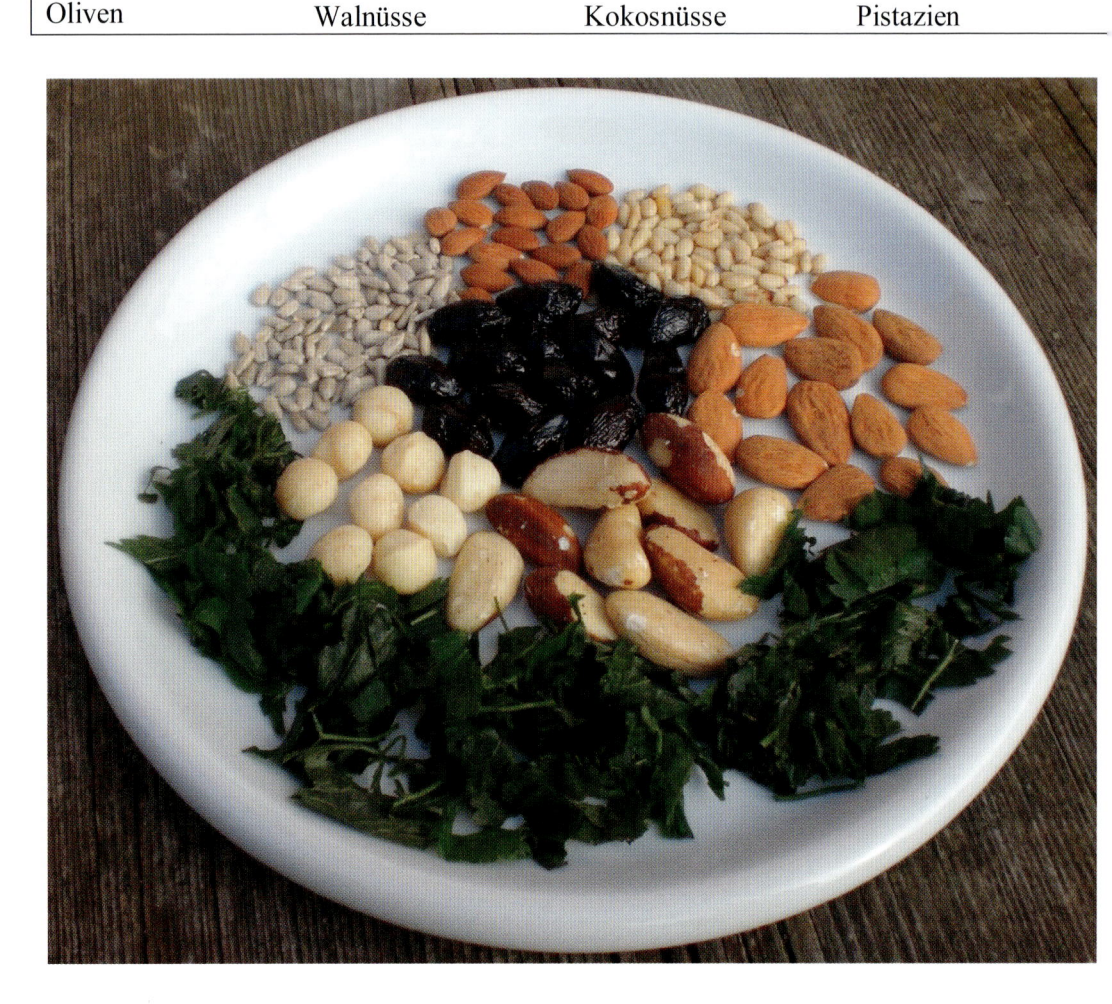

Zubereitung:

Das hochwertigste Öl erhalten Sie, indem Sie Oliven bei 38 °C in Ihrem Mund zermahlen und dazu Gemüse, Salate und Wildkräuter verzehren. Nüsse mit Wildkräutern oder Gemüse sind wesentlich leichter zu verdauen als Nüsse pur. Denn es fehlen ihnen die Faserstoffe zum reibungslosen Transport durch die Darmpassagen. An Nüssen pur überisst man sich leicht und sie liegen schwer im Magen, da zuviel konzentriertes Fett auf einen Quadratzentimeter pro Verdauungsfläche (Magen/Darm) kommt. Wildkräuter, Gemüse und Gemüsefrüchte verdünnen die Fettkonzentration.

Auf keinen Fall Früchte mit Nüssen verzehren. Denn beide haben zu wenige Faserstoffe und der Zucker der Früchte gelangt nicht sofort ins Blut und fängt in Verbindung mit Fett und Eiweiß zu gären an. Der Darm eines Rohköstlers, der Früchte mit Nüssen verzehrt, ähnelt dem Darm eines Kochköstlers: Fäulnis und Darmträgheit sind nicht selten der Fall. Sie machen sich selbst das größte Geschenk, wenn Sie Früchte mit Grünpflanzen kombinieren und Nüsse zu Gemüse und Grünpflanzen verzehren.

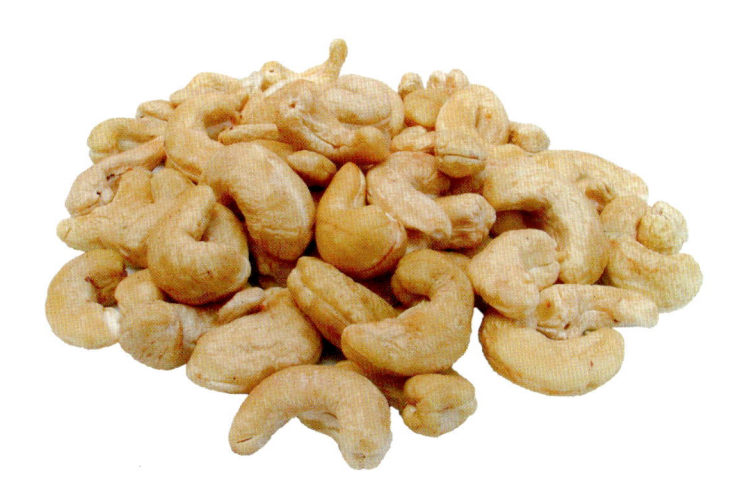

....und viele Rezepte mehr, wie eingangs unter Stufe 1 beschrieben.

Wenn Sie Ihre Rohkosternährung wochen- und monatelang weiter auf Wertigkeitsstufe 1 und 2 einhalten, kann es sein, dass Sie irgendwann an den Punkt gelangen, an dem Entzugserscheinungen nach der altbewährten gutbürgerlichen Küche auftreten. Was macht die Kochkost so verführerisch anziehend? Meistens sind es nur die Gewürze und ganz besonders der Salzgehalt. Beim Salz ist es nicht nur der Geschmack, sondern auch die Kreislauf antreibende und zentrierende Wirkung. Und der Salzentzug ist nicht zu unterschätzen. Das kann dazu führen, dass man nach einer längeren Phase reiner Rohkosternährung einer Fressattacke mit einer Menge an gesalzener Kochkostnahrung verfällt. Und fast in jeder herkömmlichen Nahrung stößt man auf verstecktes Salz. Wer würde Backwaren essen, wenn diese ohne Salz zubereitet wären? Oder wen würde Wurst ohne Salz interessieren? Denken Sie an die Tonnen von Salz, die all die Wurst- und Fleischwaren einerseits länger haltbar machen und andererseits die Produkte erst schmackhaft machen.

Wenn es Ihnen nicht so toll geht oder Ihnen im Winter die Sonne fehlt, kann es jedoch ab und zu hilfreich sein, sich auf die Rohkoststufe 3 mit salzhaltigen Meeresalgen zu begeben, anstatt an Stufe 1 und 2 festzuhalten. Andernfalls erleidet man aufgrund von zu starkem Salzentzug eine Fressattacke mit salzhaltigen Kochkostprodukten. Rohkostgerichte mit etwas Stein- oder Meersalz stillen oft das Verlangen nach Kochkost. Denn das Geheimnis der Kochkost liegt in den Gewürzen, besonders im Salz und das kann man ab und an auch innerhalb der Rohkosternährung genießen. Hier nun die Gerichte der Stufe 3:

3. Stufe - Kompromissstufe I:
Rohkost mit Algen/Queller (Salzgras) - **Türkis**

Alle Gerichte wie bei Stufe 4, anstelle von Kristall-/Meersalz wird die Wakame-Alge (siehe Seite 245) als Salzquelle eingesetzt. Dies ist die schonendste Art mit Salz innerhalb der Rohkosternährung umzugehen, denn sie ruft kaum Symptome hervor wie es häufig durch den Kristall- oder Meersalzeinsatz innerhalb der Rohkosternährung der Fall sein kann.

1. Indischer Rotkrautsalat

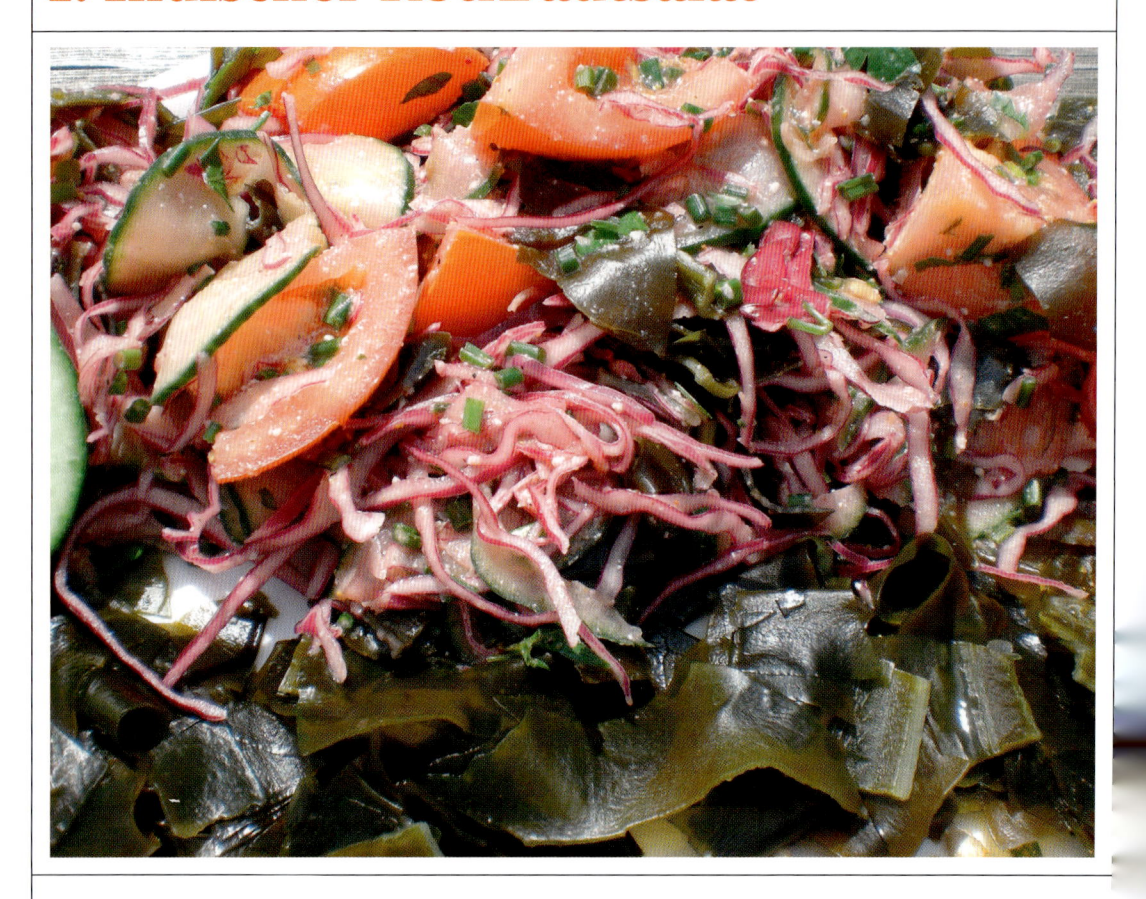

Zutaten:

- 2 Tomaten
- 1 Kopf Blaukraut
- 1 Schlangengurke
- 1 bis 1 ½ Zitronen
- 1 Bund Schnittlauch
- 1 großer Bund Petersilie
- Olivenöl oder Sonnenblumenöl
- Currygewürz aus Bioanbau
- sonnengetrocknete Wakame-Alge nach Belieben
- 1 kleine Avocado oder ½ große Avocado. Wenn keine Avocado verfügbar, eine Handvoll gemahlener Sonnenblumenkerne

Zubereitung:

Mit dem Turboschäler (siehe Seite 246) nacheinander das Rotkraut ganz fein raspeln und die Gurke mit Schale fein hobeln. Schnittlauch und Petersilie klein hacken und dazu geben. Öl nach Belieben, Zitrone und Curry untermischen und das Ganze etwas ziehen lassen.

In der Zwischenzeit Avocado mit zwei Tomaten im Personal Blender mixen und als Dressing unter den Krautsalat geben. Die zu anfangs in kleine Stücke (1 cm) geschnittenen und in reines Wasser eingelegten Wakame-Algen sind nun weich genug und können unter den Salat gerührt werden. (Das Einweichwasser wegschütten und die Algen evtl. nochmals abspülen, wenn der Meersalzgehalt nochmals verringert werden soll.)

Gibt man anstelle von Algen Kräutersalz dazu, kann man evtl. nach dem Essen leichtes Ziehen im Hals (leichte Halsschmerzen) verspüren, wenn das anorganische Salz nicht restlos ausgeschieden wird und das Salz die Membrane des Organismus verstopft. Das Rest-Meeressalz, das noch an den Algen hängt, ist zwar auch anorganisch, aber viel geringer dosiert als externes Kräutersalz. Dem Salat verleiht der Rest-Meeressalzgehalt der Algen das richtige Aroma. Wer auch auf diesen Restgehalt von Salz reagiert, sollte das Salz ganz aus den Algen waschen und die Algen unter den Salat mischen. Die wichtigen organischen Mineralien befinden sich in der Alge und nicht in Form von kristallinem Meersalz auf der Alge und werden vom menschlichen Organismus spielend aufgenommen.

Mandeln mit Petersilienwurzel und kleine Stücke Tomate und Paprika sowie Löwenzahn passen optimal zu diesem Powersalat.

Die ideale Kaureihenfolge: Zuerst zwei Mandeln mit den Zähnen zermahlen und dann von der Petersilienwurzel abbeißen, zerkauen und im Mund mit dem Mandelbrei mischen. Köstlich! Dazu eine Gabel indischen Krautsalat und hinterher noch ein kleines Stück Tomate, Löwenzahn und rote Paprika. Guten Appetit.

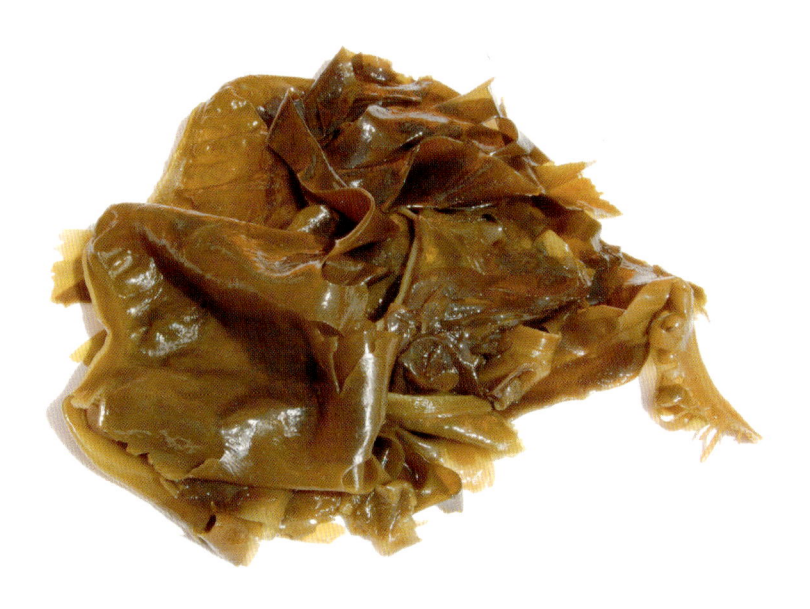

2. Huntziger´s Krautsalat mit Wakame

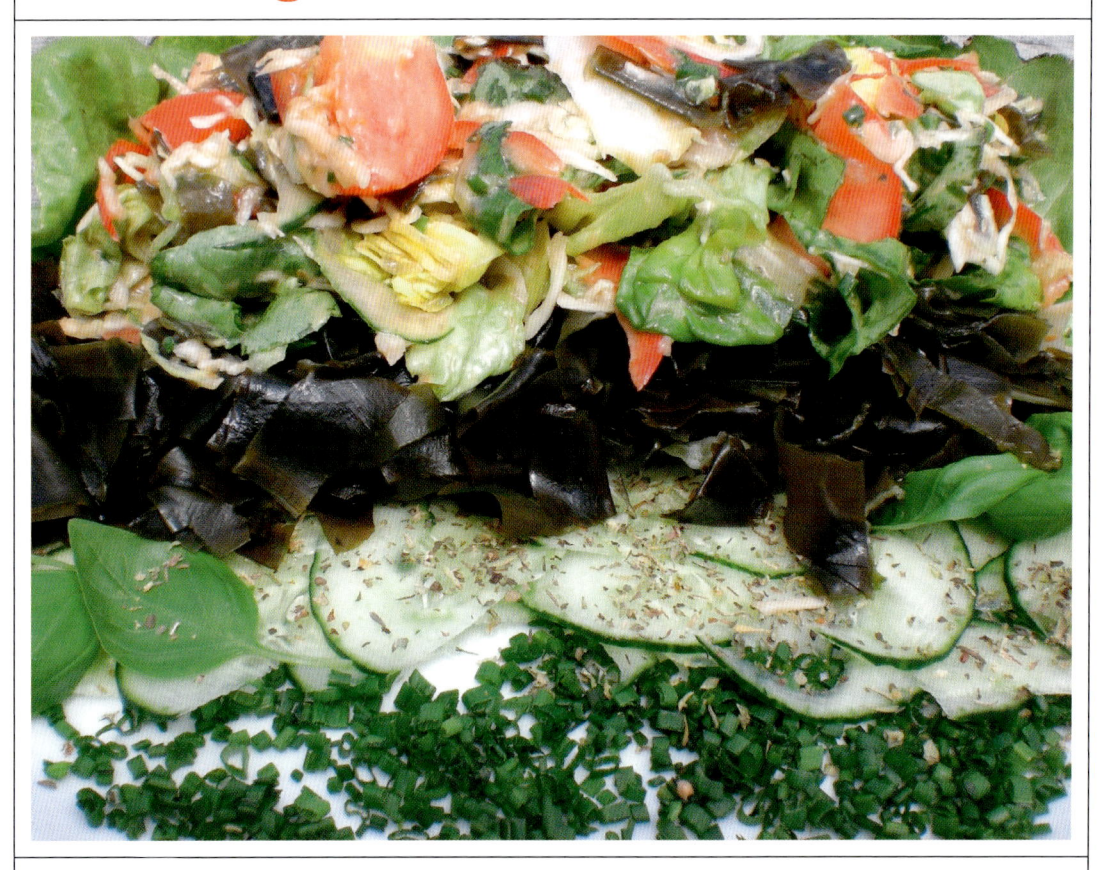

Zutaten:

1 Kopf Weißkraut

1 Schlangengurke

1 große rote Paprika

Schnittlauch

1 bis 1 ½ Zitronen

Kräuter der Provence/Basilikum

sonnengetrocknete Wakame-Alge nach Belieben

Olivenöl oder Sonnenblumenöl

1 Kopfsalat rot oder grün oder Eichblattsalat

4-5 Tomaten für den Salat

2 Tomaten extra für das Dressing

1 kleine Avocado oder ½ große Avocado oder eine Handvoll gemahlener Sonnenblumenkerne

Zubereitung:

Mit dem Turboschäler (siehe Seite 246) das Weißkraut ganz fein raspeln und die Gurke mit Schale in feine Scheiben bringen. Die Paprika ebenso mit dem Wurzelschäler hauchdünn raspeln.

Die Tomaten achteln und unter den Salat heben. Schnittlauch, Öl, Zitrone und Basilikum oder Kräuter der Provence nach Belieben dazu geben (Knoblauch wahlweise). Den gesamten Kopfsalat waschen, die Blätter in kleine Stücke reißen und unter den Krautsalat geben. Alles miteinander vermengen und einige Minuten ziehen lassen.

Avocado mit zwei Tomaten mixen und als Dressing unter den Krautsalat mischen. Die zu anfangs in kleine Stücke (1 cm) geschnittenen und in reines Wasser eingelegten Wakame-Algen sind nun weich genug und können, nachdem sie ggf. nochmals gespült wurden, unter den Salat gemischt werden.

Essen Sie dazu Mandeln mit Petersilienwurzel und Löwenzahn. Diese Mahlzeit verleiht Kraft und gibt Ausdauer.

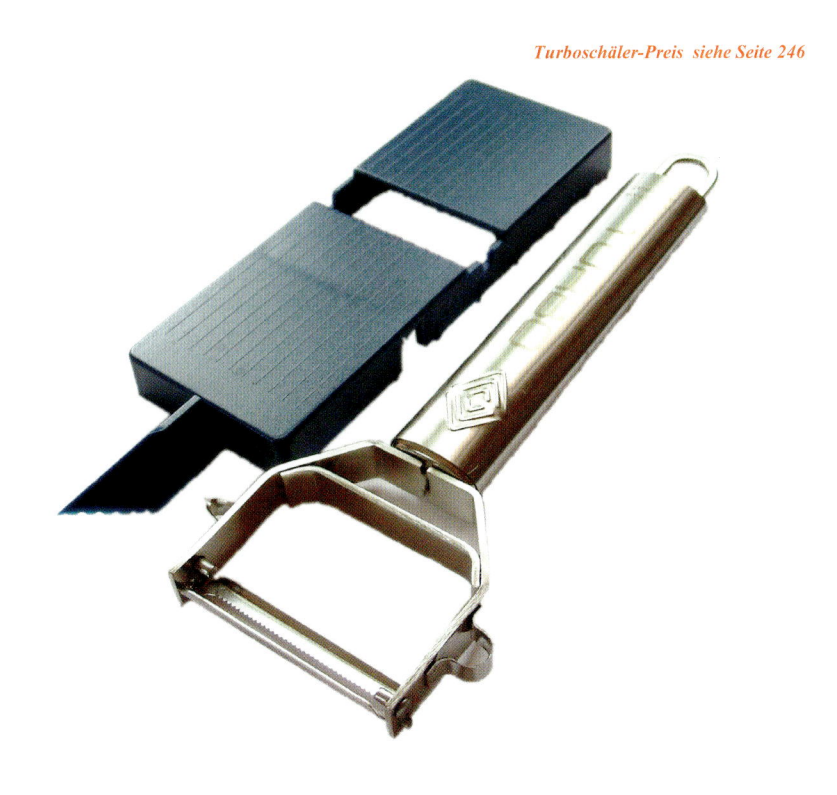

Turboschäler-Preis siehe Seite 246

3. Bandnudeln Arabiata

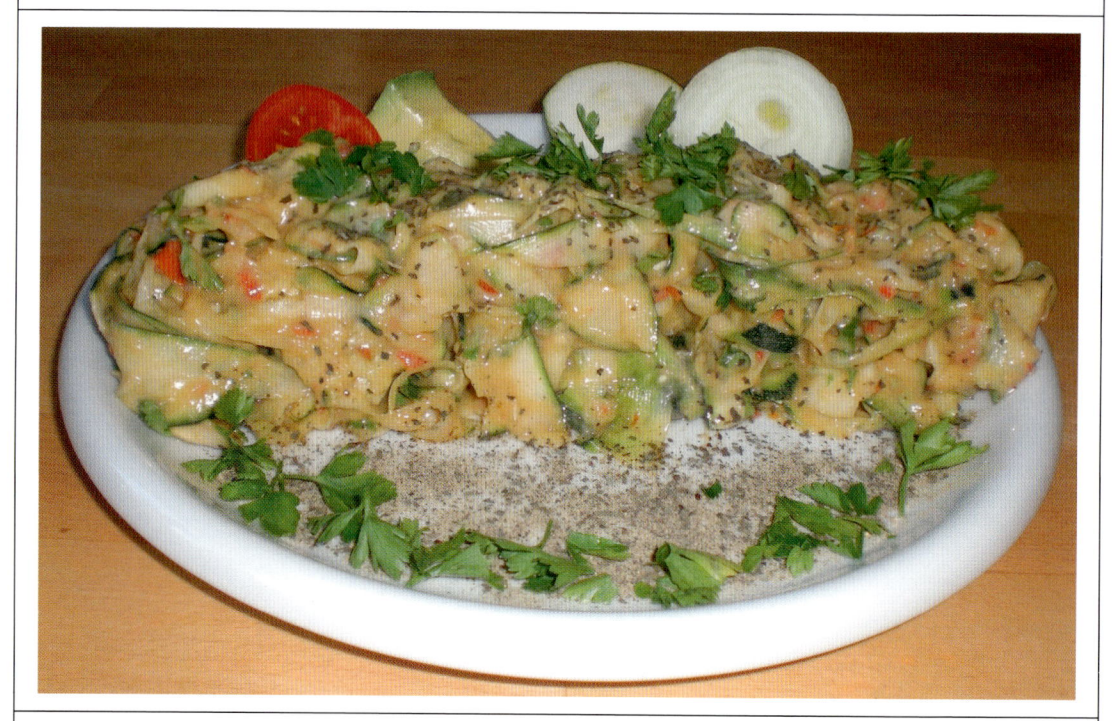

Zutaten:

2 mittelgroße Zucchinis
1 Bund Schnittlauch
½ Bund Petersilie
1 Zitrone
Olivenöl oder Sonnenblumenöl
3 Tomaten
½ Avocado - wenn keine Avocado verfügbar, eine Handvoll gemahlene Sonnenblumenkerne
Oliven- oder Sonnenblumenöl
Kräuter der Provence oder frisches Basilikum
Beliebig viele sonnengetrocknete Wakame-Algen
Curry/Ceyenne-Pfeffer (wer es scharf will)

Zubereitung:

Mit dem Turboschäler (siehe vorige Seite) die Zucchini der Länge nach ganz fein zu „Bandnudeln" hobeln. Öl dazugeben und mehrere Minuten ziehen lassen.

Währenddessen die Tomatensoße zubereiten: Avocado mit drei Tomaten mixen und unter die „Bandnudeln" mischen. Sie rühren nun die zu anfangs in kleine Stücke (1 cm) geschnittenen und in reines Wasser eingelegten Wakame-Algen, die nun weich genug sind (ggf. nochmals abspülen), unter die Tomaten-Zucchini-Nudeln.

Mit Schnittlauch, Zitrone und Curry würzen (Knoblauch wahlweise). Wer Nudeln Arabiata liebt, kann Ceyennepfeffer einsetzen.

Sie können ebenso Mandeln mit Petersilienwurzel und Löwenzahn dazu essen. Auch diese Mahlzeit verleiht wieder viel Kraft und gibt genügend Ausdauer.

Auf Wunsch kann man auch ein kleines Stück Tomate oder rote Paprika dazu essen, siehe Kaufolge Seite 101/letzter Absatz.

4. Spaghettis mit Tomatensoße und Parmesan

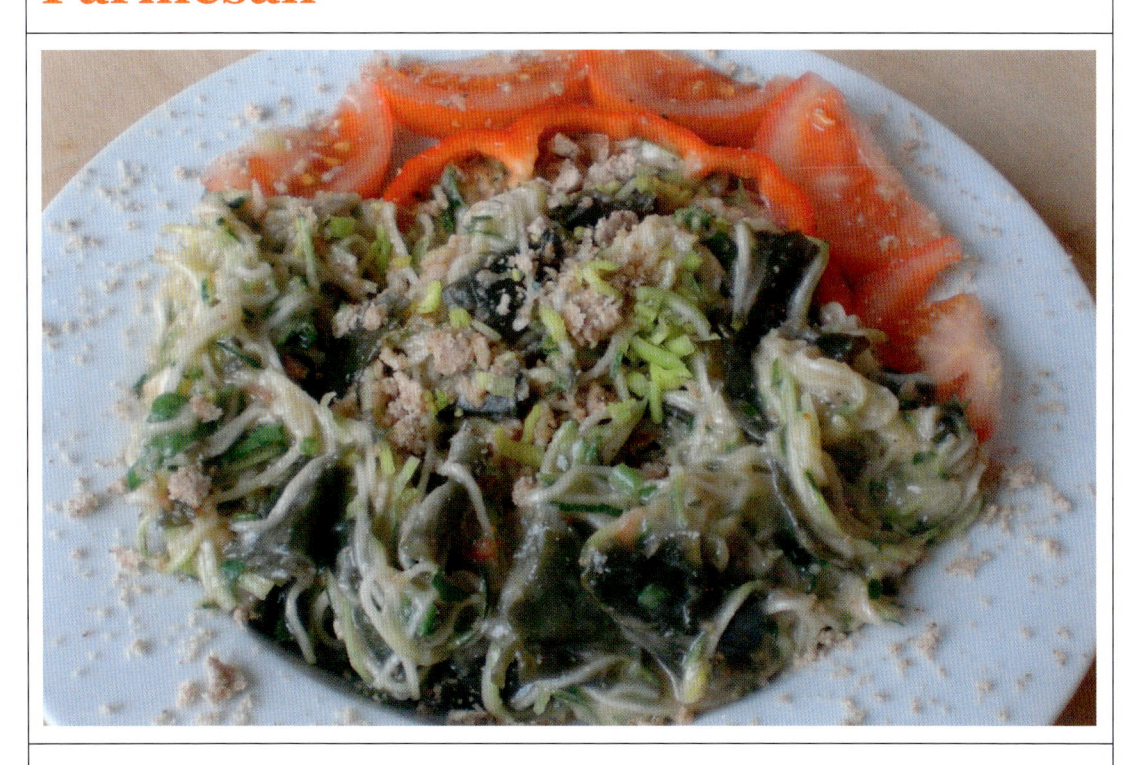

Zutaten:

1 gr. Zucchini/ersatzweise Kohlrabi
1 Bund Schnittlauch
1 Zitrone
2-3 Tomaten

½ Avocado oder frisch gemixte Sonnenblumenkerne
Kräuter der Provence oder frisches Basilikum
sonnengetrocknete Wakame-Alge nach Belieben
Oliven-, Sonnenblumen- oder Rapsöl

Zubereitung:

Die Wakame-Algen im Ganzen in Wasser einlegen und weich werden lassen. In der Zwischenzeit Zucchini in Stücke schneiden, so groß, dass ein Stück genau in die Spaghetti-Maschine (siehe Seite 246) passt. Die Spaghetti mit der Maschine herstellen und die „Algennudeln" mit den „Zucchinispaghetti" mischen. Tomaten mit Avocado mixen, Zitrone, Kräuter und Öl dazu geben, fertig ist die Tomatensoße. Spaghetti auf einem Teller anrichten und Tomatensoße darüber geben, buon appetito.

Wer etwas „**Parmesankäse**" zu den Spaghettis essen möchte, kann eine kleine handvoll Mandeln zu Mehl mahlen und nach Belieben über die Spaghetti mit Tomatensoße streuen.

5. Buntes Spaghetti-Menue

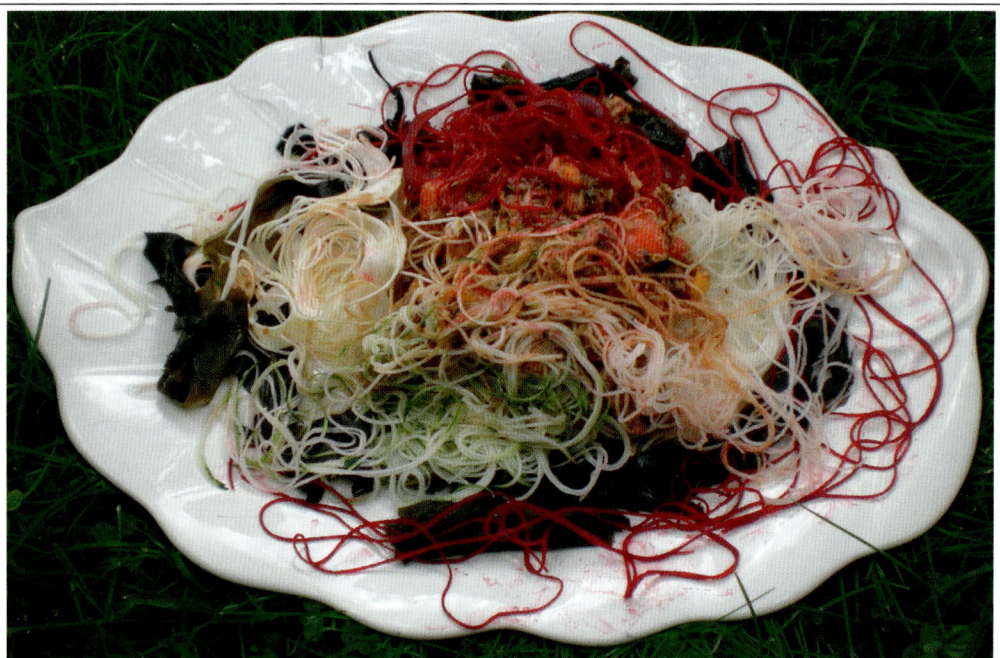

Zutaten:

1 große Zucchini
1 große Rote Bete
1 kleine Sellerieknolle
1 mittelgroßer Kohlrabi
3 – 5 Tomaten
1 Bund Schnittlauch
½ Bund Petersilie
1 – 3 Zitronen
Champignons, Brokkoli, Paprika
10 sonnengetrocknete Wakame-Algen
Olivenöl
1 größere Avocado oder frisch gemixte Sonnenblumenkerne
Kräuter der Provence oder frisches Basilikum
Curry/Ceyenne-Pfeffer (wer es scharf will)

Zubereitung:

Die Wakame-Algen im Ganzen in Wasser einlegen und weich werden lassen. In der Zwischenzeit Zucchini, Rote Bete, Sellerieknolle und Kohlrabi durchschneiden, dass die Stücke genau in die Spaghetti-Maschine (siehe S. 246) passen. Verschiedenfarbige Spaghetti kommen aus der Maschine heraus. Wir geben jede Spaghettisorte in eine extra Schale. Nun können Sie sich Ihre eigene Spaghettimischung aus den verschiedenen Gemüsesorten auf einem Teller zusammenstellen. Entweder Sie mischen Algen- mit Zucchini-, Kohlrabi-, Rote Bete- und Selleriespaghetti oder Sie richten alle Spaghettisorten separat auf ihrem Teller an. Gemixte Tomaten/Avocado mit Zitronensaft, Kräuter und Öl zu einer pikanten Tomatensoße verquirlen. Champignons, Brokkoli und Paprika sollten schon zu Beginn der Zubereitung in kleine Stücke geschnitten werden und in Öl einlegt werden, damit sie die Möglichkeit haben, lange genug durchzuziehen. Eingelegte Gemüsestückchen über die Spaghetti streuen und Tomatensoße darüber gießen, fertig ist das bunte Menue. Auch zu diesem Gericht passen Mandeln mit Petersilienwurzel und Löwenzahn optimal und verbessern die Verdauungskraft.

4. Stufe – Kompromissstufe II:
Rohkost mit Kristall/Meersalz – **Farbe Orange**

1. Brokkoli-Antipasti mit Brennessel

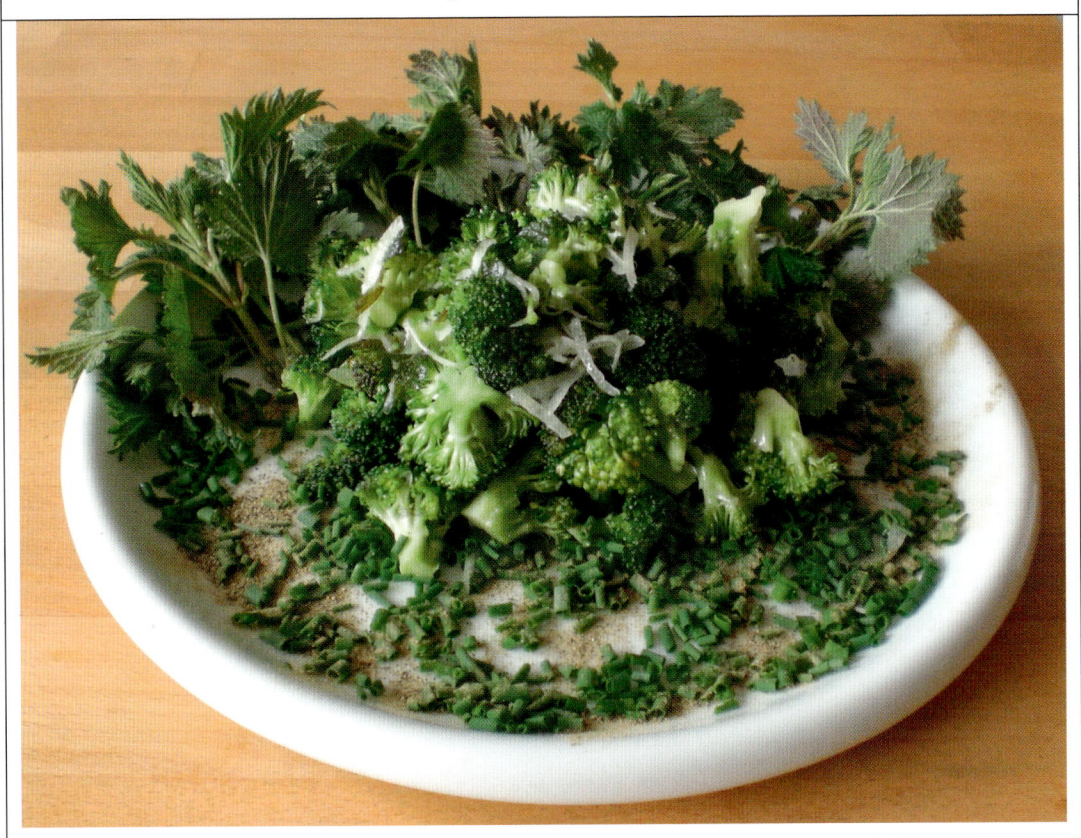

Zutaten:	2 Hände Brennessel 1 Brokkoli	Kristallsalz Sonnenblumenöl

Zubereitung:

Zwei Hände voll Brennessel zwischen beiden Händen zu einer Kugel oder Wurst reiben bzw. rollen, bis Feuchtigkeit aus dem Ballen tritt. Anschließend auf einem Küchenbrett klein hacken. Stengel vom Brokkoli entfernen und Brokkoli in kleine Röschen brechen. Die Brennesselflocken unter die Brokkoliröschen mischen und darüber Sonnenblumenöl geben. Die Röschen sollten sich mit Öl voll saugen. Hinterher mit etwas flüssigem Kristallsalz und Schnittlauch abschmecken. Zwei bis drei Stunden im Ölbad marinieren, fertig sind die „blanchierten" Brokkoli-Antipasti. Oftmals schmecken sie am nächsten Tag noch besser, weil sie sich dann erst richtig mit Öl voll saugen konnten und ähnlich wie originale Brokkoli-Antipasti schmecken.

2. Waldpilze-Antipasti mit Brennessel

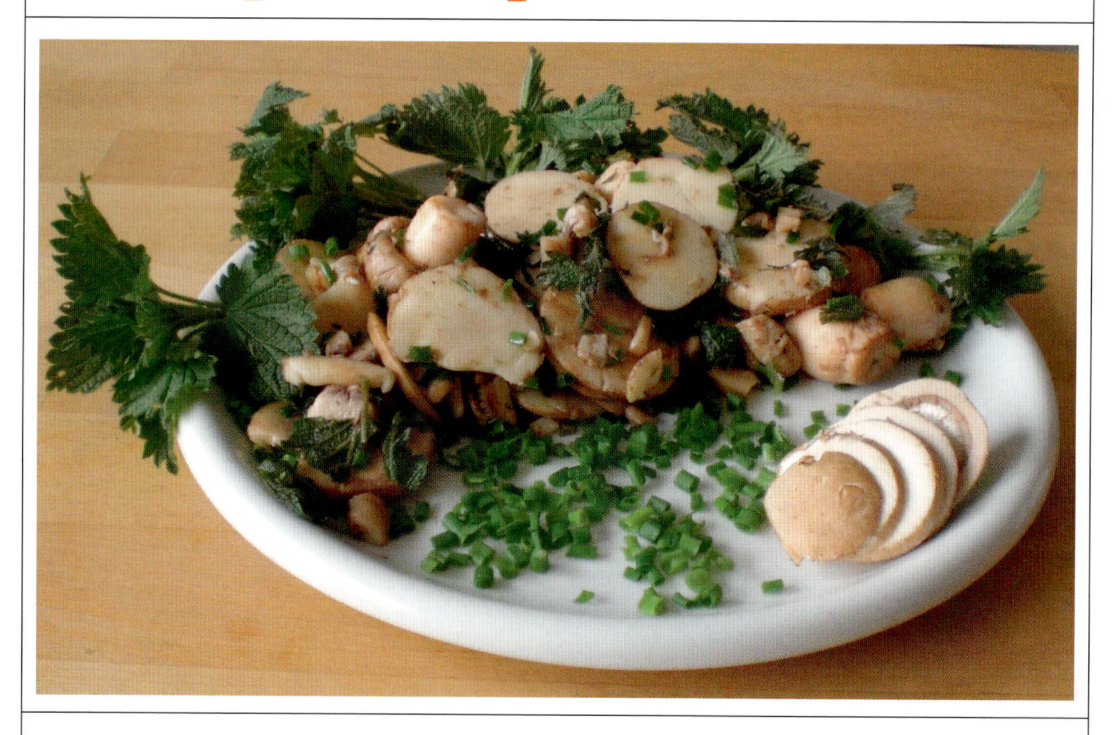

Zutaten: 30 Waldpilze in feine Scheiben geschnitten Kristallsalz
2 Hände voll Brennessel Sonnenblumenöl

Zubereitung:

Brennessel wie beim vorigen Gericht zubereiten und anschließend die Pilze in feine Scheiben schneiden. Im Gegensatz zum Brokkoli sind die Pilze schon nach 20 Minuten so zart, dass sie wie Lachs auf der Zunge zergehen. Das Pilzaroma geht beim Kochen verloren und wandert in den Sud. Beim Einlegen von rohen Pilzen hingegen bleibt das würzige Waldaroma erhalten.

3. Zucchini-Antipasti mit Brennessel

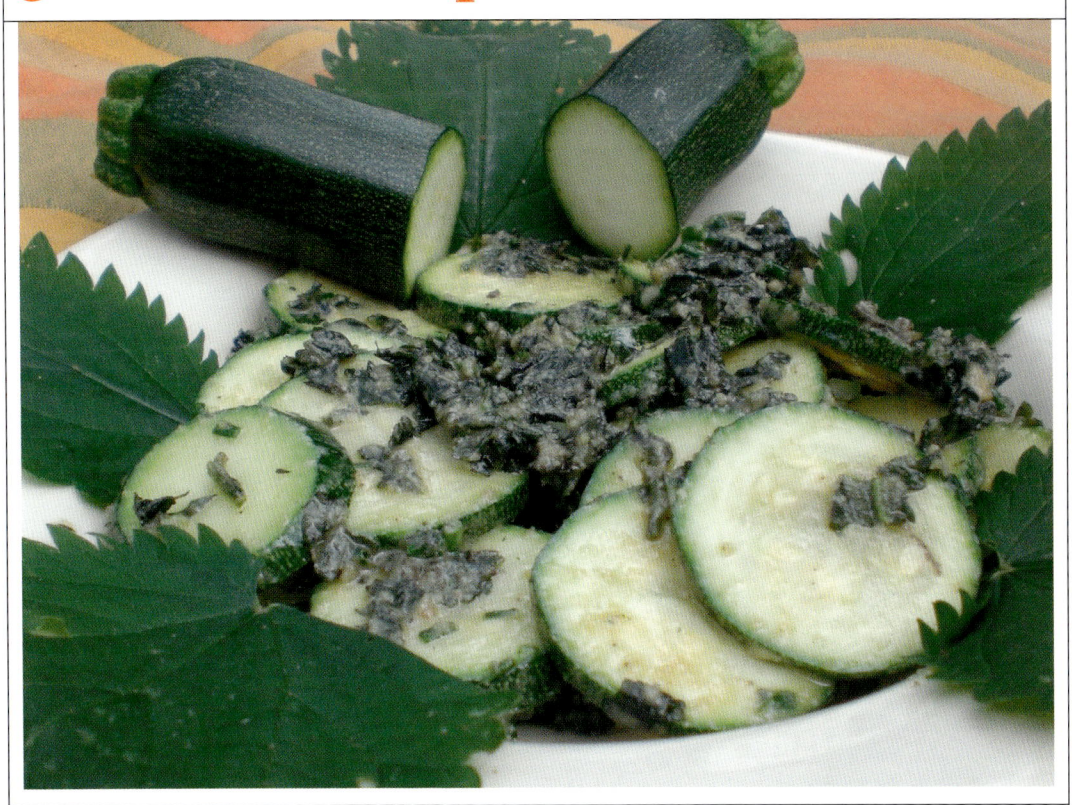

Zutaten: 3-4 Zucchinis   Kristallsalz
2 Hände voll Brennessel   Sonnenblumenöl

Zubereitung:

Brennessel wie beim ersten Gericht (Brokkoli-Antipasti) zubereiten und anschließend die Zucchinis in 3 bis 5mm dünne Scheiben schneiden und zusammen in Öl einlegen. Das Ganze ca. eineinhalb Stunden durchziehen lassen, damit die Zucchinis auch weich werden. Guten Appetit.

4. Auberginen-Antipasti

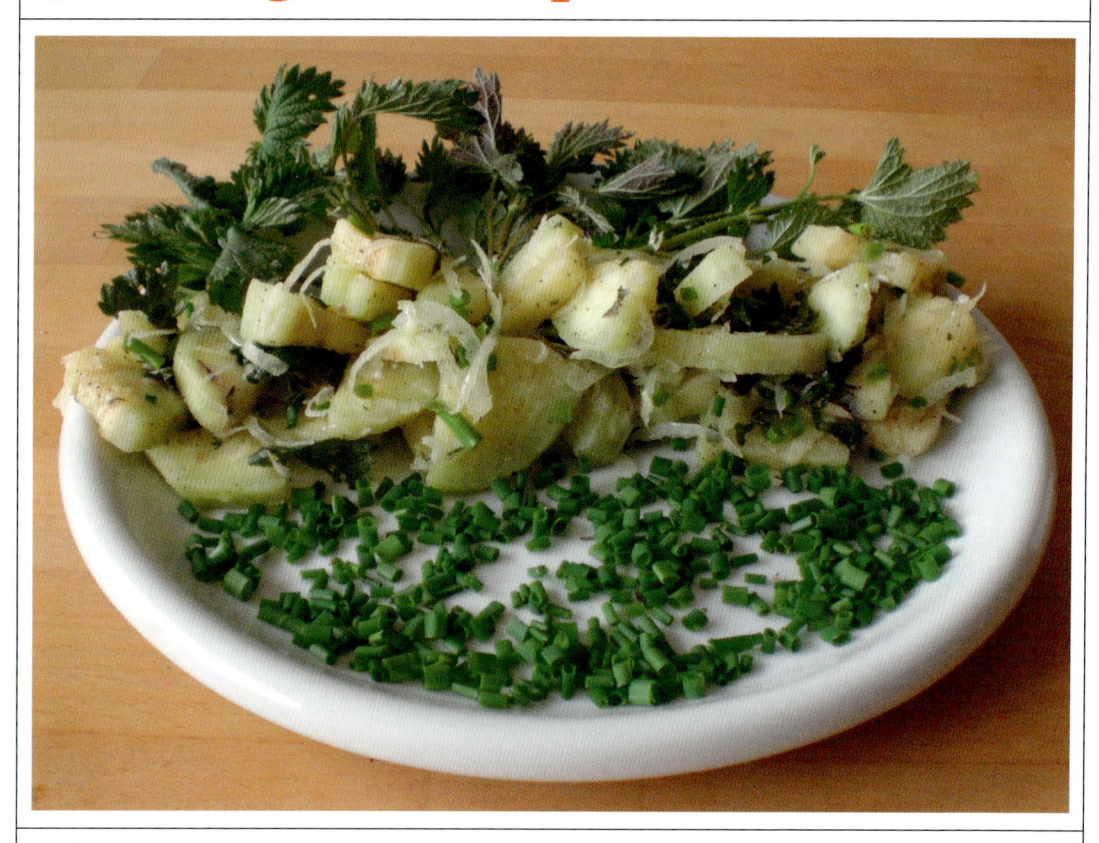

Zutaten:

Frühlingszwiebeln

2 möglichst weiche Auberginen (sollten auf Druck nachgeben)

frisches Majoran
Kristallsalz
Sonnenblumenöl

Zubereitung:

Die Schale der Auberginen mit dem Turboschäler (siehe S. 246) entfernen und würfeln. Wie bei den Brokkoli-Antipasti. Auberginen mit klein gehackten Frühlingszwiebeln 20 Minuten in Öl marinieren. Fertig ist die marinierte rohköstliche Fischattrappe.

5. Sauerkraut mit „Brat- oder Leberwurst"

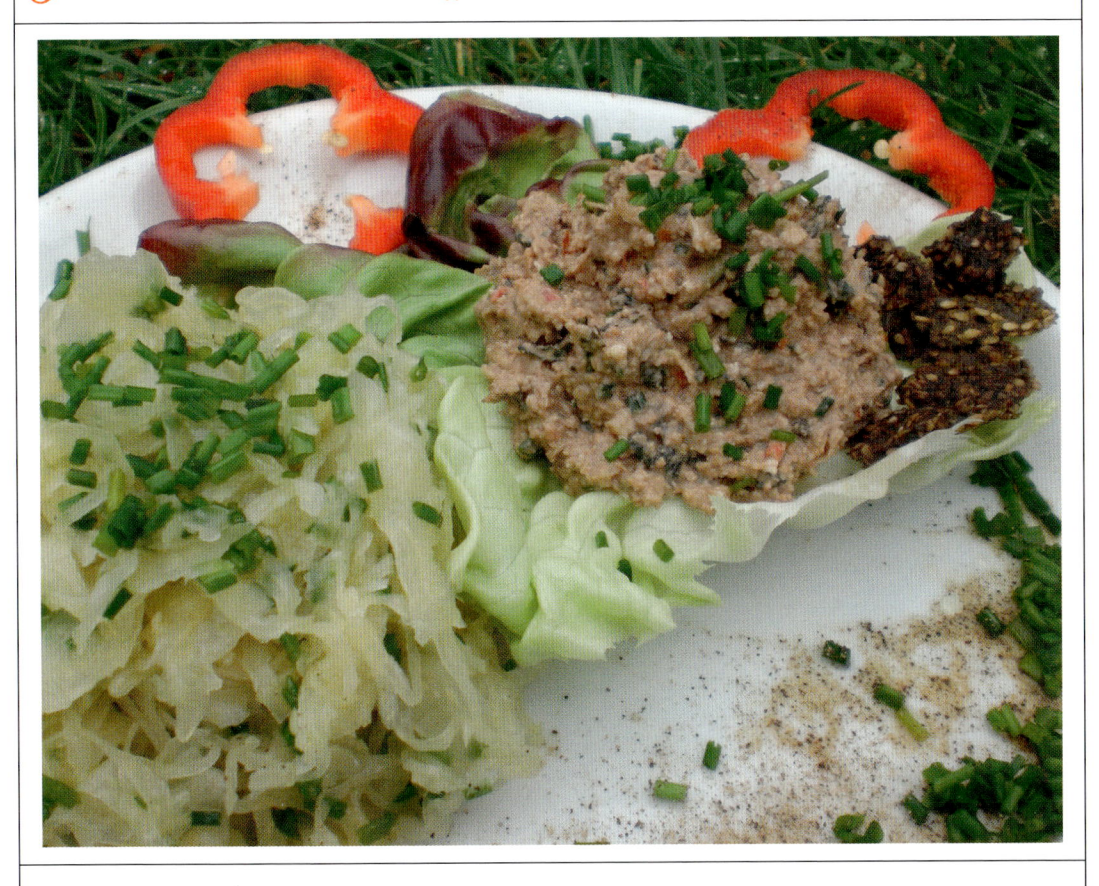

Zutaten:

frisches Sauerkraut

vegane Wurstpaste (siehe 5. Stufe/2. Gericht)

Sonnenblumenöl

Pfefferkörner oder Pfeffer

Bärlauch

Kräuter

Zubereitung:

Frisches Sauerkraut klein schneiden. Gehackter Schnittlauch, Kräuter und Pfeffer darunter mischen und Sonnenblumenöl dazugeben. Fertig ist das deftige fränkische Sauerkraut. Anstatt Bratenfett geben wir in der Rohkostküche kalt gepresstes Sonnenblumenöl dazu, um das herzhafte fette Aroma zu erreichen. Frische „Leberwurst" auf veganer Basis (siehe 5. Stufe/2. Gericht „veganer Brotaufstrich") reichen wir zum Sauerkraut. Dazu servieren wir Endiviensalatblätter, Sellerieknolle, Tomate, Paprika und Essener Brot (siehe 7. Stufe/1. Gericht),

6. frische Erbsensuppe

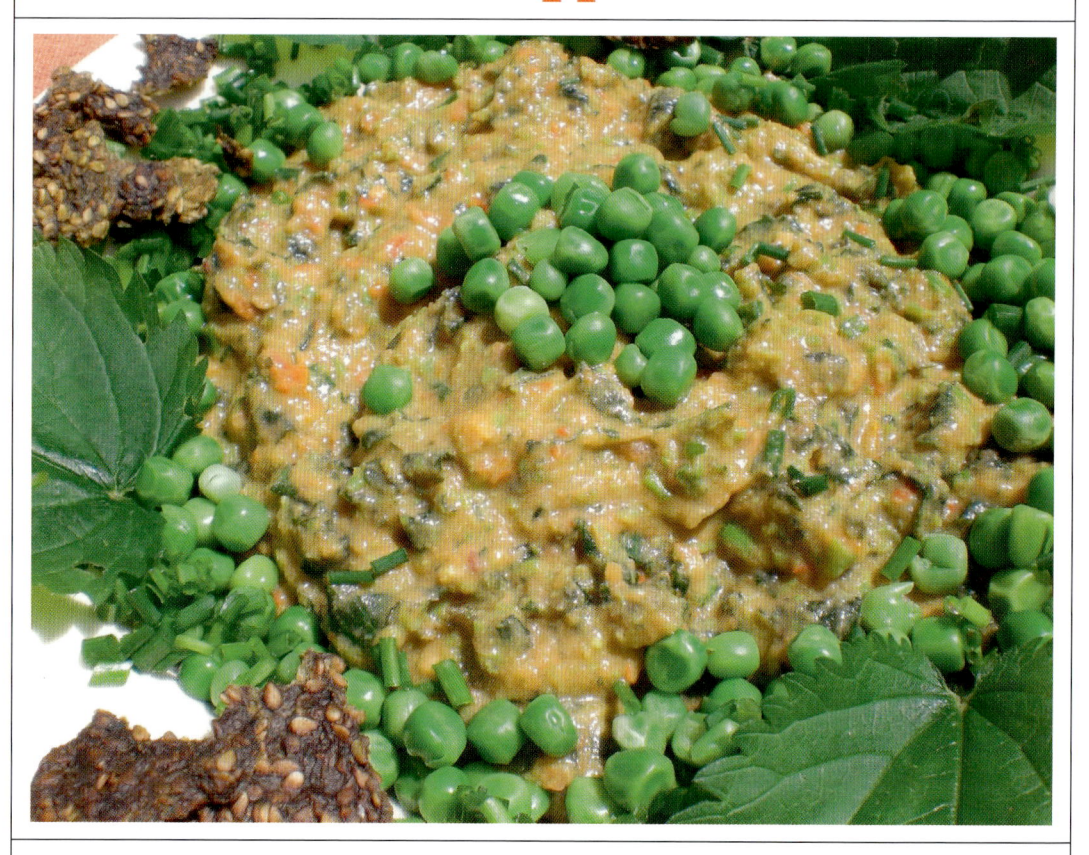

Zutaten:

400 g frische junge Erbsen	1 Zitrone
3 Tomaten	Schnittlauch
½ Avocado	Kristallsalz
Kräuter	Sonnenblumenöl
Brennessel	Knoblauch

Zubereitung:

Frische junge Erbsen zu einem Brei mixen. Kristallsalz, Sonnenblumenöl, Schnittlauch, etwas Zitrone, Knoblauch, verschiedene Kräuter, gemixte Tomaten und Avocado darunter geben, alles verquirlen, fertig ist die frische Erbsensuppe. Guten Appetit.

7. Gemüsesuppe

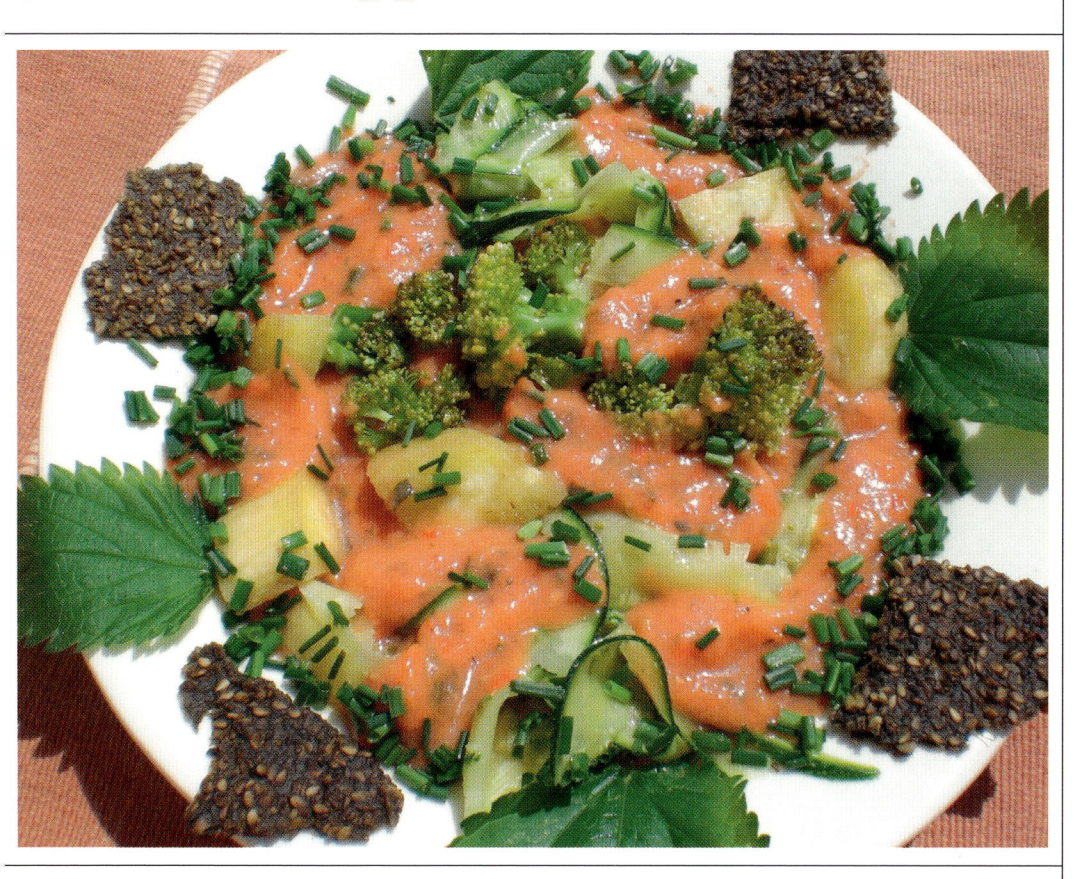

Zutaten:

10 Tomaten
½ Avocado
Kräuter der Provence
Brennessel
Diverse Antipasti

½ Zitrone
Kristallsalz
Olivenöl
Knoblauch
Essener Brot (siehe 7. Stufe/ 1. Gericht)

Zubereitung:

Frische Tomaten mit Avocado zu einer Suppe mixen, mit Kräutern der Provence, Olivenöl, Kristallsalz und Knoblauch verfeinern und Antipasti als Gemüseeinlage mit in die Suppe geben. Mit Essener Brot servieren. Guten Appetit.

8. Orientalischer Blumenkohl-Ananas-Salat

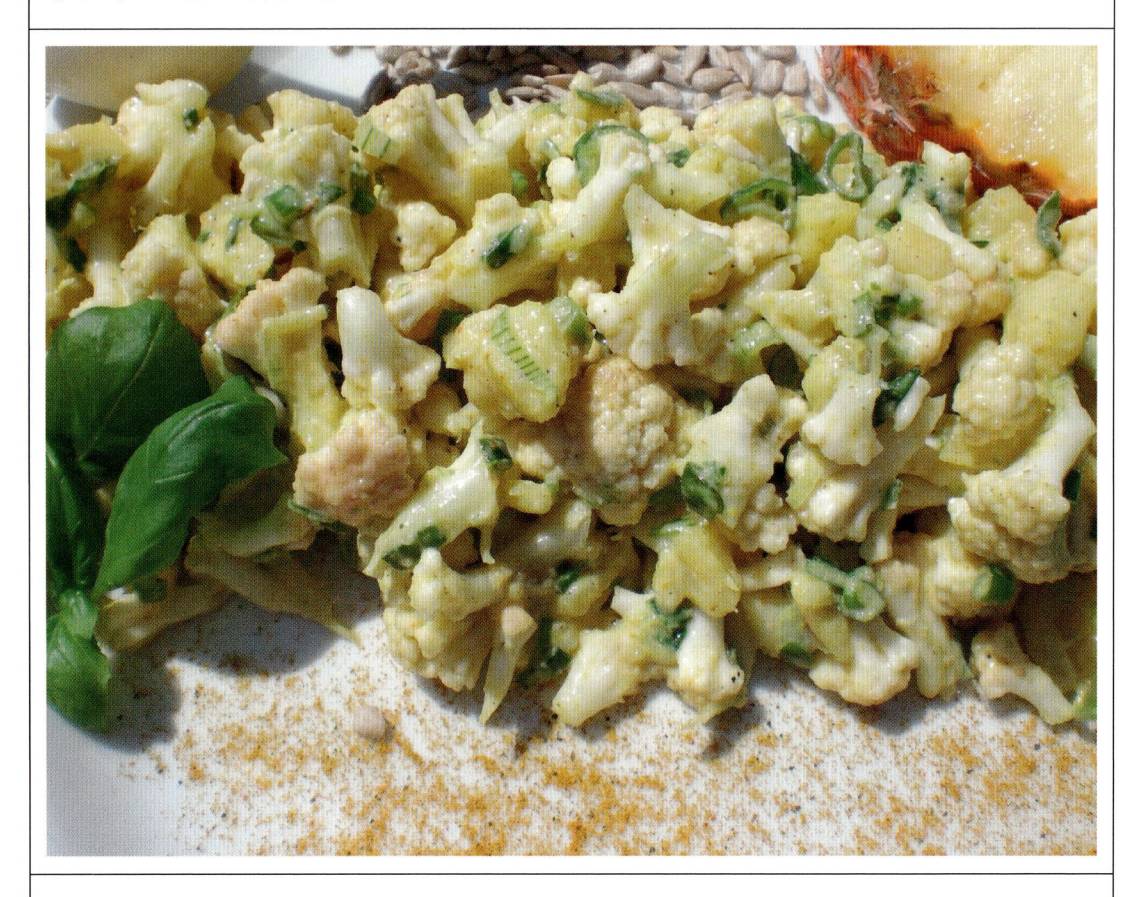

Zutaten:
1-2 Blumenkohl
½ reife Ananas

Lauch
1-2 Avocados
Curry

Zitrone
Sonnenblumenöl
Knoblauch
Kräuter

Zubereitung:

Ein bis zwei Blumenkohl mit der Hand in kleine Röschen brechen, Stiele entfernen. Die halbe Ananas in kleine Würfel schneiden und den Lauch winzig klein hacken. Alles mit Currypulver, Zitrone, Sonnenblumenöl, Knoblauch, frischen Kräutern, etwas Kristallsalz (kann auch weggelassen werden) abschmecken. Für das cremige Aroma und den sahnigen Geschmack sorgen ein bis zwei Avocados, die mit der Gabel zerdrückt und untergehoben werden.

9. Gefüllte Weinblätter

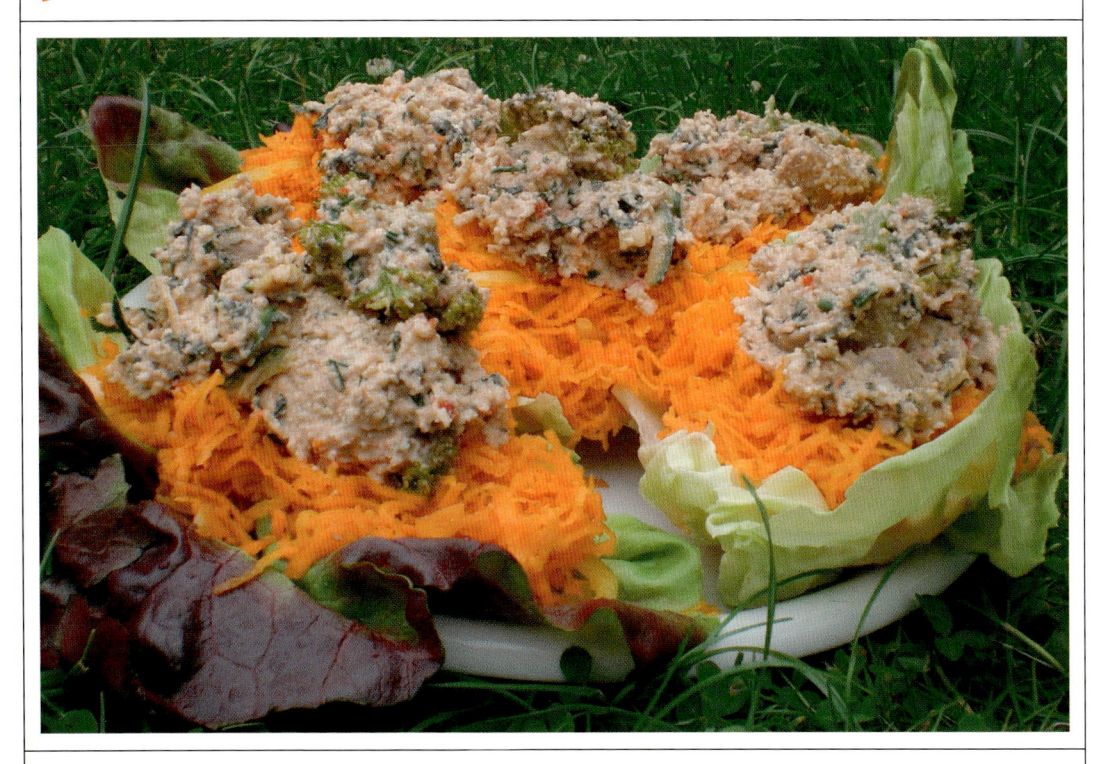

Zutaten: Karotten-Selleriesalat   Kopfsalatblätter
Veganer Brotaufstrich

Zubereitung:

Karotten und Knollensellerie fein raspeln, mit Zitrone, Schnittlauch, Kräutern und Sonnenblumenöl anmachen. Anschließend in große Kopfsalatblätter füllen und den veganen Brotaufstrich (siehe 5. Stufe/2. Gericht „veganer Brotaufstrich") als würzige Paste dazugeben. Guten Appetit.

10. Avocado-Mayonnaise

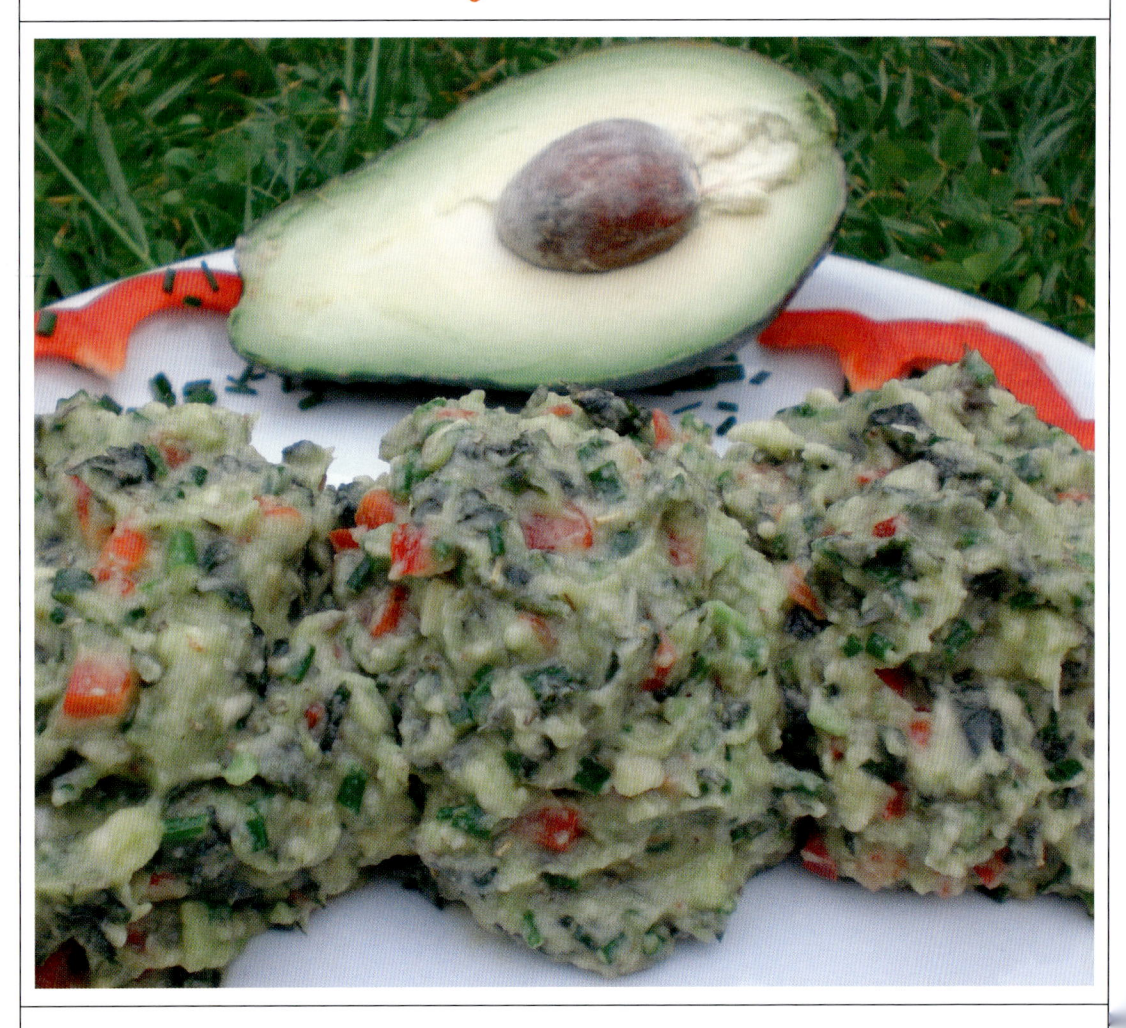

Zutaten:

5-6 reife Avocados
Schnittlauch
Petersilie
Paprika
Basilikum
Chilli
Kristallsalz
Sonnenblumen- oder Walnussöl

Zubereitung:

Avocado zerdrücken, fein gehackten Schnittlauch, Petersilie, Basilikum, Chilli, Paprika unterrühren, mit flüssigem Kristallsalz, Zitronensaft und Walnussöl mischen, fertig ist die pikante vegane Vitalkost-Mayonnaise. Guten Appetit.

11. Essener Brot, Pizzakräcker, Hamburger

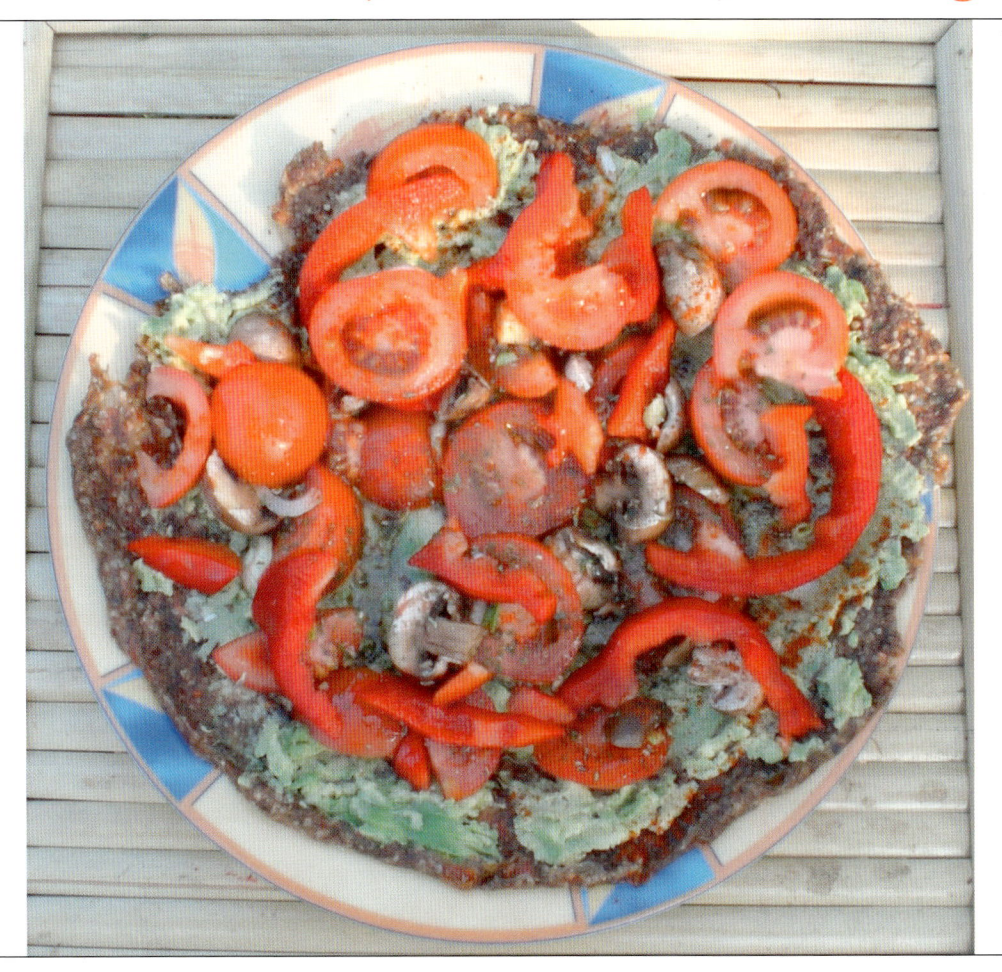

Zutaten:	Sonnenblumenkerne	pürierte Tomaten	Gewürze (Pizzakräutermi-
Leinsamen	evtl. Buchweizen	Paprika (oder Papri-	schung)
Sesam	Olivenöl	kapulver)	Kristallsalz

Zubereitung:

Leinsamen, Sesam, Sonnenblumenkerne, evtl. Buchweizen grob mixen. Pürierte Tomaten, Paprika (oder Paprikapulver), Gewürze (Pizzakräutermischung), Salz und Olivenöl dazugeben und gut mischen. Die pampige Masse sollte während der ein bis zwei Stunden, die sie durchzieht, noch etwas nachdicken. Die Konsistenz sollte an eine Getreide-Bratling-Mischung erinnern. Mit einem Löffel mehrere Häufchen auf das Gitter des Trockners (siehe Seite 246) geben und zu Fladen verstreichen. Flach verstrichen entstehen nach dem Trocknen knusprige Kräcker. Ein Zentimeter dicke Fladen ergeben saftige „Hamburger"(Frikadellen), die am besten schmecken, wenn sie innen noch etwas weich sind. Die trockenen Kräcker halten luftdicht aufbewahrt einige Wochen.

12. Lauchkuchen (für Kinder Lachkuchen, ohne Lauch)

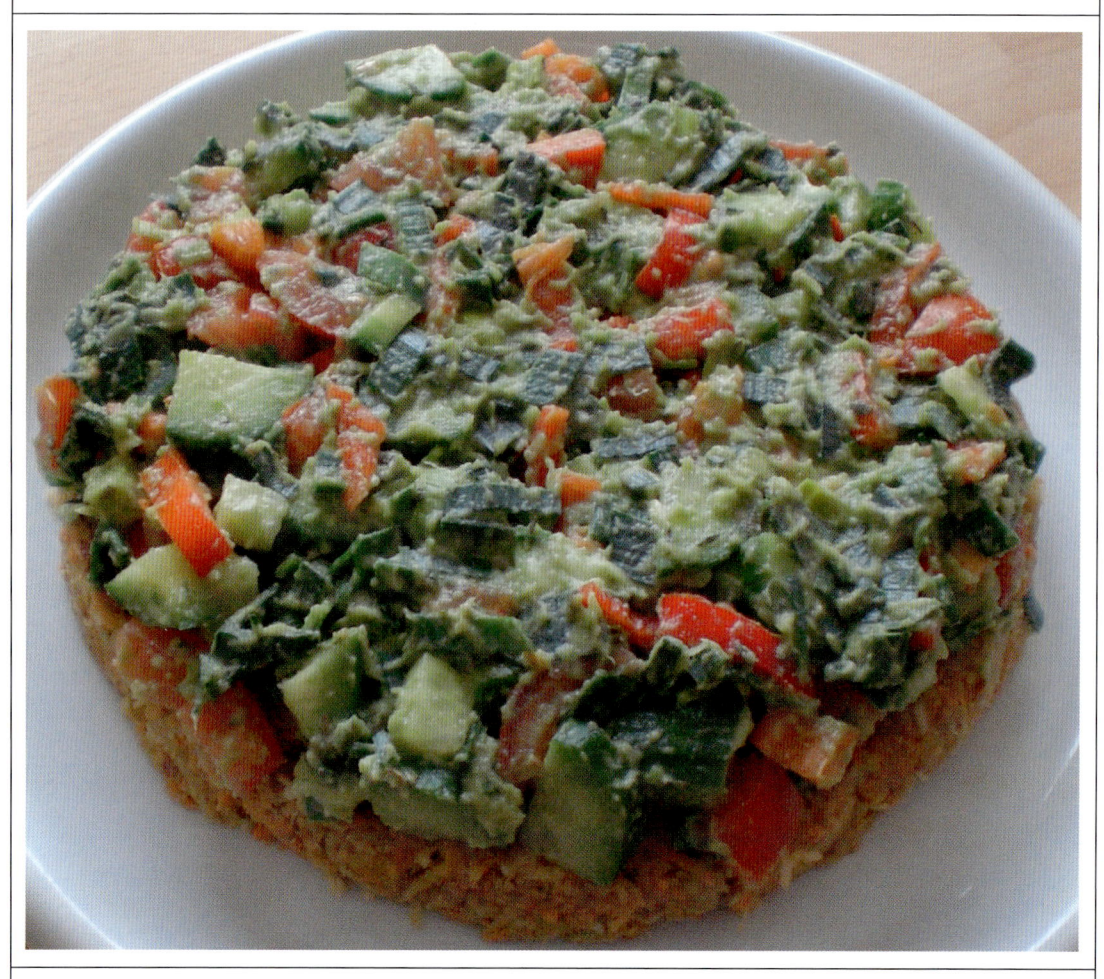

Zutaten:

Pastinaken

Süßkartoffel
Karotte
Petersilienwurzel

Sellerieknolle
5 Avocados
1-2 Stangen Lauch

Kräuter
Kristallsalz
Öl

Zubereitung:

600g-800g Wurzelgemüse (z. B. Pastinaken, Süßkartoffel, Karotte, Petersilienwurzel, Sellerieknolle, – zumindest eine würzige Knolle sollte dabei sein!) mit der Jupiter Küchenmaschine (S. 246) fein raspeln. Ein bis zwei zerdrückte Avocados darunter mischen. Mit Kräutern, Kristallsalz und etwas Öl je nach Geschmack würzen. Der Teig sollte weder zu matschig noch zu fest und trocken sein. Ca. 1,5 cm dick in eine Kuchenform streichen.

Belag: 2-3 zerdrückte Avocados, 1-2 Stangen gehackter Lauch und Gewürze nach Belieben zu einer Creme mischen. Lecker sind Tomaten-, Paprika- und Gurkenwürfel, die unter die Avocadocreme gerührt werden. Das sieht auch schön bunt aus und spricht Kinder an.

Die Rohkoststufe 3 und 4 hilft gerade im Winter, sich wärmer zu fühlen und zentrierter zu sein. Wenn Sie mit diesen beiden Rohkoststufen noch nicht richtig satt werden, können Sie nach Gefühl noch mehr Öl zu den Rohkost-„Antipasti" geben. Denn auch das Sättigungsgefühl innerhalb der Kochkost ist vom Fettgehalt der Speisen abhängig. Bevor Sie bei Ausnahmen zu viele fettige Kochkostspeisen verzehren, gönnen Sie sich öfters mal fette Rohkost-„Antipasti"-Gerichte. Sie werden sich bestimmt nicht daran überessen, da Sie im Sommer in der Hitze meistens sowieso kein Verlangen nach öligen bzw. fettigen Nahrungsmitteln haben und Sie damit jedes Jahr eine Zeit lang auf öl- und fetthaltige Mahlzeiten ganz intuitiv verzichten. Das ist die Zeit des körperinternen Ölwechsels. Die Filter (unsere Zellmembrane) können sich vom überschüssigen Öl und Fett befreien und sind dann wieder für die kalte Jahreszeit voll einsatzfähig, wenn das Verlangen nach Öl und Fett wieder zunimmt.

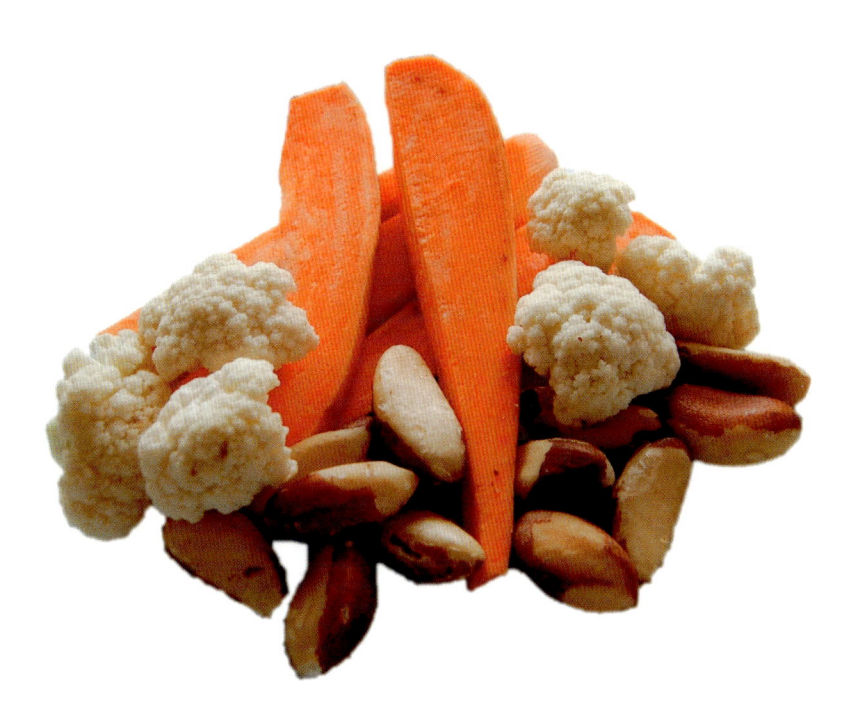

Innerhalb der bisher beschriebenen vier Rohkost-Wertigkeitsstufen können Sie nach Belieben „hin- und hersurfen". Mangelt es Ihnen aber immer noch an Brennstoffen und einem längeren Sättigungsgefühl oder vermissen Sie die alte Kraft aus Zeiten der Kochkosternährung und sehnen Sie sich stark nach cremigen sahnigen Speisen aus der traditionellen Küche, so empfehle ich Ihnen die Rohkost-Rezepte der fünften Wertigkeitsstufe:

5. Stufe - Kompromissstufe III
Rahmstufe mit pulverisierten Sonnenblumenkernen – **Farbe Rosa**

1. Französischer Karottensalat
mit Creme Fraiche (vegan) für 4-6 Personen

(sehr bekömmlich, da ohne Salz! Einziges salzfreies Rahmgericht innerhalb der 5. Wertigkeitsstufe)

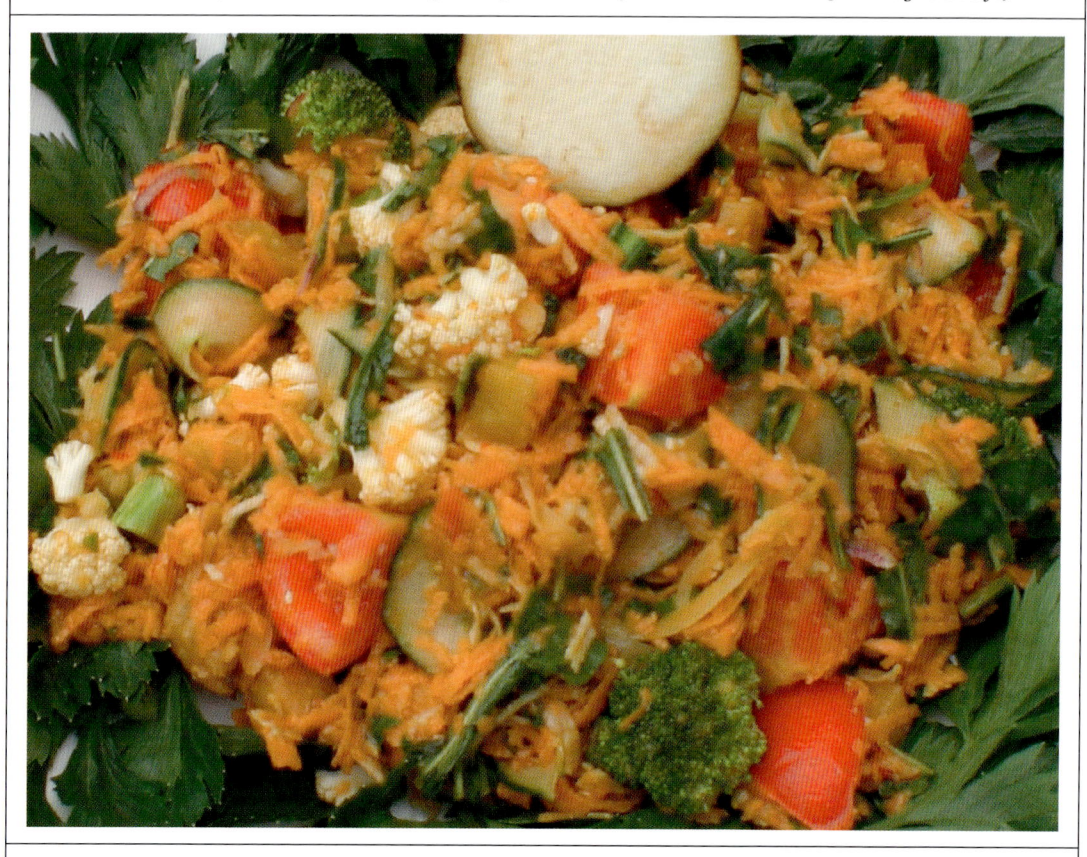

Zutaten:

15 große Karotten
Stück Sellerieknolle
½ Blumenkohl
1 großer Brokkoli
1 Schlangengurke
1 Stange Lauch

1 reife Aubergine (auf Fingerdruck muss sie nachgeben)
1 größere Avocado (wenn keine Avocado verfügbar, eine große Handvoll Sonnenblumenkerne zu Mehl mixen)
Kräuter der Provence oder frisches Basilikum

2 – 3 Zitronen
auf Wunsch Knoblauch
Löwenzahn
Oliven
10 mittelgroße Tomaten
Oliven-, Sonnen- oder Rapsöl

Zubereitung:

Auberginenschale mit dem Turbschäler (siehe Seite 246) entfernen. Anschließend die Gemüsefrucht in drei Zentimeter dicke Scheiben schneiden, diese vierteln und in Öl einlegen bis sich die Auberginenstückchen voll gesaugt haben. (Eine Art Speckstückchen-Attrappe für Freunde der veganen Rohkost). In der Zwischenzeit Karotten und Sellerie mit feiner Gemüseraffel (siehe Seite 246) raspeln. Blumenkohl und Brokkoli in kleine Röschen teilen (Strunk nicht verwenden, damit das feine Geschmackserlebnis erhalten bleibt), Lauch in hauchdünne Ringe schneiden und klein hacken. Gurke fein hobeln. Tomaten achteln. Mit Zitrone, Öl und Kräuter der Provence nach Belieben würzen. Auf Wunsch frisch gepressten Knoblauch dazugeben. Alles gut mischen und einige Minuten durchziehen lassen. Bon appétit!

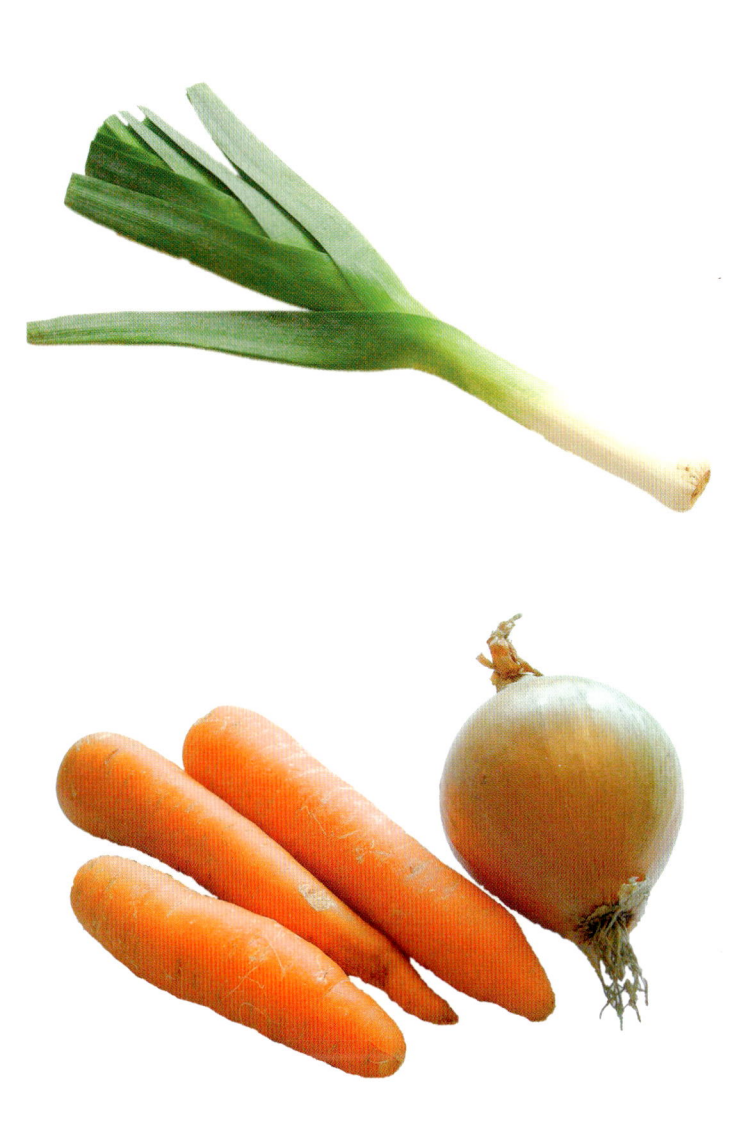

2. Veganer Brotaufstrich (Wurstpastete)

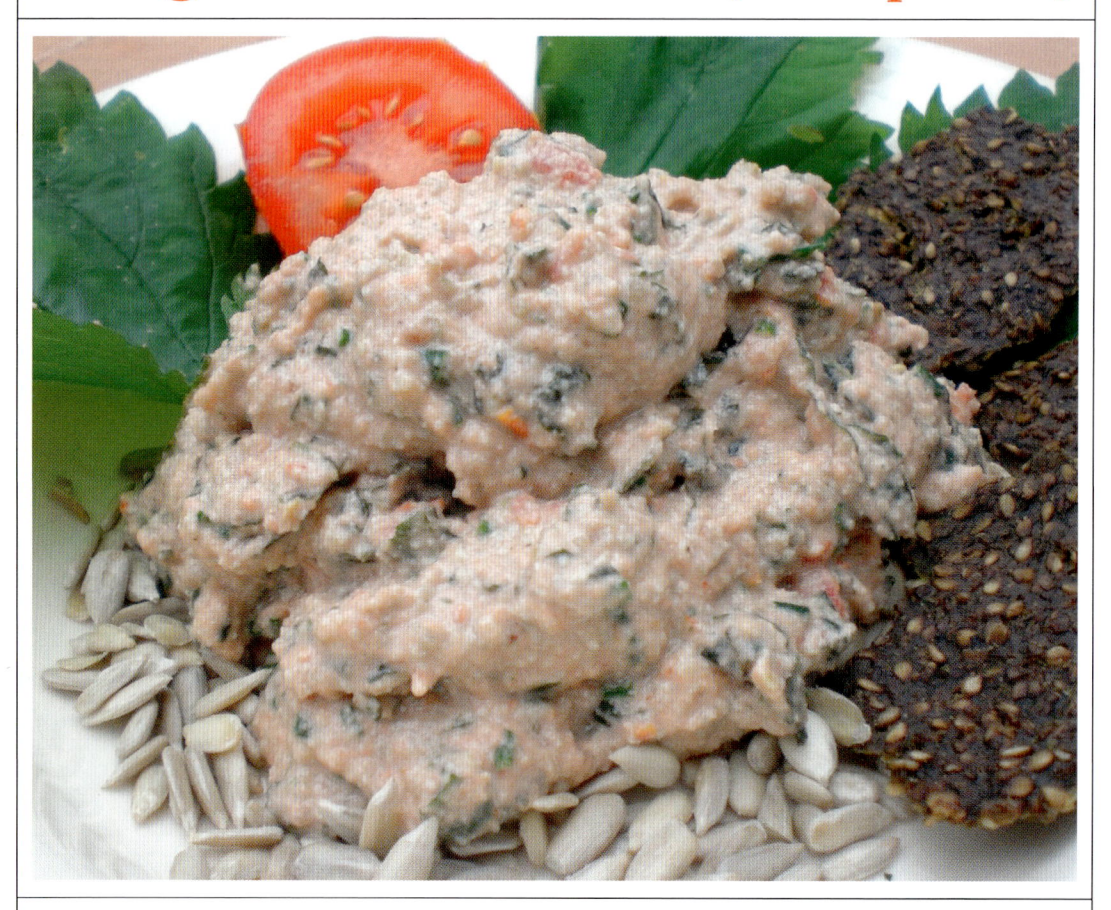

Zutaten:

5-6 Tomaten
1 grüne Paprika
2-3 Peperoni
500g Sonnenblumenkerne
Lauch und Knoblauch
Zitrone und Öl
Kräuter nach Belieben
Kristallsalz

Zubereitung:

Sonnenblumenkerne fein zu Pulver mixen. Zusammen mit Sonnenblumenöl, etwas Zitronensaft, Kräutern nach Wahl, klein gehacktem Lauch und Knoblauch und gemixter Peperoni, Paprika und Tomate mischen. Fertig ist der vegane „Brotaufstrich" bzw. der vegane „Frischkäse". Wenn der selbst gemachte Aufstrich an die gekauften Brotaufstriche im Glas herankommen soll, geben Sie einfach Kristallsalz nach Belieben hinzu.

Wer die Paste fester haben möchte, kann noch fein gemahlenen Blumenkohl, Karotten und Petersilienwurzel hinzufügen.

Wenn der "Wursteig" zu zäh ist, entweder gemixte Gurken oder Tomaten unterrühren. Guten Appetit.

3. Brennessel-Brokkoli-Rahm

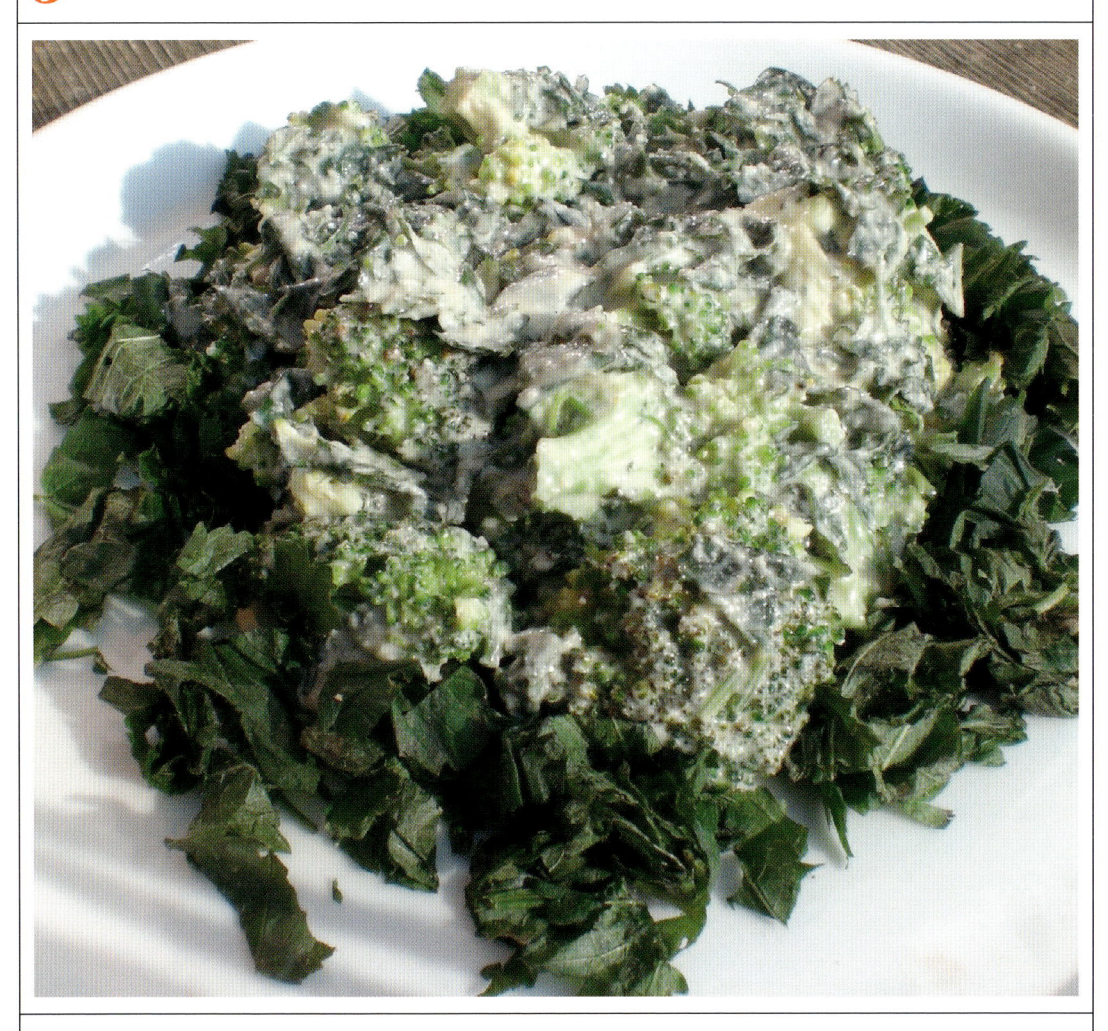

Zutaten:

2 Hände voll Brennessel
1 Brokkoli

Kristallsalz
Sonnenblumenöl
Sonnenblumenkerne

Zubereitung:

Zubereitung wie siehe Stufe 4/Rezept 1. Anschließend gemixte Sonnenblumenkerne unter die Antipasti mischen. Dies verleiht dem Gericht seine Rahmkonsistenz.

4. Waldpilze-Brennessel-Rahm

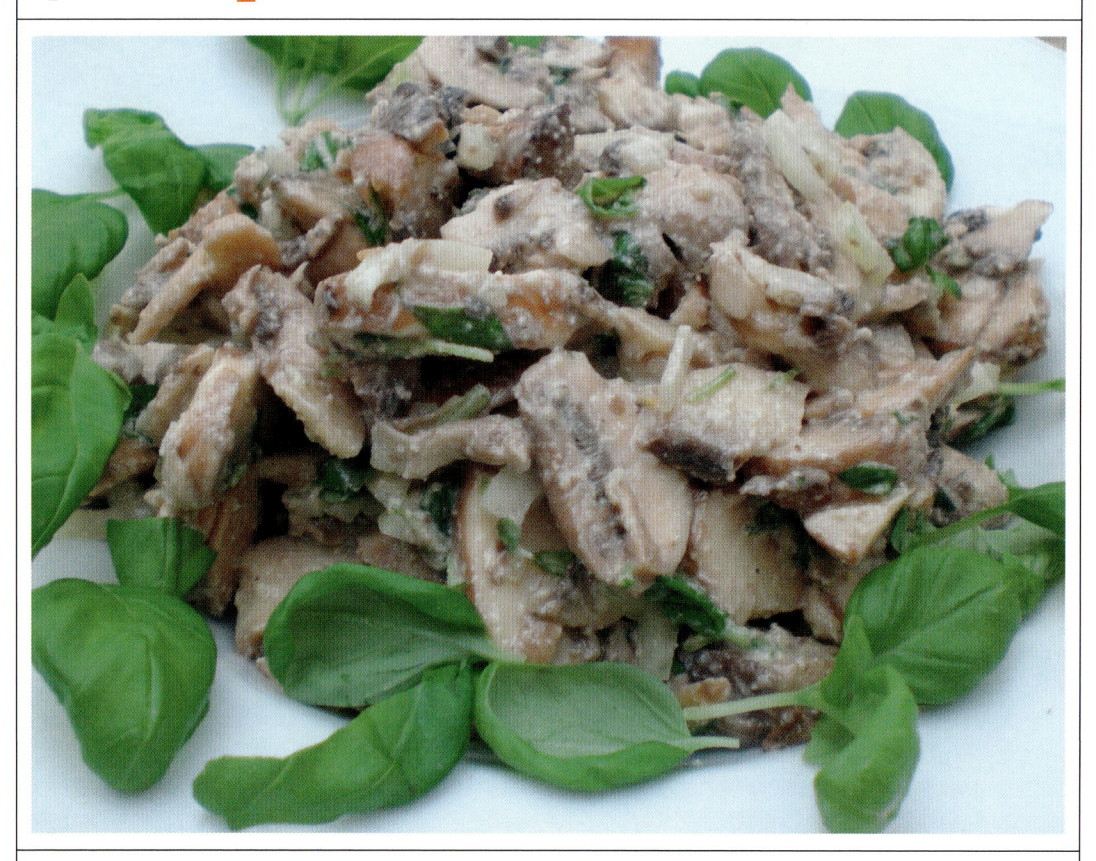

Zutaten:

30 Waldpilze/Champignons

2 Hände voll Brennessel
Sonnenblumenkerne

Kristallsalz
Sonnenblumenöl

Zubereitung:

Siehe voriges Gericht, anstelle von Brokkoli sind die Pilze die Grundlage, die in Scheiben geschnitten werden.

5. Zucchini-Brennessel-Rahm

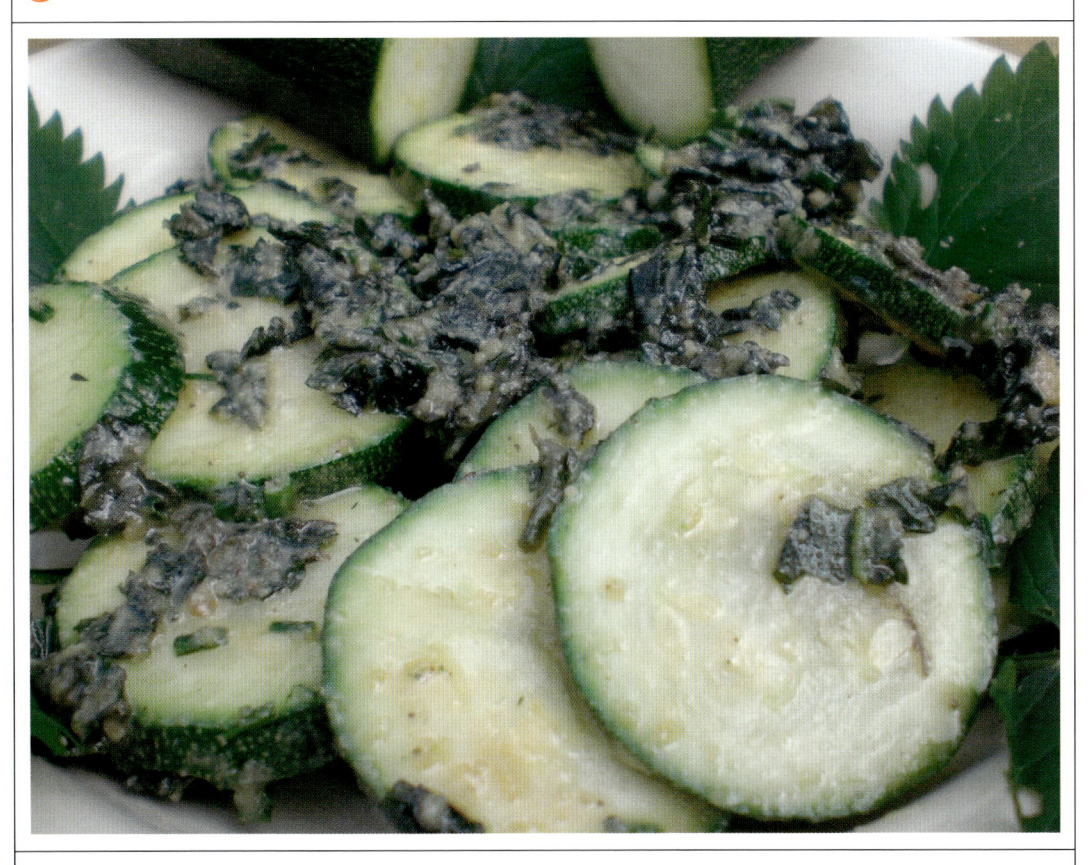

Zutaten:

3-4 Zucchinis

2 Hände voll Brennessel
Schnittlauch

Kristallsalz
Sonnenblumenöl
Sonnenblumenkerne

Zubereitung:

Siehe Gericht Nr. 3, anstelle von Brokkoli sind die Zucchinis die Basis. Sie werden in ca. 5 mm dünne Scheiben geschnitten – die Scheiben sollten weder zu dünn gehobelt werden noch zu dick sein. Mit klein geschnittenem Schnittlauch garnieren.

6. Auberginen-Rahmgericht

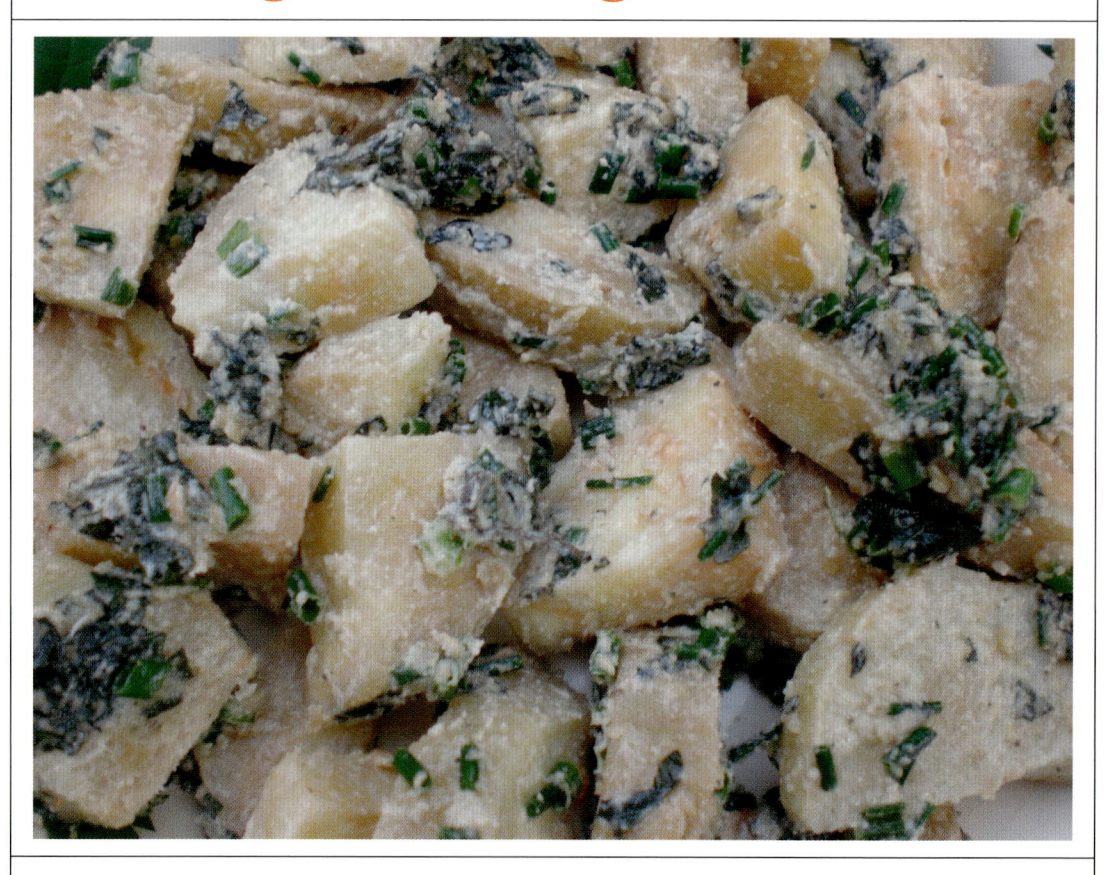

Zutaten:

2 Auberginen

Zwiebeln
frischer Majoran

Kristallsalz
Sonnenblumenöl
Sonnenblumenkerne

Zubereitung:

Die Haut der Aubergine mit dem Turboschäler (siehe S. 246) entfernen, in 1,5 cm dicke Scheiben schneiden und jede Scheibe vierteln oder neunteln, je nachdem wie groß der Durchmesser der Aubergine ist. Zwiebeln mit dem Turboschäler in hauchdünne Ringe hobeln. Auberginenwürfel und Zwiebelringe in Öl und Kristallsalz einlegen und ziehen lassen (Auf Wunsch frisch gepressten Zitronensaft dazu geben).

Auberginen und Zwiebeln in Öl und Zitronensaft eingelegt erinnern im Geschmack etwas an marinierten Fisch. Die Auberginen saugen sehr viel Öl auf und sind schon nach 20 Minuten wunderbar weich in der Konsistenz.

Zu Puder gemixte Sonnenblumenkerne unter die Auberginen-Antipasti mischen. Dies verleiht dem Gericht die Rahmkonsistenz. Mit Majoran würzen.

7. Rahmspinat

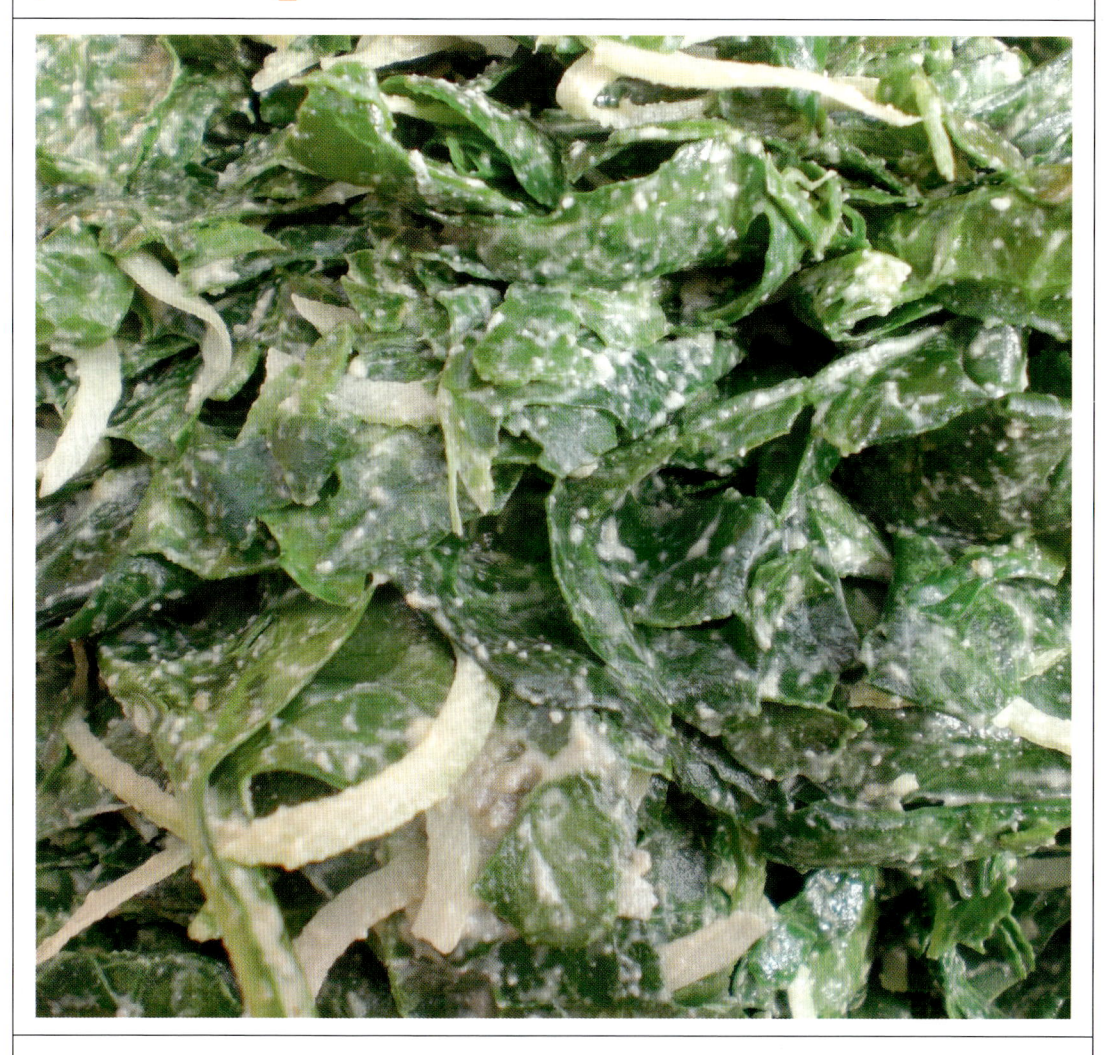

Zutaten:

500g Rahmspinat

Schnittlauch
Kristallsalz

Sonnenblumenöl
Sonnenblumenkerne

Zubereitung:

Spinat waschen und Stile entfernen. Blätter klein schneiden und in Öl, Kräuter und etwas flüssigem Kristallsalz einlegen. Mit gemahlenen Sonnenblumenkernen sahnig rühren. Mehrere Stunden ziehen lassen, fertig ist der Rahmspinat. Guten Appetit.

8. Tomaten-Gurken-Zaziki

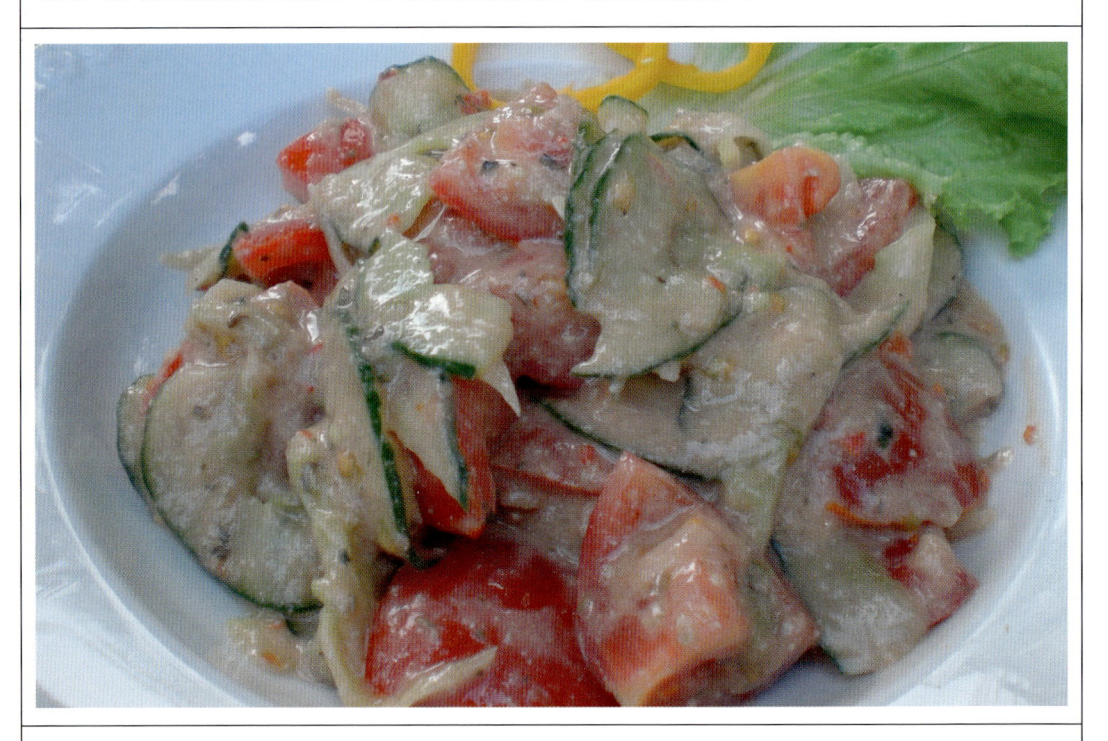

Zutaten:

1 Gurke
4-5 Tomaten
1 Knoblauchzehe
Schnittlauch
1 Zitrone
Kristallsalz
Sonnenblumenöl
Sonnenblumenkerne

Zubereitung:

    Gurken schälen und in feine Scheiben hobeln. Tomaten achteln. Mit Kristallsalz, Knoblauch, Schnittlauch, Sonnenblumenöl und Zitronensaft verfeinern. Sonnenblumenmehl, das für die Sahnekonsistenz verantwortlich ist, unterrühren bis sich das Sonnenblumenpulver vollkommen aufgelöst hat. Lassen Sie sich Ihr „Zaziki", das besser verträglich ist als sein Original (da es kein Milchprodukt ist), munden.

9. Tomatencremesuppe

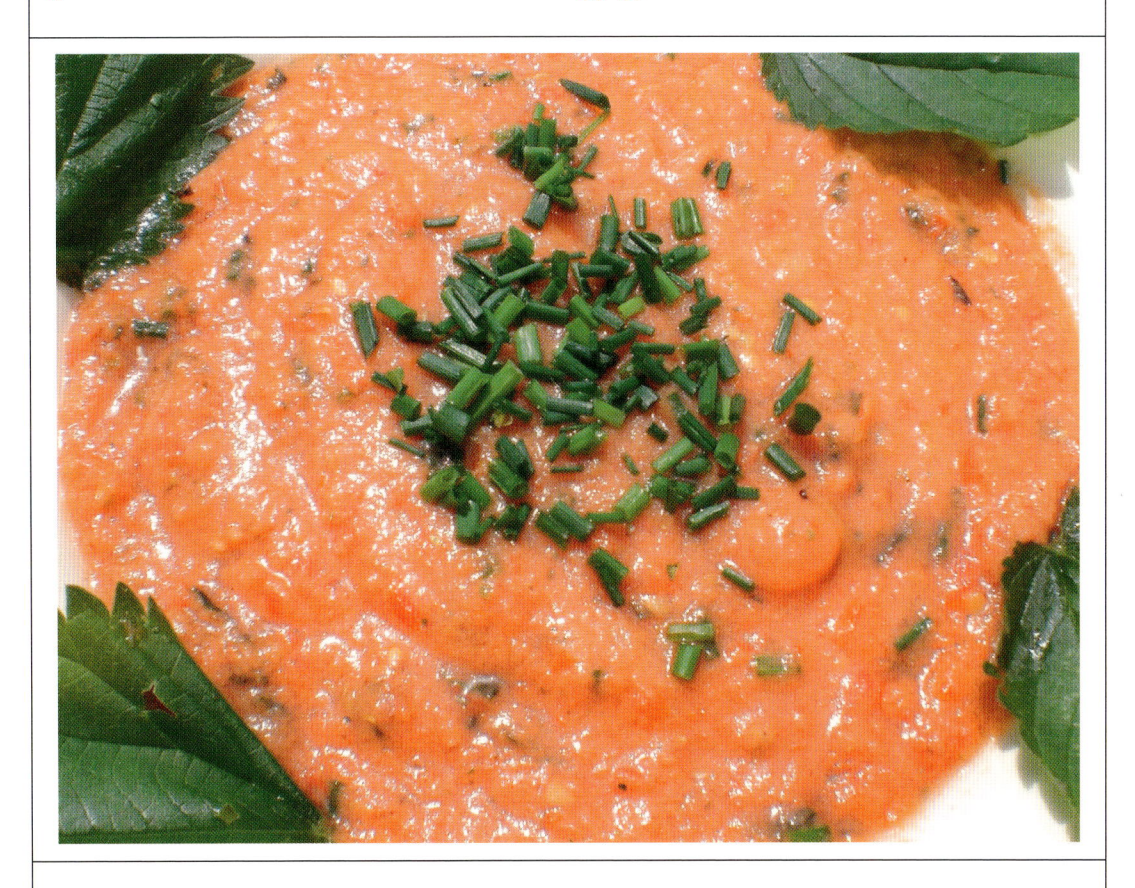

Zutaten:
5-6 größere Tomaten
1 Knoblauchzehe
1 Zitrone
Kräuter der Provence
Kristallsalz
Olivenöl
Sonnenblumenkerne oder
Avocado

Zubereitung:

Frische Tomaten zu einer Suppe mixen. Mit Kräutern der Provence, Olivenöl, Kristallsalz, Zitronensaft und Knoblauch abschmecken. Sonnenblumenkerne fein zu Puder mixen und darunter mischen. Keine Sahne der Welt verleiht dem Gericht eine cremigere Konsistenz als die gemahlenen Sonnenblumenkerne.

10. Champignoncremesuppe

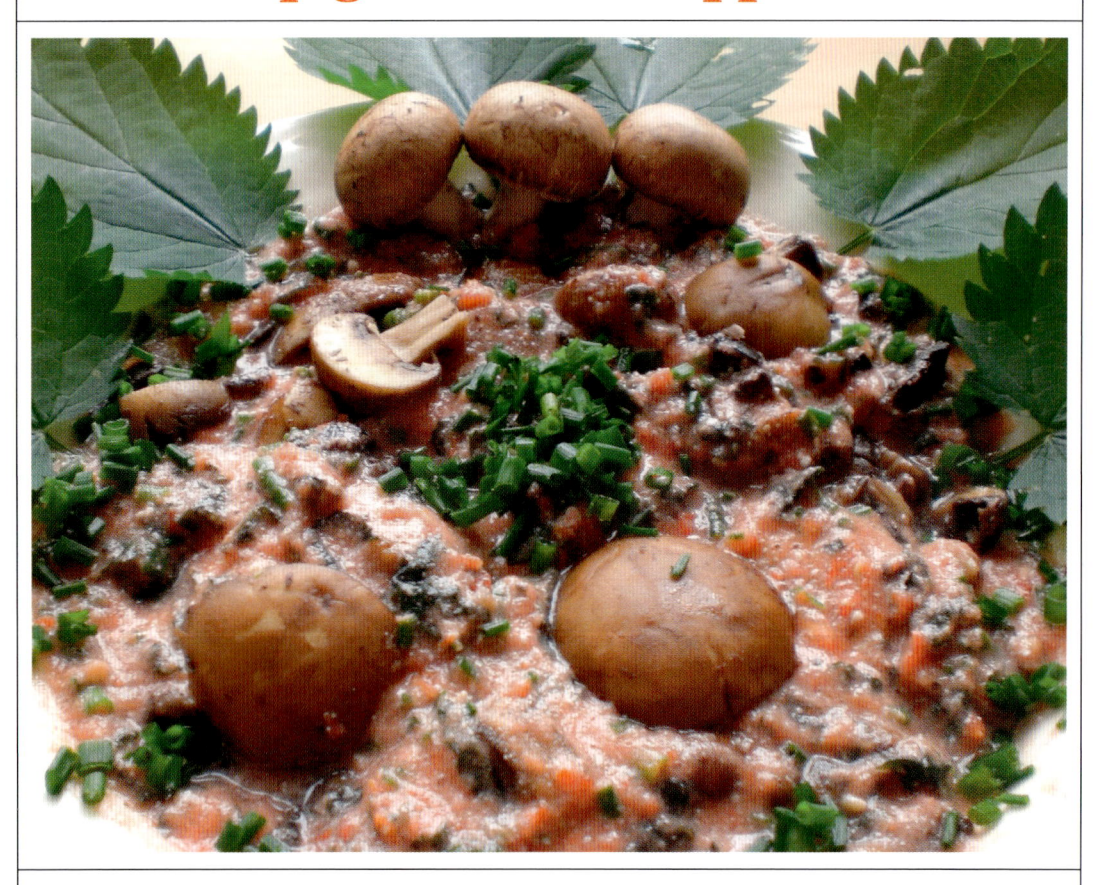

Zutaten:

10 Champigons
5-6 größere Tomaten
1 Knoblauchzehe
Kräuter der Provence
1 Zitrone
Kristallsalz
Olivenöl
Sonnenblumenkerne oder Avocado

Zubereitung:

Champigons mixen und unter die Tomatencremesuppe (voriges Rezept) geben, fertig!

11. Spargelcremesuppe

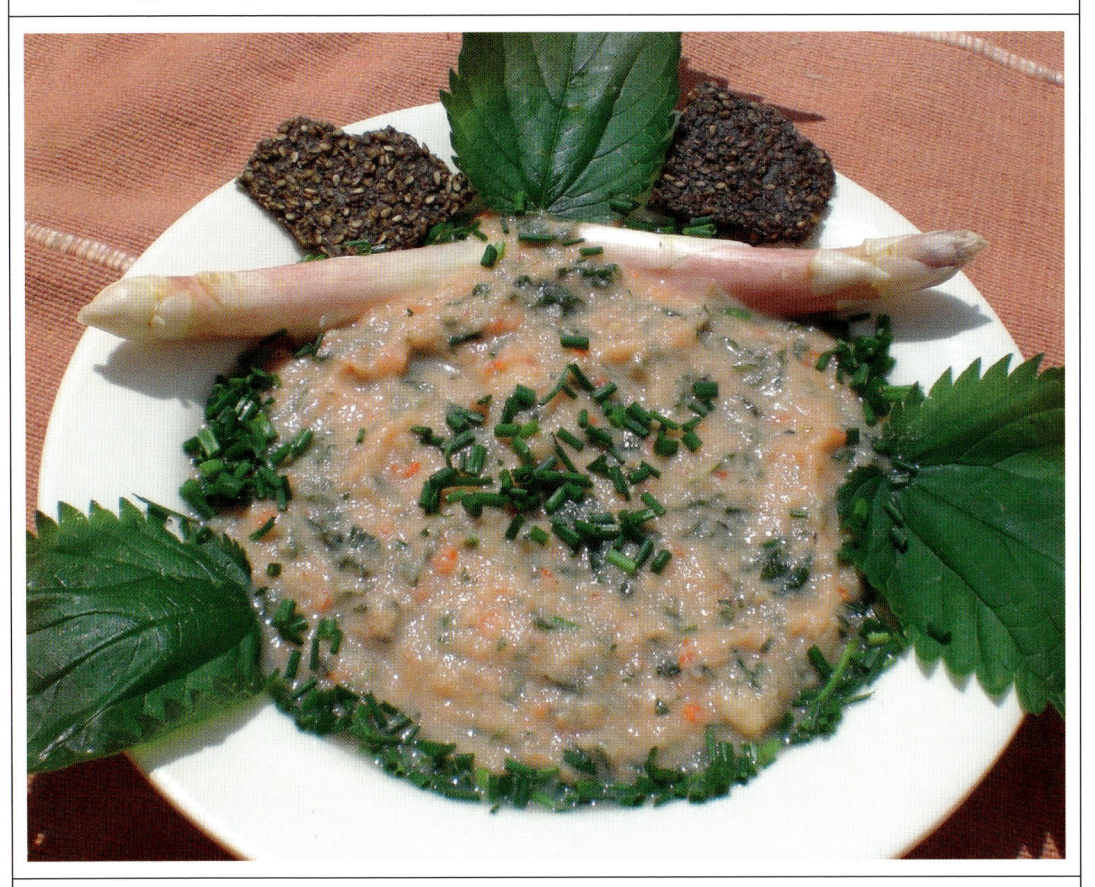

Zutaten:

10-12 Spargelstangen

½ Avocado
5-6 größere Tomaten

1 Zitrone
Kristallsalz
Sonnenblumenöl

Zubereitung:

Spargel schälen und mixen. Sonnenblumenöl, Kräuter, Kristallsalz, gemixte Tomaten und etwas gepressten Zitronensaft dazu geben, fertig ist die Spargelcremesuppe. Sie bedarf keiner Sonnenblumenkerne, da der gemixte Spargel schon cremig genug ist und die Suppe mit pulverisierten Sonnenblumenkernen zu schwer werden würde. Guten Appetit.

12. Brokkolicremesuppe

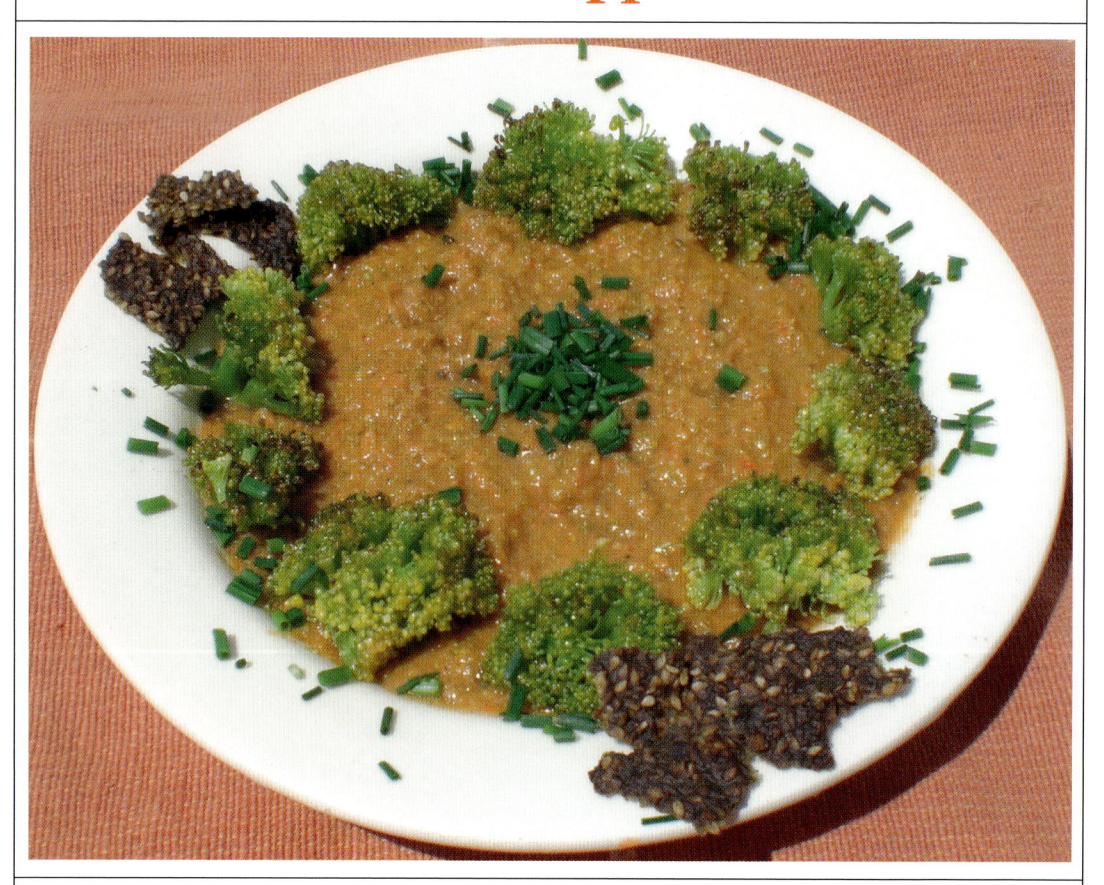

Zutaten:

1 Brokkoli	1 Knoblauchzehe	Kristallsalz
5-6 größere Tomaten	1 Zitrone	Olivenöl
	Kräuter der Provence	Sonnenblumenkerne oder ½ Avocado

Zubereitung:

Die Tomatencremesuppe (Rezept Nr. 9) ist die Suppengrundlage. Brokkoli-Antipasti (Stufe 4/Rezept Nr. 1) in die Suppe geben. Fertig ist die Brokkolicremesuppe, guten Appetit.

13. Spaghetti Bolognese

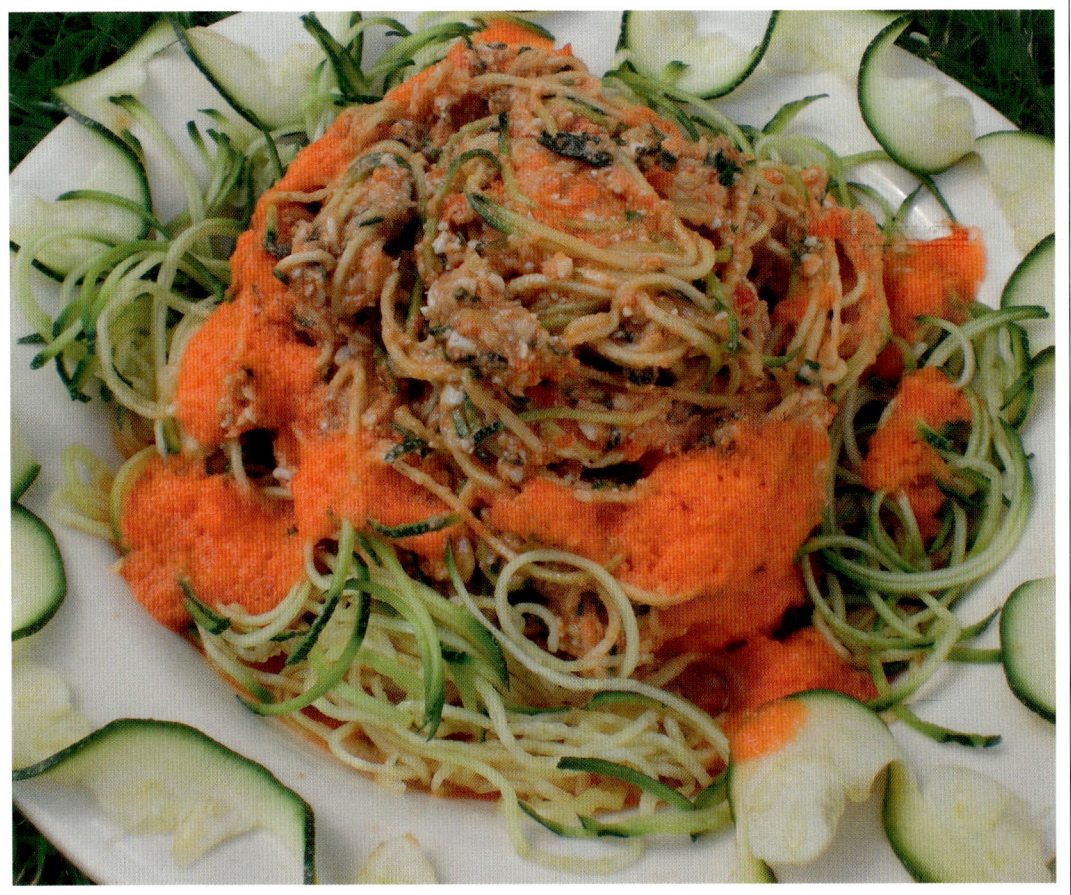

Zutaten für die Bolognese:	Brokkoli Blumenkohl Knollensellerie	Zutaten für Spaghetti:	Sonnenkernöl Kristallsalz
sonnengetrocknete Tomaten	veganer Brotaufstrich	3-4 Zucchini	Oregano

a. Zubereitung der Bolognese - selbst gemachtes Tomatenmark zubereiten:
Sonnengetrocknete Tomaten mehrere Stunden in Wasser einweichen, im Mixer zu Tomatenmark schlagen.

Veganen Brotaufstrich (Rezept Nr. 2) mit körnig mit der Hand zerkleinertem Gemüse (Brokkoli, Blumenkohl, Knollensellerieflocken) mischen, fertig ist die Bolognese.

b. Spaghetti-Zubereitung:
Zucchini mit der Spaghettimaschine (siehe S. 246) zu Spaghetti verarbeiten. Die Zucchini-Spaghetti anschließend in Öl und etwas Kristallsalz mehrere Stunden ziehen lassen. Bolognese zu den Spaghetti geben und gut miteinander mischen, fertig ist die Livingfood-Spaghetti-Bolognese, schmeckt unglaublich originalgetreu. Buon appetito!

14. Spaghetti Gorgonzola

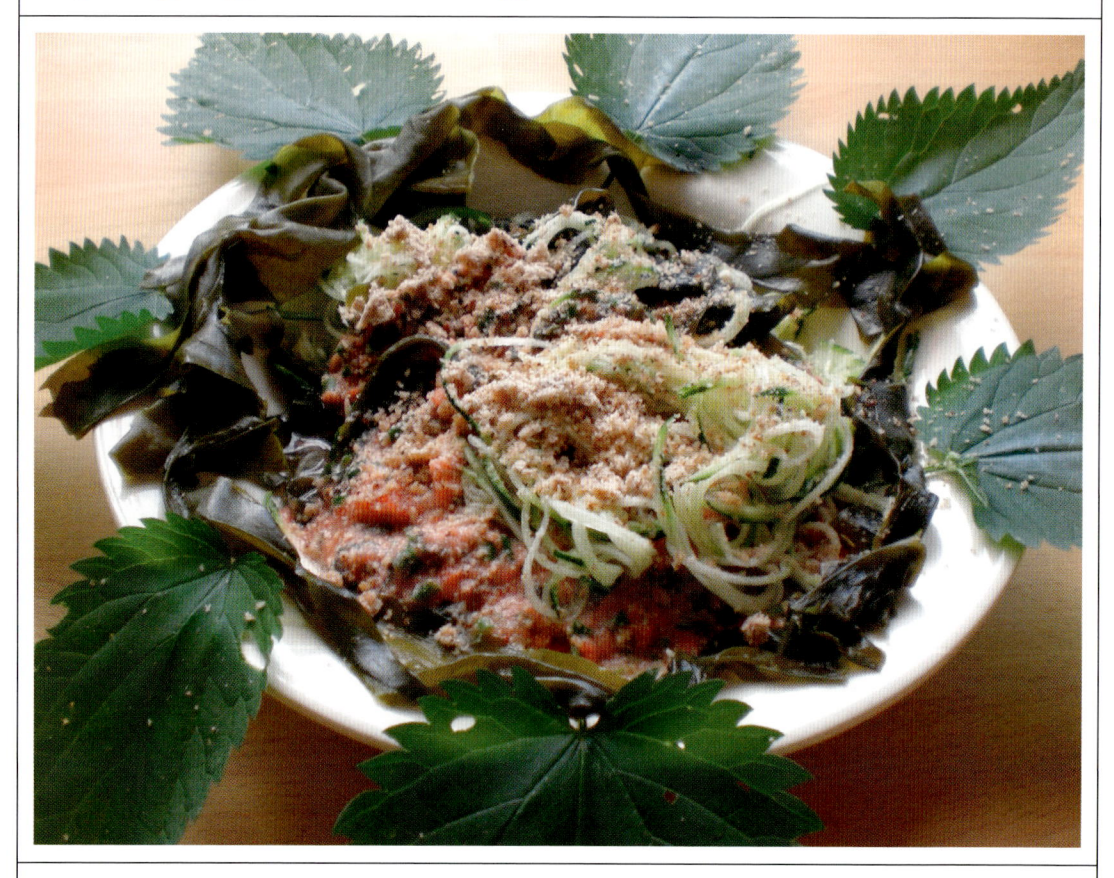

Zutaten:

1 große Zucchini oder 2 Kohlrabi	Kräuter der Provence frisches Basilikum	eine Handvoll Sonnenblumenkerne gemixt	sonnengetrocknete Wakame-Alge (S. 245)
2-3 Tomaten	1 Bund Schnittlauch	Olivenöl	1 Zitrone

a. Zubereitung der Gorgonzola-Soße:

Sonnenblumenkerne fein mahlen und mit gemixten Tomaten mischen, etwas Zitronensaft, Öl und Kräuter dazugeben, fertig ist die Soße.

b. Spaghetti-Zubereitung siehe voriges Rezept

Spaghetti auf dem Teller servieren und Gorgonzola-Soße darüber gießen, fertig sind die Pasta, buon appetito!

Wer etwas „**Parmesankäse**" über die Spaghetti streuen möchte, kann eine kleine handvoll Mandeln zu Mehl mixen und löffelweise über die Spaghetti mit Gorgonzola-Soße streuen.

15. Hamburger von Mc Delias

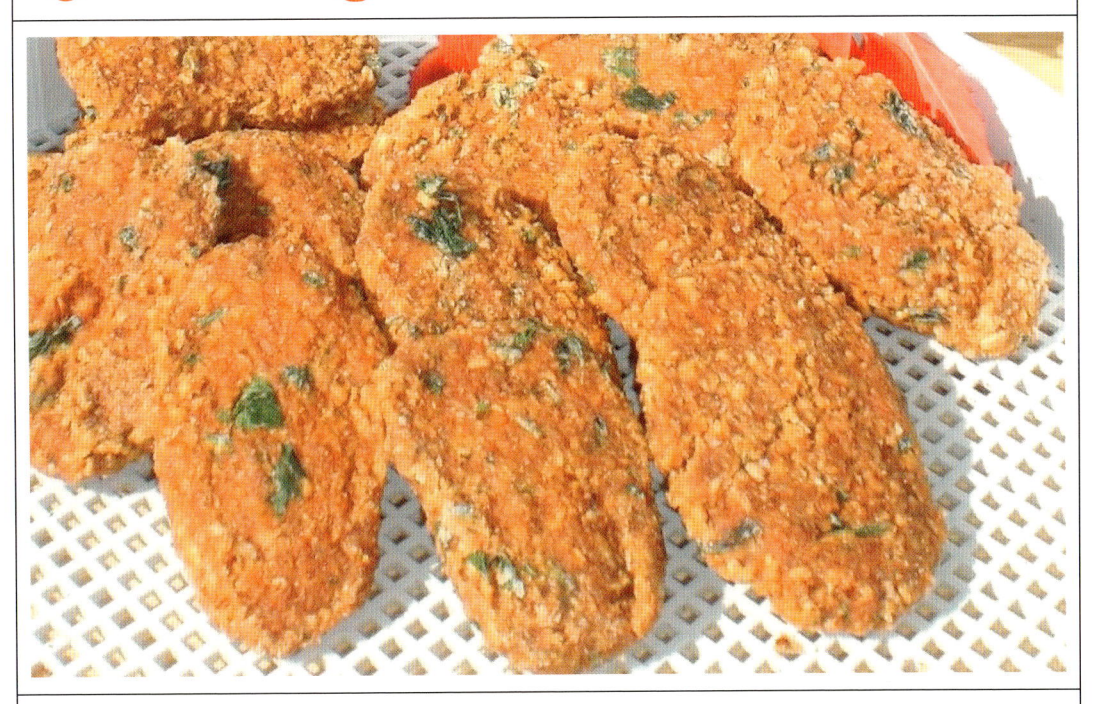

Zutaten:

„Frikadelle" (Hamburger)

Essener Brot
„Tomatenketchup"
Zwiebeln

Tomate
Kopfsalat
„Käse" (veganer Aufstrich)

Zubereitung:

„Frikadelle" (4. Stufe/Rezept Nr.11) halbieren, zusammen mit Zwiebelringen, Kopfsalatblatt, Tomatenscheibe auf das Essener Brot legen. Tomatenketchup (Zubereitung: Tomatenmark - siehe Rezept Nr. 13 unter Bolognese - mit geschroteten Sonnenblumenkernen, etwas Kristallsalz und Zitrone mischen) nach Belieben dazugeben, zweites Salatblatt auflegen und zum Abschluss Frischkäse (siehe Nr. 2 veganer Brotaufstrich) aufstreichen.

Die zweite Essener-Brotscheibe als Burgerdeckel oben auflegen und alles gut zusammendrücken. Have a good appetite!

16. Indisches Brokkoli-Rahmcurry

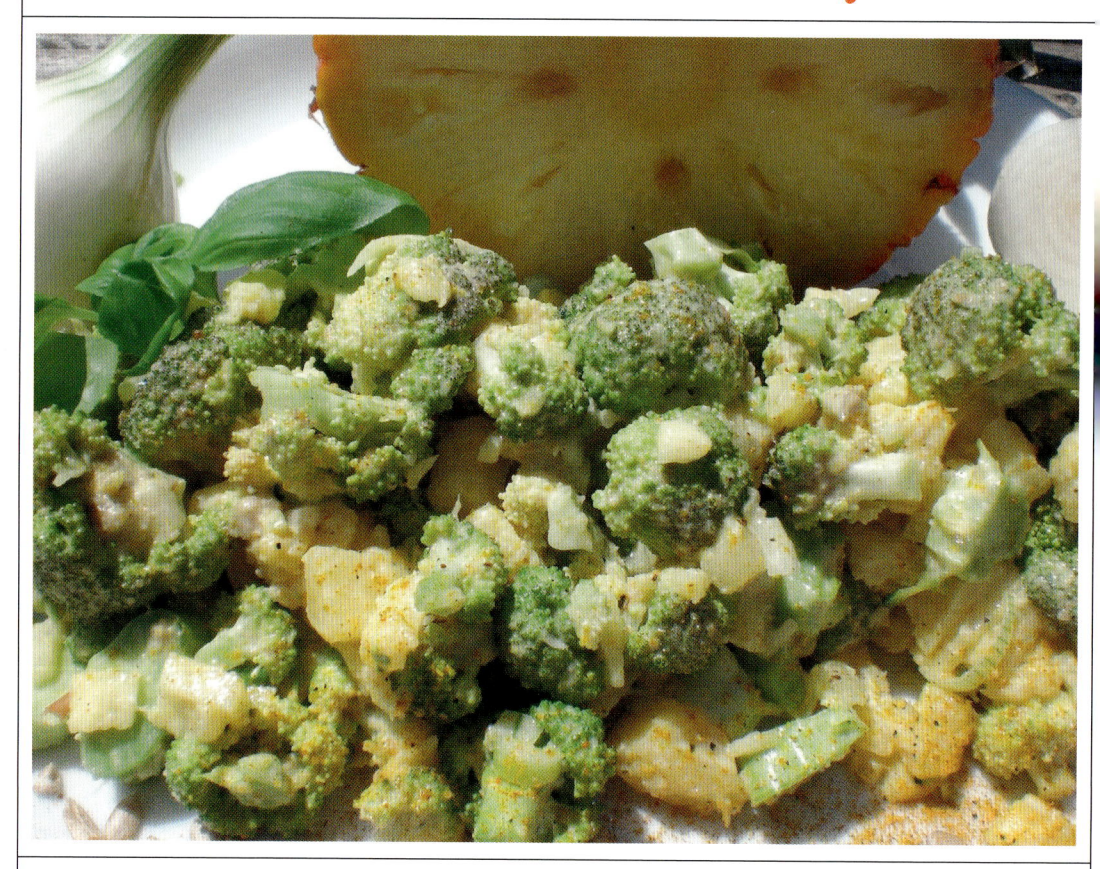

Zutaten:

2-3 Brokkoli

½ Ananas
½ Lauch
Curry

Zitrone
Knoblauch
frische Kräuter

Kristallsalz
Sonnenblumenöl
Sonnenblumenkerne

Zubereitung:

Mehrere Brokkolis in kleine Röschen schneiden, Stiele weglassen. Halbe Ananas in kleine Würfel schneiden. Lauch fein schneiden und klein hacken. Mit Curry, Zitrone, Sonnenblumenöl, Knoblauch, frischen Kräutern und etwas Kristallsalz abschmecken. Sonnenblumenkernmehl darunter rühren. Mindestens 30 Minuten, besser 60 Minuten ziehen lassen.

17. Pizza

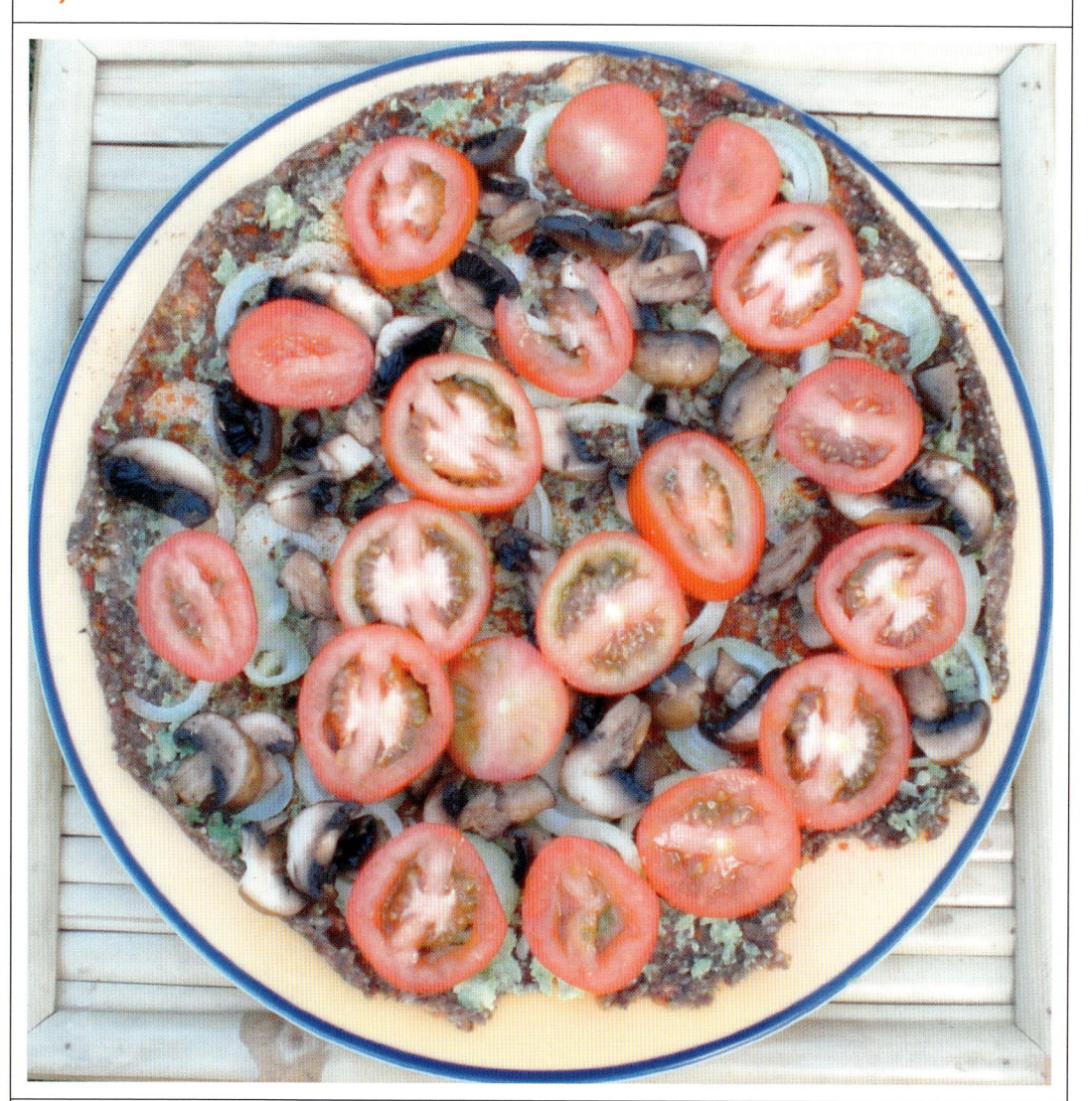

Zutaten:			
Pizzakräcker	Oregano	Champignon-Antipasti	Tomaten
Tomatenmark	Majoran	Brokkoli-Antipasti	Knoblauch
	Basilikum	Auberginen-Antipasti	Frischkäse (siehe Rezept Nr. 2)

Zubereitung:

Pizzakräcker mit Tomatenmark (siehe Rezept Nr. 13 - Bolognese) bestreichen, mit Antipasti und frischen Tomatenscheiben belegen. Zum Schluss wird die Pizza mit dem „Frischkäse" (siehe 5. Stufe/Rezept Nr. 2), der diesmal mit Knoblauch, Oregano, Majoran und Basilikum verfeinert wurde, bestrichen. Pronto! Buon Appetito.

18. gefüllte Paprika

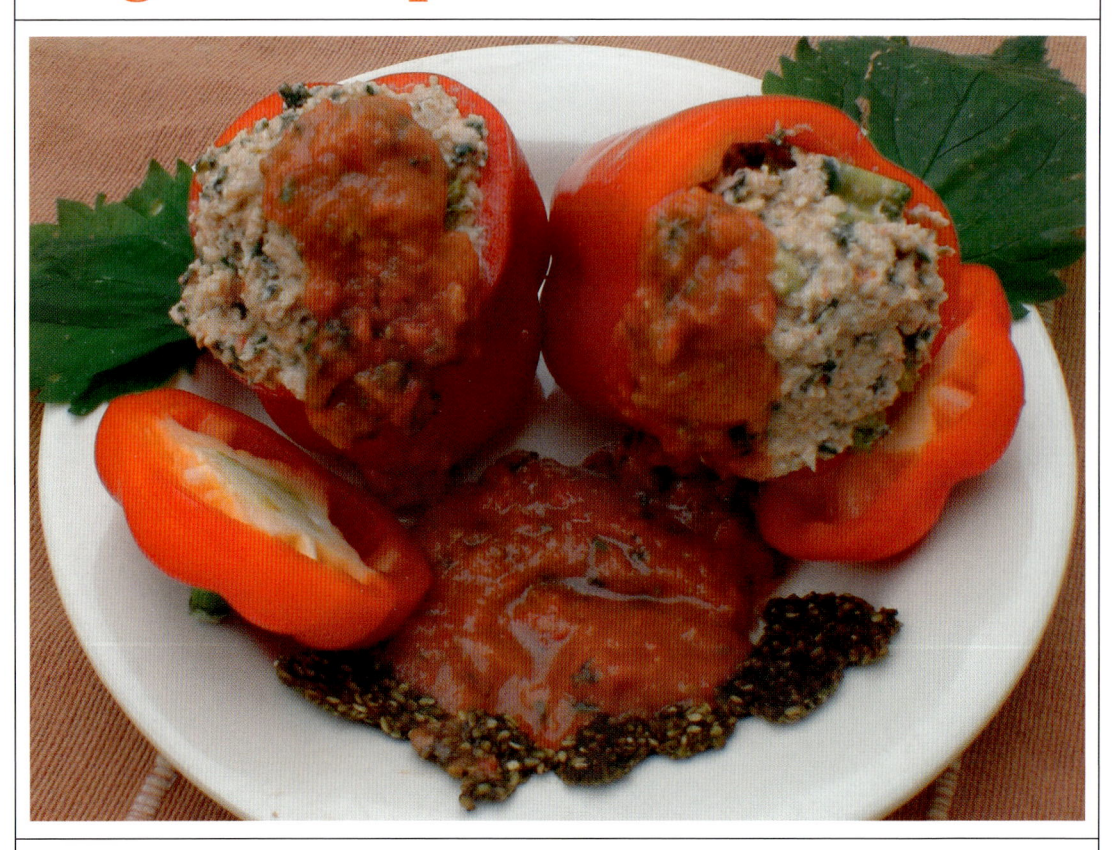

Zutaten je Person:	1 große rote Paprika Knollensellerie	Blumenkohl Antipasti	Veganer Brotaufstrich Sonnenblumenkerne Tomatencremesuppe

Zubereitung:

Den Deckel der Paprika herunter schneiden und die Paprika aushöhlen. Den veganen Brotaufstrich mit den Antipasti (Brokkoli-, Champignon- Auberginen-Antipasti siehe Stufe 4/Rezepte 1, 2, 4)), Knollenserieflocken und geriebenem Blumenkohl (mit der Jupiter Gemüseraffel, siehe Seite 246, ganz fein mahlen) mischen, fertig ist die vegane „Reis-Hackfleischfüllung". Die Paprika damit füllen, den Paprikadeckel daraufsetzen und die Tomatensauce dazu servieren. Die Paprika halbieren und die Sauce darüber gießen. Die Sauce besteht aus der Tomatencremesuppe (Rezept Nr. 9), die etwas dicker angerührt wird, indem mehr Sonnenblumenpulver dazugegeben wird. Fertig, guten Appetit.

Wenn Sie nicht zurechtkommen mit der Zubereitung, immer wieder aufs Neue herumexperimentieren, jede Zubereitung ist einmalig. Im Endeffekt kommt jedes Mal ein neues Gericht dabei heraus, obwohl es sich um das gleiche Rezept handelt.

6. Stufe – Kompromissstufe IV:
Obst-Gemüse/Getreide-Mischungen ohne Salz - **Farbe Hellblau**

Diese sechste Stufe - zumeist Süßspeisen wie Rohkostkuchen und -gebäck - ist nicht ideal für die Verdauung, da Fuselalkohol gebildet wird, der die Obstverdauung blockiert. Dennoch sind diese rohköstlichen Schleckereien den normalen Süßspeisen meilenweit voraus. Weder erhitzte Moleküle noch Zusätze, Haltbarmacher, künstliche Aromen etc. sind darin enthalten. Diese gesunden Ausnahmen sollten nicht tagtäglich genossen werden. Genehmigen Sie sich diese relativ gesunden Leckereien zu besonderen Anlässen wie Geburtstagsfeiern, Hochzeiten, Geschäftsessen oder Jubiläen etc.

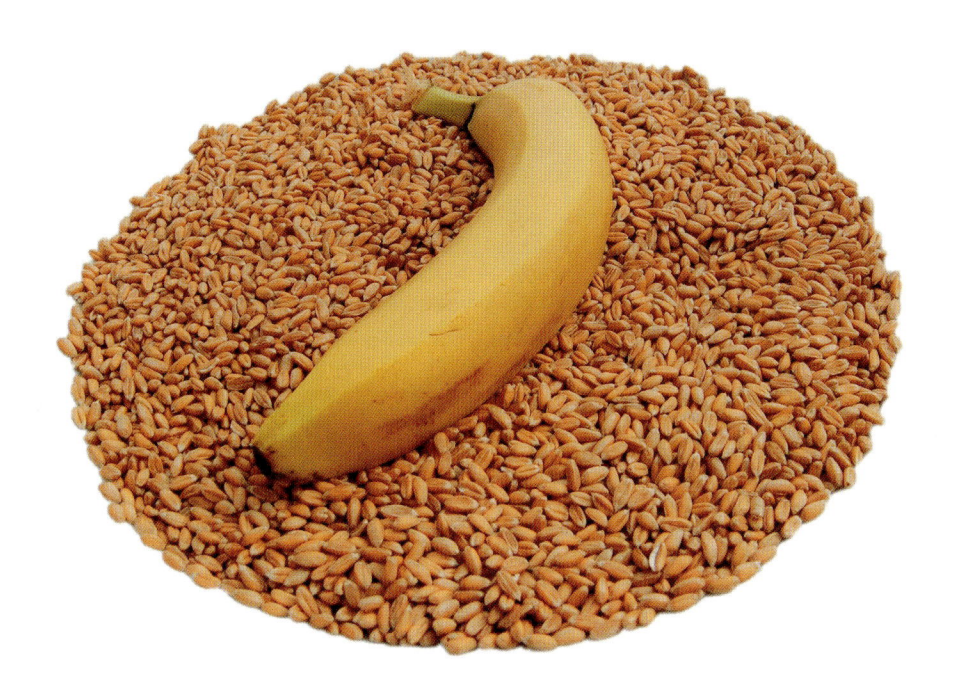

1. Heidelbeerkuchen

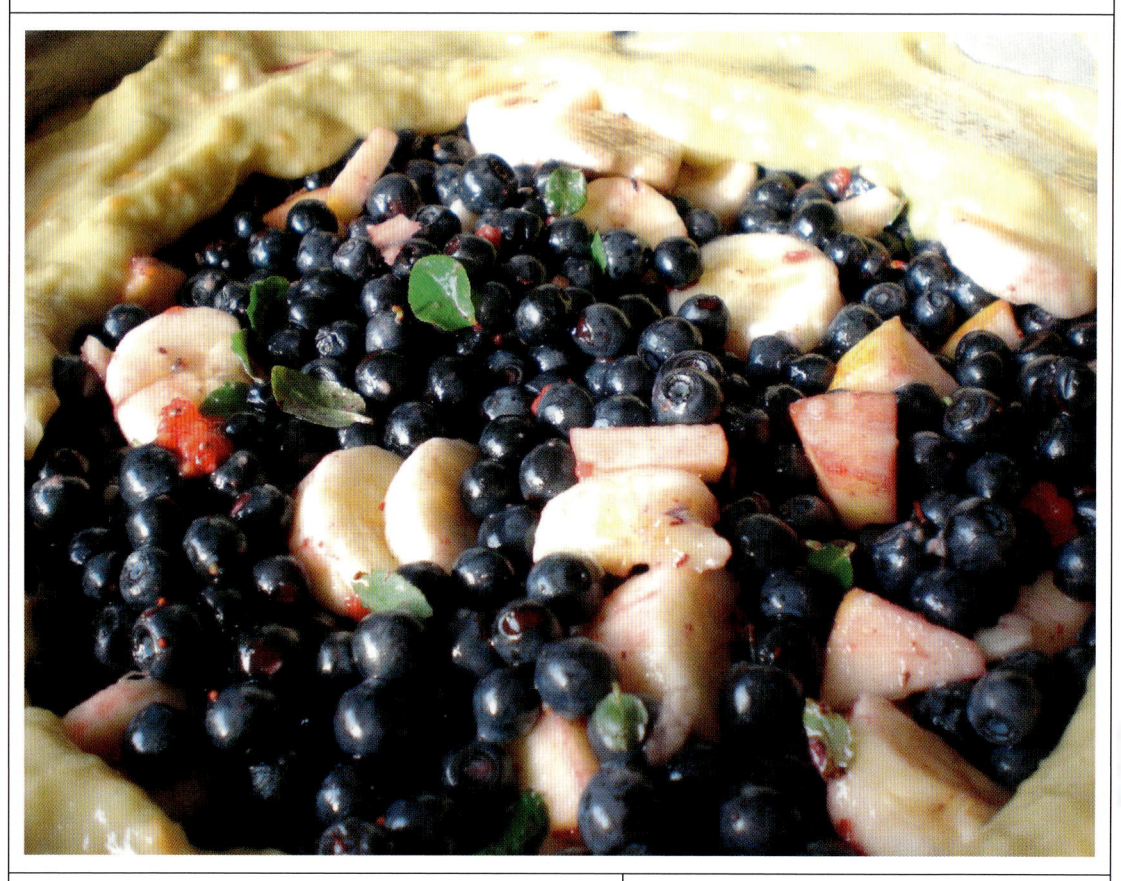

a. Zutaten Kuchenboden:
250 g gemahlene Mandeln
1-2 El gemahlener Buchweizen
evtl. Braunhirse
3-4 Feigen getrocknet oder 1-2 Bananen
Zimt
1-2 EL Wasser

b. Zutaten Kuchenbelag:
Heidelbeeren und Bananen, ein Teil als Creme püriert
Kokos-Vanille-Konfekt (siehe S. 244)

a. Zubereitung Kuchenboden:
Mandeln und Buchweizen mahlen und mit Banane und Zimt durchkneten. Den Teig in der Kuchenform verteilen. Einen Teil der Nüsse kann man auch durch frische Haferflocken ersetzen.

b. Zubereitung Kuchenbelag:
Kokos-Vanille-Konfekt (siehe Seite 244), einen Teil der Heidelbeeren und eine Banane pürieren und auf den Kuchenboden streichen. Anschließend den Kuchen mit den restlichen ganzen Heidelbeeren und Bananenstückchen belegen.

2. Zwetschgenkuchen

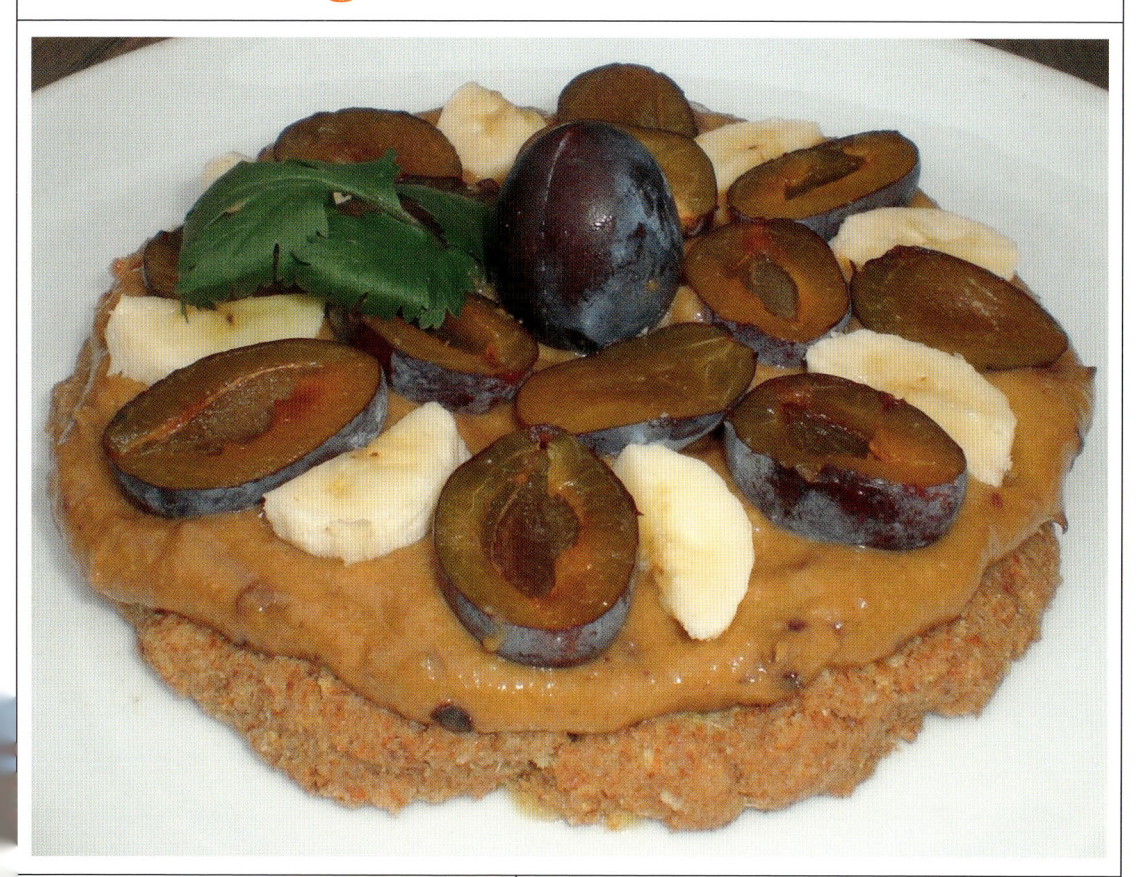

a. Zutaten Kuchenboden:
Siehe Rezept Nr. 1

b. Kuchenbelag:
Zwetschgen und Bananen(stückchen), ein Teil als Creme püriert
Kokos-Vanille-Konfekt (siehe S. 244)

a. Zubereitung Kuchenboden:
Siehe Rezept Nr. 1

b. Zubereitung Kuchenbelag:
Zwetschgen klein schneiden, mit Zitronensaft und zerkrümeltem Kokos-Vanille-Konfekt (siehe Seite 244) mischen. Braunhirse und etwas Öl, wenn man zu wenig Nüsse hat, dazugeben, alles gut vermengen und auf den Kuchenboden streichen. Anschließend mit den restlichen Zwetschgenhälften und Bananenstückchen belegen.

3. Einfacher Apfelkuchen

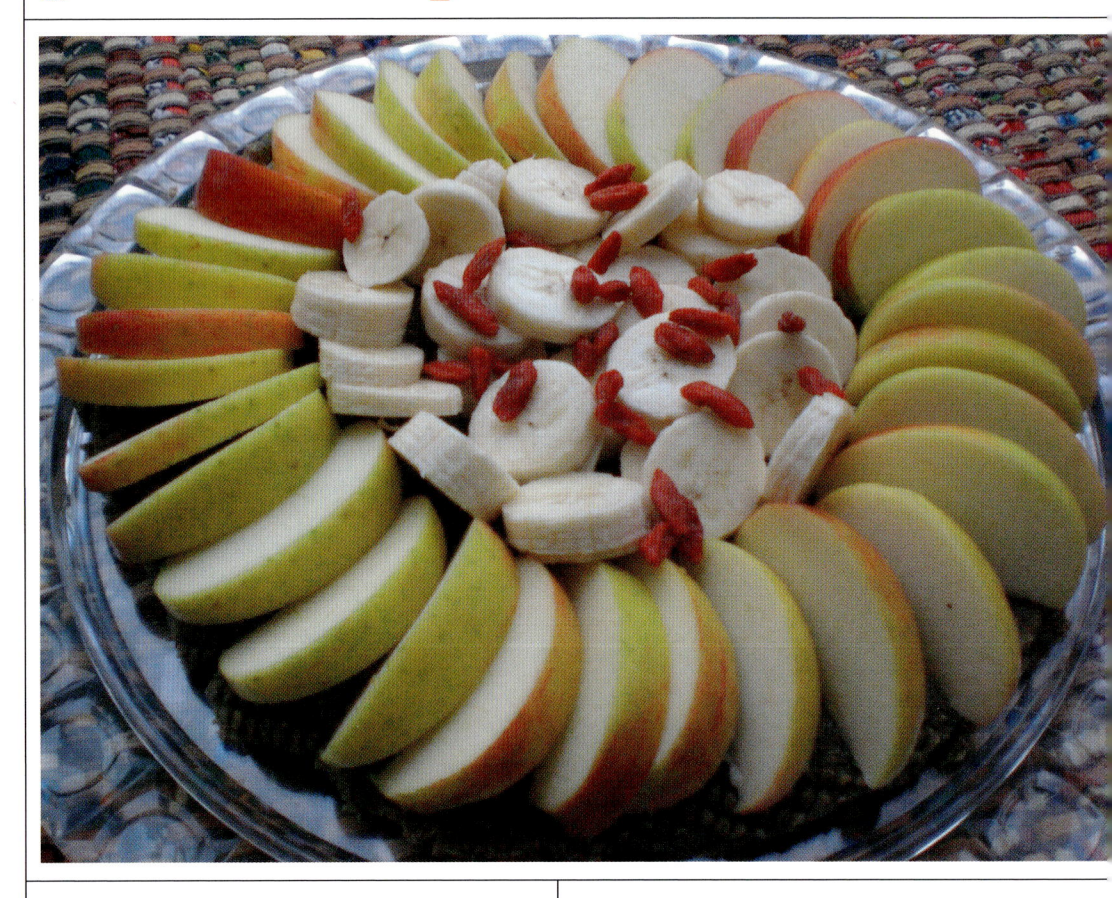

a. Zutaten Kuchenboden:	b. Kuchenbelag:
Siehe Rezept Nr. 1	2-3 Äpfel und Bananen(stückchen), ein Tei‹ als Creme püriert Honig Zitrone Kokos-Vanille-Konfekt (siehe S. 244)

a. Zubereitung Kuchenboden:
Siehe Rezept Nr. 1

b. Zubereitung Kuchenbelag:
    Äpfel mit einer Reibe in dünne Scheiben schneiden, etwas in Honig und Zitrone de‹ Haltbarkeit wegen einlegen, gut abtropfen lassen, damit der Kuchenboden nicht zu nass wird. Banane mit Apfel mixen und auf den Kuchenboden verteilen. Anschließend mi‹ Apfelschnitzen und Bananenstücken belegen. Guten Appetit.

4. Kirschkuchen

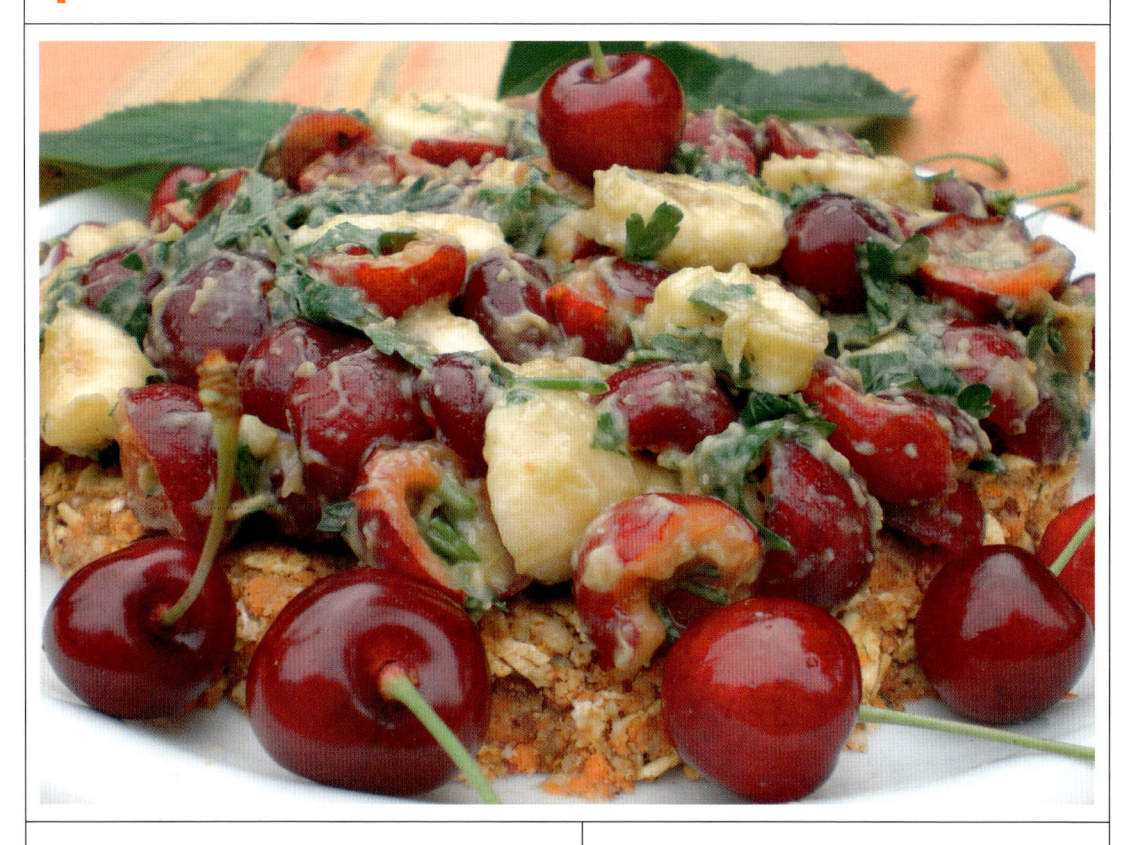

a. Zutaten Kuchenboden:
Siehe Rezept Nr. 1

b. Kuchenbelag:
Kirschen und Bananen(stückchen), ein Teil als Creme püriert
Kokos-Vanille-Konfekt (siehe S. 244)

a. Zubereitung Kuchenboden:
Siehe Rezept Nr. 1

b. Zubereitung Kuchenbelag:
Wie Heidelbeerkuchen, anstelle von Heidelbeeren entkernte Kirschen verwenden.

5. Erdbeerkuchen:

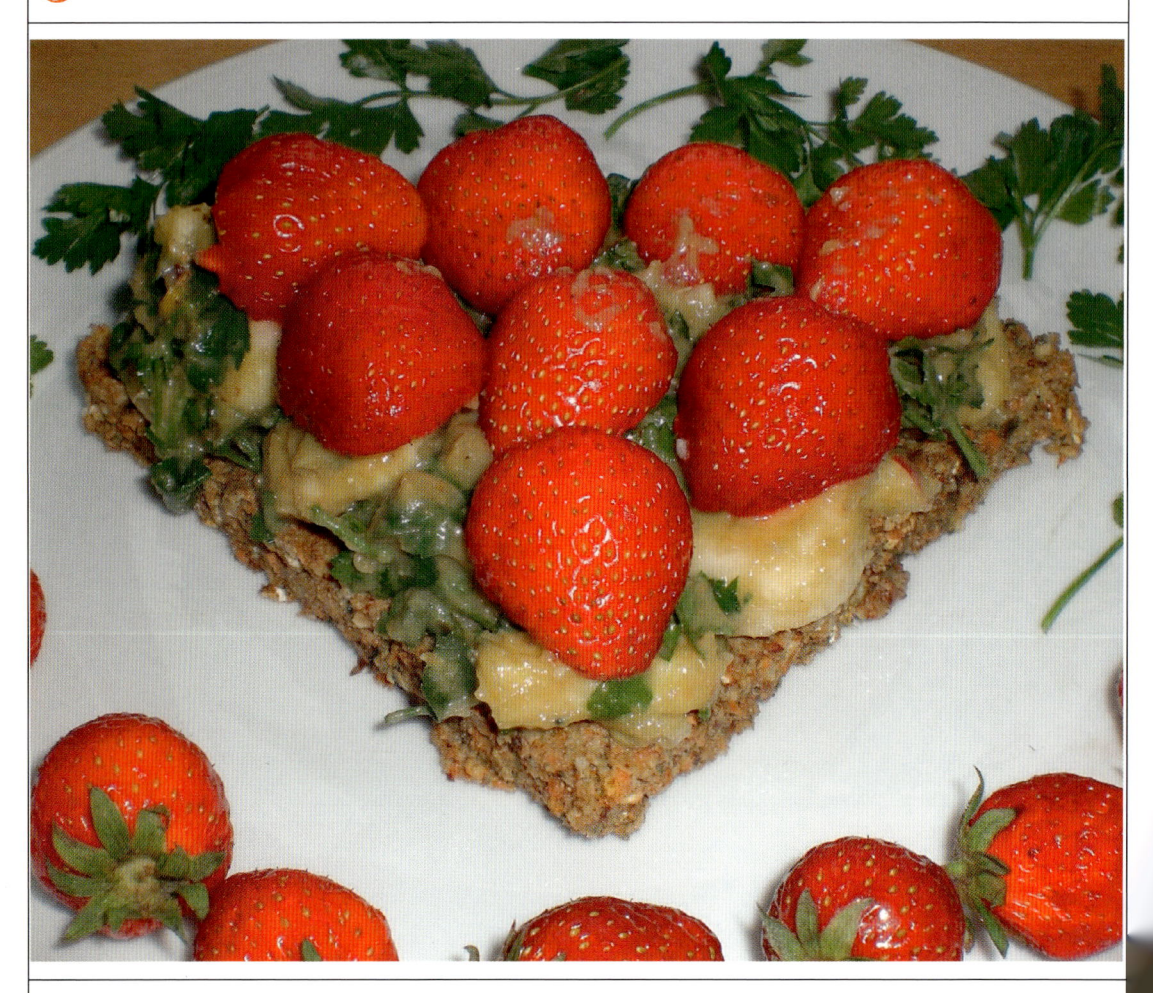

Zutaten und Zubereitung:

Siehe Heidelbeerkuchen (Rezept Nr. 1) - anstelle von Heidelbeeren Erdbeeren verwenden.

6. Nussmakronen

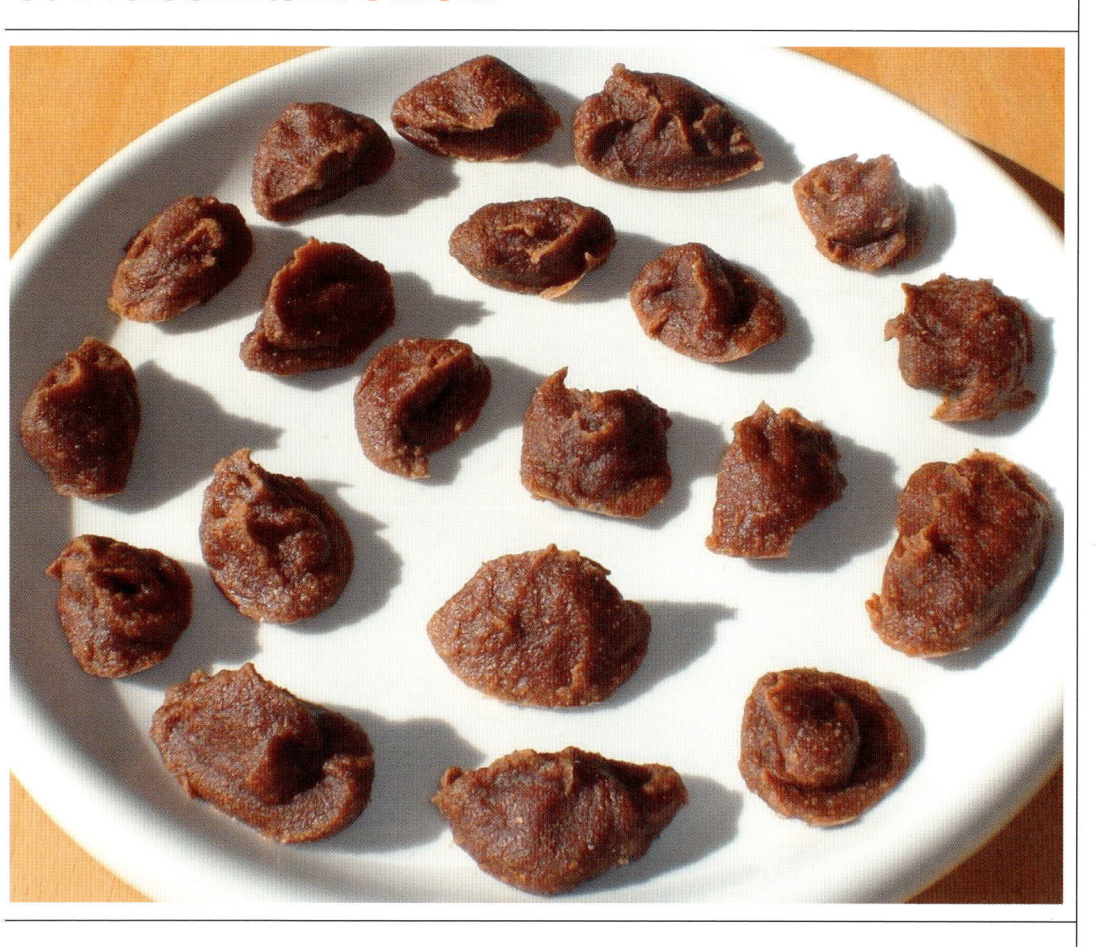

Zutaten:

250g Nüsse

reife Birnen
reife Bananen

Zimt
Nelkenpulver
ggf. Honig

Zubereitung:

Nüsse mahlen. Reifes Obst pürieren, unter die gemahlenen Nüsse mischen. Mit Gewürzen abschmecken. Der Teig sollte so fest sein, dass kleine Häufchen auf das Trockengitter des Trockners (siehe Seite 246) gesetzt werden können. Sechs bis acht Stunden trocknen, bis die Häufchen nur noch innen etwas weich sind.

7. Apfel-Nusskuchen

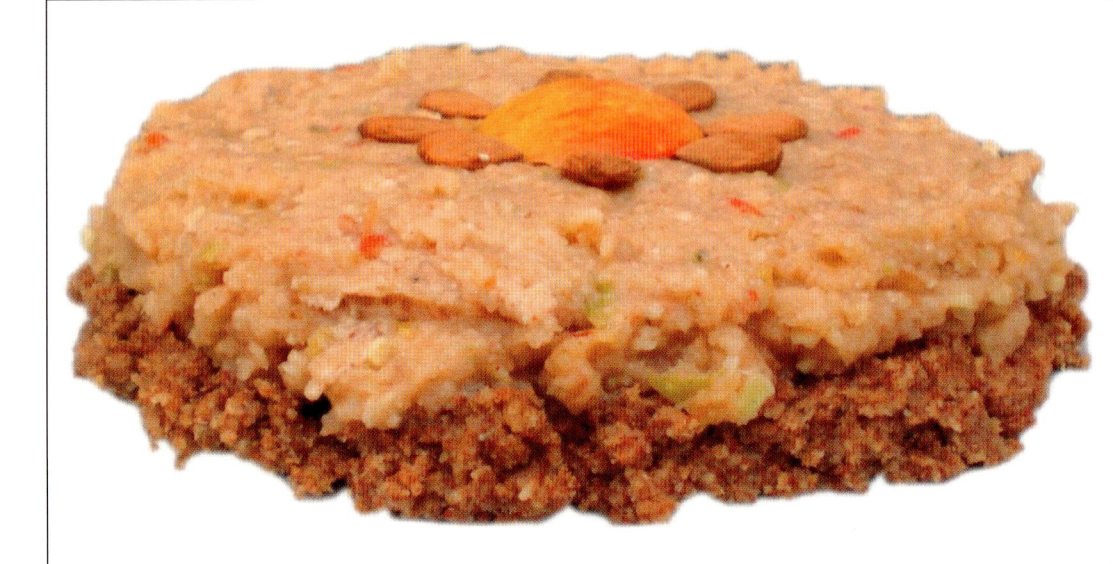

a. Zutaten Kuchenboden:

300 g gemahlene Nüsse
½ Banane
evtl. Honig
Zimt
etwas frisch gepresster Orangensaft

b. Kuchenbelag:

3-4 mehlige Äpfel
1-2 Bananen
Rosinen
Mandelstiftchen
Zimt

a. Zubereitung Kuchenboden:

Alle Zutaten mischen. Kuchenform/blech ca. 1,5 cm dick mit dem Teig bestreichen (Teig sollte streichfest sein - wenn er zu feucht ist, Buchweizenmehl oder noch mehr gemahlene Nüsse hinzufügen)

b. Zubereitung Kuchenbelag:

Äpfel mit der Jupiter Küchenmaschine (siehe Seite 246) raspeln, Bananen pürieren, mit Rosinen und Mandelstiftchen mischen, mit Zimt verfeinern. Auf den Kuchenboden streichen. Kühl servieren.

8. Karottenkuchen

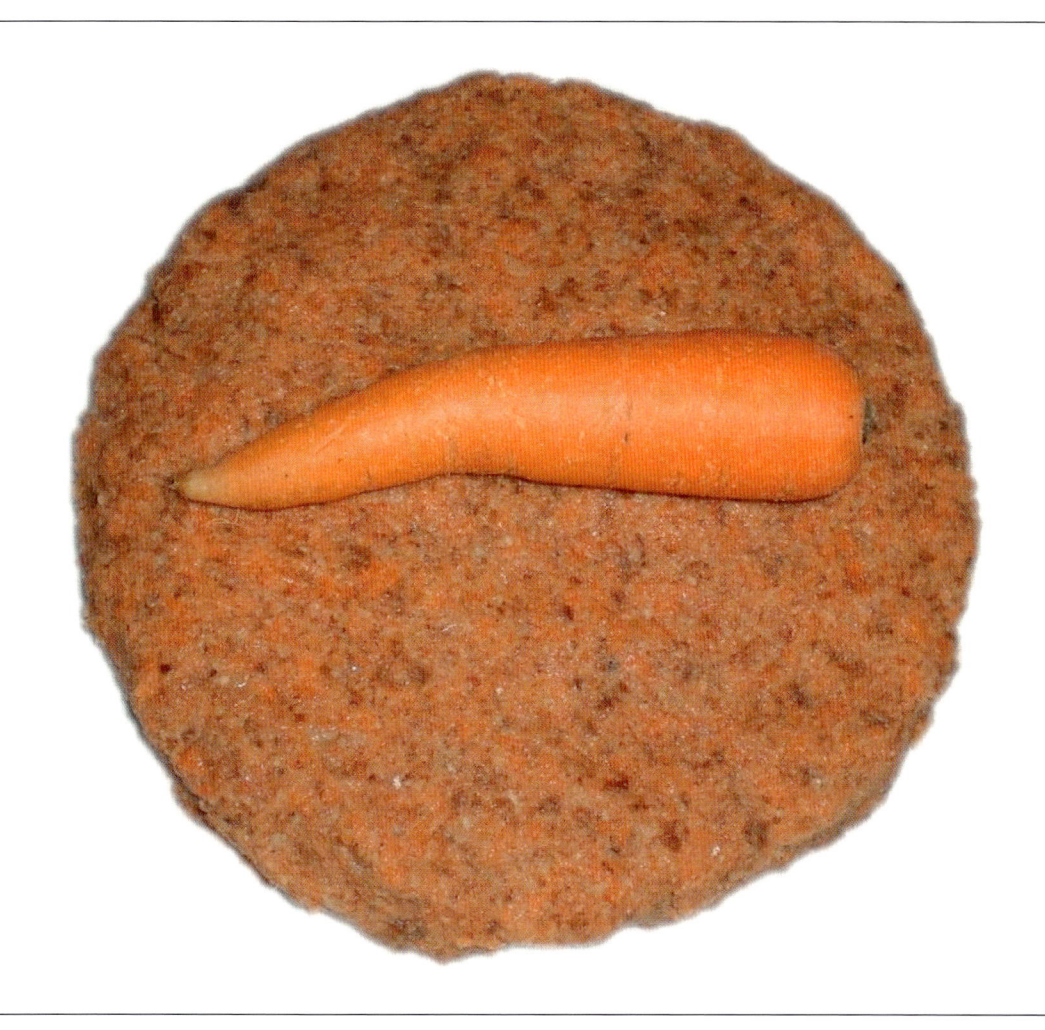

Zutaten:

400g Karottentrester
½ Teelöffel Zimt

400g gemahlene Haselnüsse

5-6 bittere gemahlene Aprikosenkerne

1-2 zerdrückte reife Bananen
bunte Früchte

Zubereitung:

Vom Karottensaft den Trester (Vorteil: ist trockener) verwenden oder sehr fein geraspelte Karotten. Gemahlene Haselnüsse, gemahlene, bittere Aprikosenkerne für das Marzipanaroma, Zimt und zerdrückte Bananen dazugeben. Alles gut mischen.

Eine Kuchenform mit Öl einpinseln, Teig darauf ca. 2 cm dick verteilen. Über Nacht auf die Heizung stellen, damit der Boden etwas trocknet. Vor dem Verzehr mit frischen bunten Früchten garnieren oder pur genießen.

9. Apfelbrot

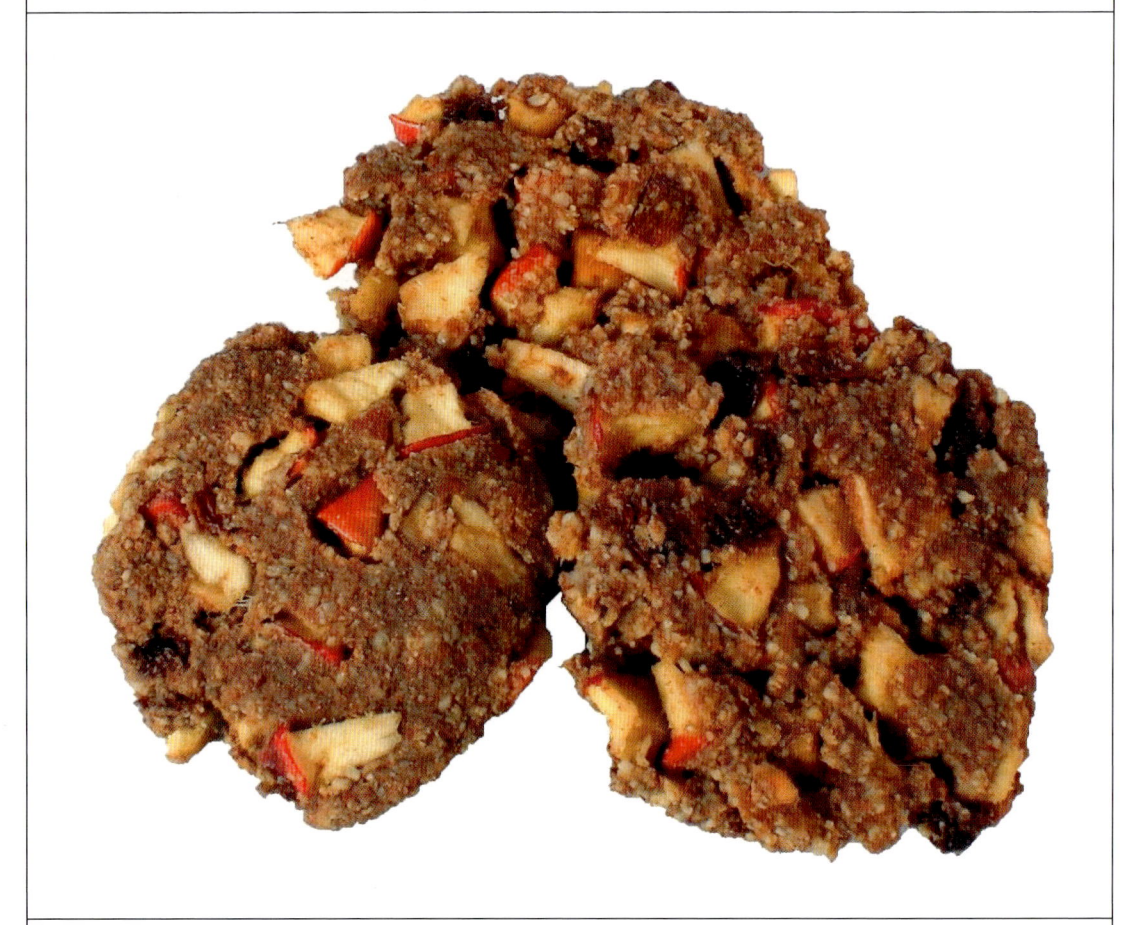

Zutaten:

500g-800g Äpfel
200g ganze Haselnüsse oder Mandeln
200g Rosinen
Honig oder
1-2 Orangen
½ Zitrone
400g Nüsse gemahlen
Handvoll Sonnenblumenkerne gemahlen
130g Buchweizen
Lebkuchengewürze
Gewürznelkenpulver
Zimt

Zubereitung:

Äpfel klein schneiden, mit Rosinen und Honig mischen und ziehen lassen. Schmeckt auch ohne Honig lecker. Damit alles schön durchzieht, den Saft von 1-2 Orangen und ½ Zitrone dazugeben.

In den Mixer geben und zerkleinern: Ca. 400g Nüsse, evtl. Sonnenblumenkerne, ca. 130g Buchweizen, Lebkuchengewürze, Gewürznelkenpulver und Zimt.

Äpfel abtropfen lassen. Anschließend alle Zutaten mischen und abschmecken. Ggf. noch mehr Trockenmasse dazugeben, bis sich Fladen formen lassen. Ca. einen Tag auf den Trockner (siehe S. 246) legen.

10. Gesundes Müsli

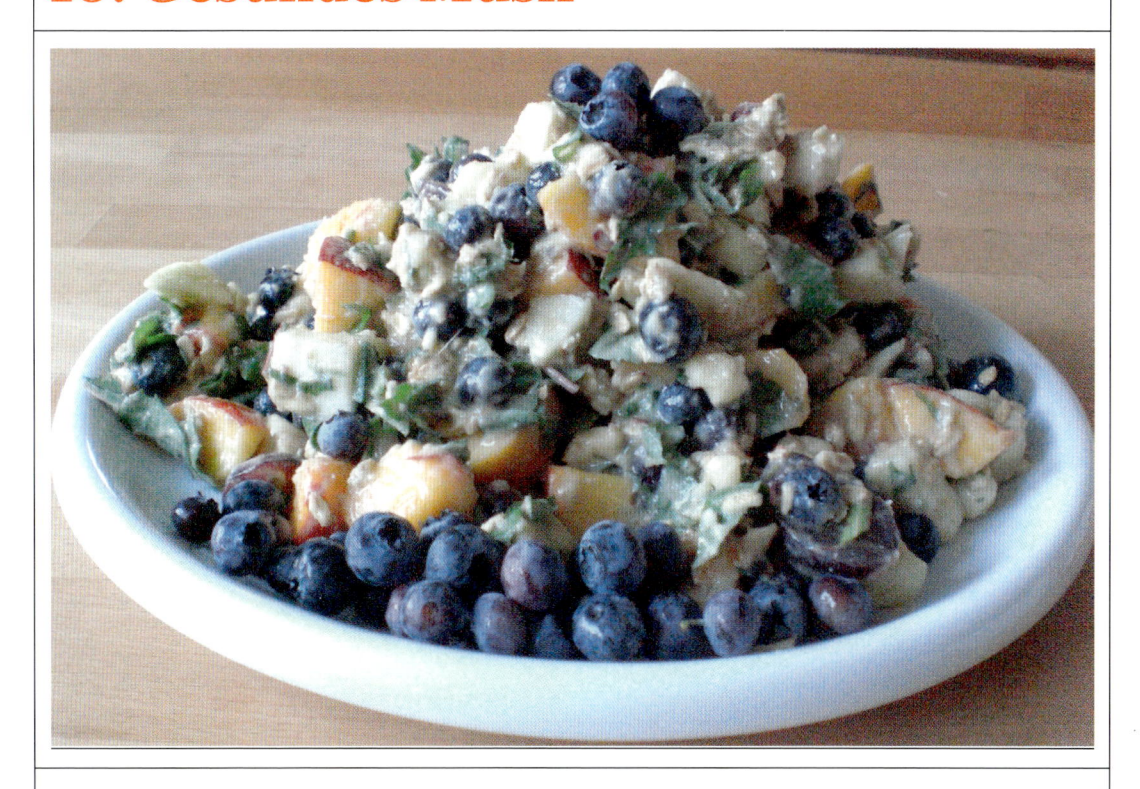

Zutaten:

2 Bananen
2 Äpfel
Obst der Saison, z.B. Blau-, Erdbeeren oder Zwetschgen
½ Avocado
2 handvoll frisch gequetschte Haferflocken
1 frisch gepresste Orange
½ frisch gepresste Zitrone
Zwei Hände voll Brennessel oder Löwenzahn; im Winter ersatzweise Endiviensalat oder Radicchio
Stangensellerie

Zubereitung:

Hafer frisch quetschen und in eine Schüssel geben. Orange und Zitrone auspressen, zu den Haferflocken geben und einweichen lassen.

Äpfel, Bananen und Obst der Saison (z.B. Zwetschgen) in Würfel oder Scheiben schneiden und unter die Haferflocken rühren.

Brennessel mit dem Nudelholz auf einem Holzbrett solange wiegeln, bis sie leicht feucht sind. Die „Brennesselwurst" (oder andere Wildkräuter, zumindest Salatblätter) in kleine Stücke schneiden und dem Müsli untermischen. Die Avocado mit der Gabel zerdrücken und unterrühren. Dazu Salatblätter reichen oder Stangensellerie knabbern, um den hohen Zuckergehalt mit wichtigen Mineralstoffen auszugleichen.

7. Stufe – Kompromissstufe V:
Getreide-Salz-Kombinationen - **Farbe Rot**

Die siebte Rohkoststufe lässt unter dem Gesichtspunkt Verdauung und Gesundheit zu wünschen übrig. Sie schafft so schlechte Bedingungen für unseren Körperhaushalt, dass man sie eigentlich hinter die erste Ausnahmestufe, die achte Stufe, platzieren müsste. Sie werden erkennen, dass schlecht kombinierte Rohkost mehr schaden kann als einfache Kochkost, die richtig kombiniert und mit 50% Rohkost aufgewertet wird. Daher die Warnfarbe Rot für die siebte Rohkoststufe.

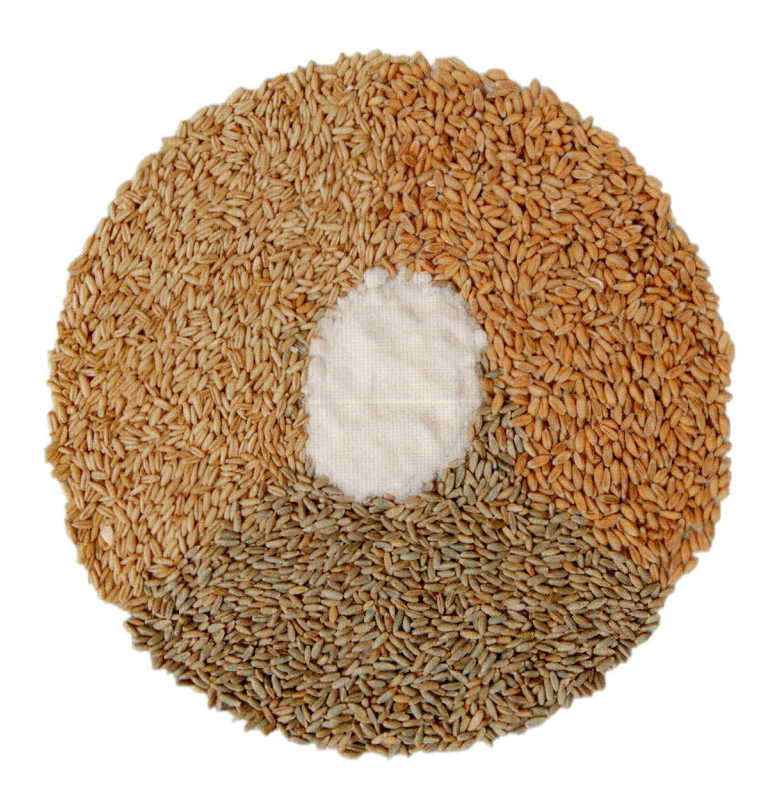

Wenn Sie innerhalb der zweiten Ausnahmestufe (= neunte Wertigkeitsstufe), in der auch erhitzte Getreideprodukte vorkommen können, Getreidegerichte weglassen, dann würde eigentlich vom Gesichtspunkt der Verträglichkeit diese siebte Stufe, obwohl Rohkoststufe, nicht nur nach der achten Stufe, sondern auch nach der neunten Wertigkeitsstufe platziert werden müssen. Wieso das? Weil rohe Getreide-Salz-Mischungen die Verdauung so stark belasten, dass die Verdauung vollkommen lahm gelegt wird. Die Folgen sind Verstopfung oder Diarrhöe. Gleiches gilt natürlich auch für erhitzte Getreide-Salz-Mischungen, daher sind auch alle Brotsorten so gefährlich. Erhitzte Getreide-Salzmischungen sind noch trügerischer als rohe. Denn bei unerhitzten Getreide-Salz-Kombinationen treten die Unpässlichkeiten sofort zu Tage wie verstopfte Nase, Hals- und Mandelschmerzen, Verschleimung der Lunge, Husten bis hin zur Grippe und der oben erwähnten Verstopfung und Diarrhöe. Man weiß also binnen einiger Stunden nach dem

Verzehr, woran man mit dieser Kost dran ist. Wohingegen erhitzte Getreide-Salz-Verbindungen nicht sofort zu diesen Unpässlichkeiten führen müssen, die Folgen erst viel später auftauchen in Form von trockener Haut, ausgetrocknetem Hals und Mund etc.

In diesem Kapitel möchte ich Ihnen das Konzept der ayurvedischen Ernährungsweise näher vorstellen und deutlich machen, dass es um gesunde Ernährung und nicht um das Aufstellen des Weltrekords im Langzeit-Rohkostessen geht.

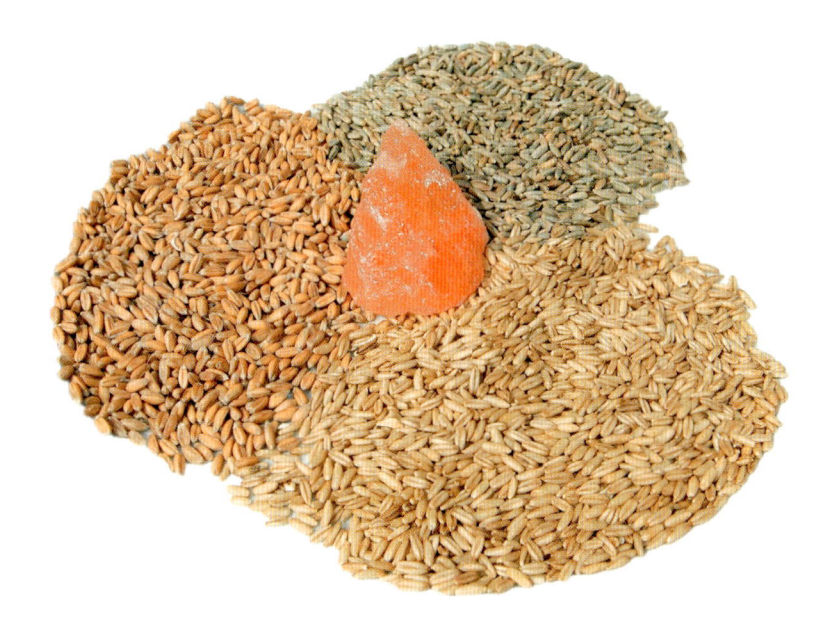

Natürlich kann es sein, dass man ab und an in den Genuss von rohen Getreide-Salz-Gerichten kommt, z.B. auf einer Rohkostparty. Oder man möchte einem überzeugten Kochköstler etwas ganz Besonderes bieten. Gerade bei Gerichten der siebten Wertigkeitsstufe kann der Kochköstler geschmacklich keinen großen Unterschied zur Kochkost feststellen, so dass er voll begeistert ist. Meistens sind die Kochköstler sehr überrascht, dass das Gericht wirklich nicht erhitzt wurde. Die Begeisterung für die Rohkost schlägt genau an dieser Stelle ein.

100%ige Rohköstler haben oft ein unausgeglichenes Essverhalten, essen den ganzen Tag, versuchen den Abend mit vielen Trockenfrüchten und Nüssen herumzukriegen und schaden dadurch ihrer Gesundheit in kürzester Zeit mehr als vor der Umstellung auf Rohkost. Die Lösung des Problems finden Sie mit Hilfe der Ausnahmestufen I und II (achte und neunte Wertigkeitsstufe).

Oft können vermeintliche 100%ige Rohköstler nicht mit ihren Kochkost-Entzugserscheinungen umgehen und landen gerade in Ausnahmefällen (wird gerne als „Sündigen" bezeichnet) so stark mitten im „Kochtopf", dass man meinen könnte, sie leiden unter Essstörungen - der unter Rohköstlern weit verbreitete Jojo-Effekt. In diesen Phasen des „Sündigens" werden große Mengen an Kochkost verschlungen, als müsste man alles nachholen, was man die ganze Zeit entbehrt hat. Und genau an dieser Schwachstelle müssen Sie ansetzen, soweit es Sie betrifft. Hier beginnt erst das wirkliche (Ernährungs)Training (ausführlich in Band II, siehe S. 238/Nr. 25, Kapitel 2 und 3 beschrieben).

Der Rohköstler, der eine 100%ige Rohkosternährung anstrebt, aber von Zeit zu Zeit Ausnahmen macht, sollte sich klarmachen, dass Ausnahmen sowieso früher oder später kommen können. Entscheidend ist aber, wie man besser mit diesen Ausnahmen umgeht. Wie lernt man sie zu minimieren? Indem man auch die Kochkost nach Wertigkeitsstufen wie die Rohkost unterteilt und herausfindet, welche Art von Kochkost mehr oder weniger belastet. Und sehr gute Vorarbeit auf der Grundlage eines Jahrtausende alten Wissens haben die Inder mit ihren Ernährungsregeln aus dem Ayurveda, in der westlichen Welt unter dem Begriff „Trennkost" bekannt, geleistet.

Der amerikanische Arzt Dr. Hay hat in den 20iger Jahren des 20igsten Jahrhunderts das Ayurvedische Ernährungskonzept aus Indien nach Amerika gebracht und mit seinem Buch „Die Hay'sche Trennkost" die Trennkost bzw. die Ernährung nach Ayurveda weltweit populär gemacht.

Oft reicht eine Ernährungsumstellung nach Ayurveda bzw. nach den Trennkostrichtlinien aus, um sich von all seinen Krankheiten und Leiden zu befreien. Harvey und Marilyn Diamond haben in den 80iger Jahren die Hay'sche Trennkost noch stärker mit der Rohkost kombiniert und noch einmal einen weiteren Schritt in Richtung gesunde Ernährung für die westliche Bevölkerung getan. Das Ergebnis sind die Weltbestseller „Fit for Life I und II" (Preis siehe S. 238/Nr. 29). So sollte jeder Rohköstler, wenn er Ausnahmen macht, wenigstens das Fit for Life-Konzept bei Ausnahmen beherzigen. Doch bei Ausnahmen wirft der frustrierte Rohköstler allzu oft seine gesamten Vorsätze über Bord und steigt für den Zeitraum der Ausnahmen wieder tief in die Kochkost ein, nach dem Motto: „Wenn ich schon mal eine Ausnahme mache, dann muss ich sie auch auskosten". Gelangen Sie nach Jahren immer noch an diesen Punkt, so drehen Sie sich immer wieder im selben Kreis und können sich nicht weiterentwickeln.

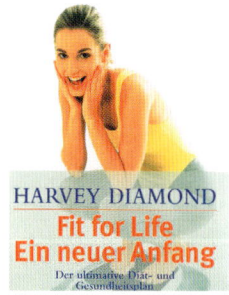

Wenn Sie durch Ihre Ausnahmen immer noch frustriert werden, sollten Sie beginnen, sich mit der Kochkost von A bis Z auseinanderzusetzen und herausfinden, welche Kochkost-Kombinationen bei Ihnen am wenigsten Schaden anrichten. Dazu gehört am Anfang etwas Übung und Überwindung, ähnlich wie mit der Rohkost. Es ist eine Phase des Experimentierens, die wieder wegfällt, nachdem genügend Erfahrungen gesammelt wurden.

Die beiden nachfolgenden Kapitel beschäftigen sich ausführlich mit diesem Thema und zeigen, wie Sie für sich selbst das Fit for Life-Konzept weiterentwickeln können. Sie werden Kochkost-Rohkost-Kombinationen kennen lernen, die dem Rohköstler seine Ausnahmen bzw. sein „Sündigen" soweit erleichtern, dass man gar nicht mehr von „Sündigen" sprechen kann. Denn jetzt handelt es sich um wesentlich verträglichere Ausnahmen, die kaum belasten und es Ihnen leichter machen, anschließend wieder zur Rohkost zurückzufinden. Denn vor dem „Zurückfinden zur Rohkost" fürchten sich die meisten Rohköstler, wenn sie Ausnahmen machen.

Das Verlangen nach Kochkost nimmt immer mehr ab. So begnügt man sich nach Jahren der Praxis mit ganz einfachen Kochkost-Rohkost-Kombinationen, die dem Normalbürger, der an alle möglichen kulinarischen Raffinessen gewöhnt ist, ebenso wenig schmecken würden wie die Rohkost. Grund dafür sind die fehlenden Geschmacksverstärker wie Salz, Zucker, Honig, Glutamat etc., die in der herkömmlichen Küche eingesetzt werden. Vielleicht können Sie sich das als Rohköstler, der noch ab und zu „sündigt", nicht vorstellen, auf Salz zu verzichten nach dem Motto: „Ohne Salz kann ich ja ganz auf Gekochtes verzichten, dann bleib ich gleich bei der Rohkost, die schmeckt wenigstens

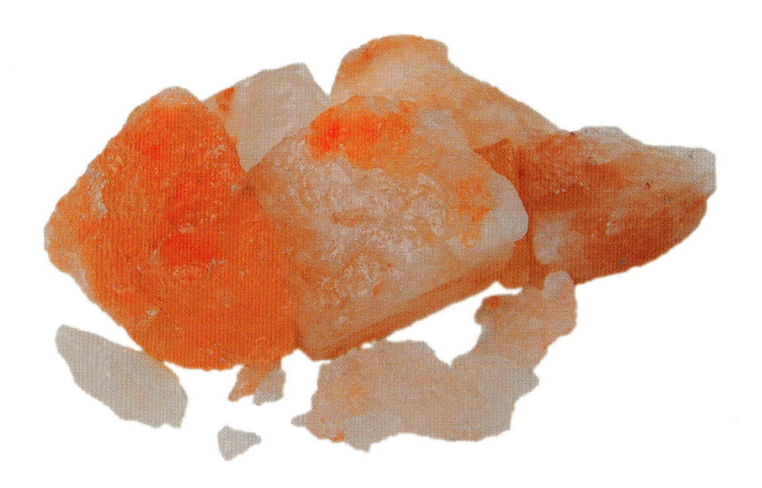

auch ohne Salz. Denn gerade wegen dem süchtig machenden Salz begehe ich ja meine Ausnahme." Das stimmt zwar, aber es gibt auch innerhalb der Kochkost Nahrungsmittel, die sehr gut ohne Salz schmecken. Und gerade die muss man bei Ausnahmen bevorzugen wie z.B. gedämpfte oder leicht angebratene Zwiebeln. Erhitzte Nahrung ohne Salz, die hinterher nach Wasser schmeckt, sollte man von Anfang an außer Acht lassen.

Nun aber zurück zur siebten Wertigkeitsstufe der Rohkost und damit zur ungesündesten Rohkoststufe von allen sieben Stufen, der Kompromissstufe V. Wenn Sie Rohkost-Gerichte aus Stufe sieben zu sich nehmen, sollten Sie darauf achten, dass Sie genügend Rohkost ohne Salz dazu essen, um den Salzgehalt zu verdünnen. Wenn Sie nach dem Essen recht durstig sind, so können Sie dies dem vermehrten Salzgehalt und der trockenen Getreidestärke zuschreiben.

Wieso steht rohes Getreide in Verbindung mit Salz in der Wertigkeit an letzter Stelle? Rohes Getreide kann unter den rohen Stärkeprodukten am schwersten in Zucker verdaut bzw. abgebaut werden, da der Stärkegehalt am höchsten ist, höher als in der Kartoffel. Also kann der größte Teil der Stärke nicht in seine Einzelbestandteile, die Monosacharide, zerlegt bzw. abgebaut werden. Die unverdaute Stärke wandert ins Blut und führt zur Verschleimung des gesamten Organismus, da der Körper in so kurzer Zeit nicht in der Lage ist, den zähen Stärkeschleim, besonders im Blut, wieder auszuscheiden.

Wenn Salz im Spiel ist, wird es noch schwerer, den Stärke-Schleim aus dem Getreide wieder loszuwerden. Salz zieht Wasser an und bindet damit den Schleim, der ja zum Großteil aus Wasser besteht. So wird der Schleim in körpereigenen Depots (Organe und Zwischenzellgewebe) zwischengelagert und setzt sich dort als zähe Masse fest. Meistens handelt es sich auch bei übergewichtigen Menschen vielmehr um Stärke-Salzdepots als um angebliche Fettdepots. Wenn Sie also Salz in der Rohkosternährung einsetzen, gelten neue Spielregeln. Dann ist es wichtig, ihrem Durstgefühl nachzugeben und kräftig mineralarmes Wasser zu trinken. Das verdünnt den Salzgehalt im Körper. So scheidet man vorab schon einmal eine größere Menge Salz über Urin und Haut aus. Es kann sein, dass das Durstgefühl über viele Stunden und Tage anhält. Trinken Sie in dieser Zeit vermehrt. Damit unterstützen Sie Ihren Organismus im Bemühen, den Körperschleim schnell wieder vom Salz zu trennen und ihn auszuscheiden.

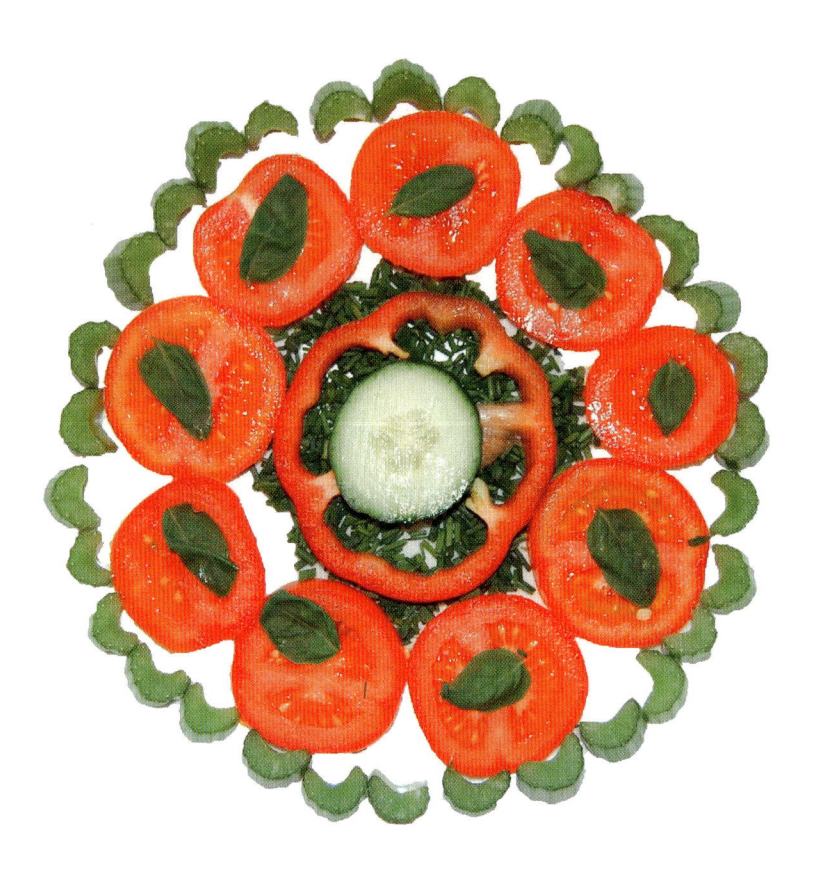

Viele Rohköstler haben schon nach einer Mahlzeit aus der siebten Wertigkeitsstufe kein Verlangen mehr nach Salz bzw. nach salzhaltigen Gerichten (sowohl Roh- als auch Kochkost) und wollen bei den darauf folgenden Mahlzeiten nur noch wasserhaltige, salzfreie Rohkost wie Gemüsefrüchte (Gurke, Tomate, Paprika etc.), Früchte und wasserhaltiges Grünblatt (Feld-, Kopf-, Eissalat etc.) zu sich nehmen. So verlässt das anorganische Salz und der Stärkeschleim den Körper so schnell wie möglich wieder. Ansonsten dauern die unangenehmen Symptome wie Halsschmerzen, verstopfte Nase oder belegte Zunge etc. noch länger an.

Nachfolgend die Rohkostgerichte der siebten Wertigkeitsstufe:

1. Essener Brot (Grundrezept)

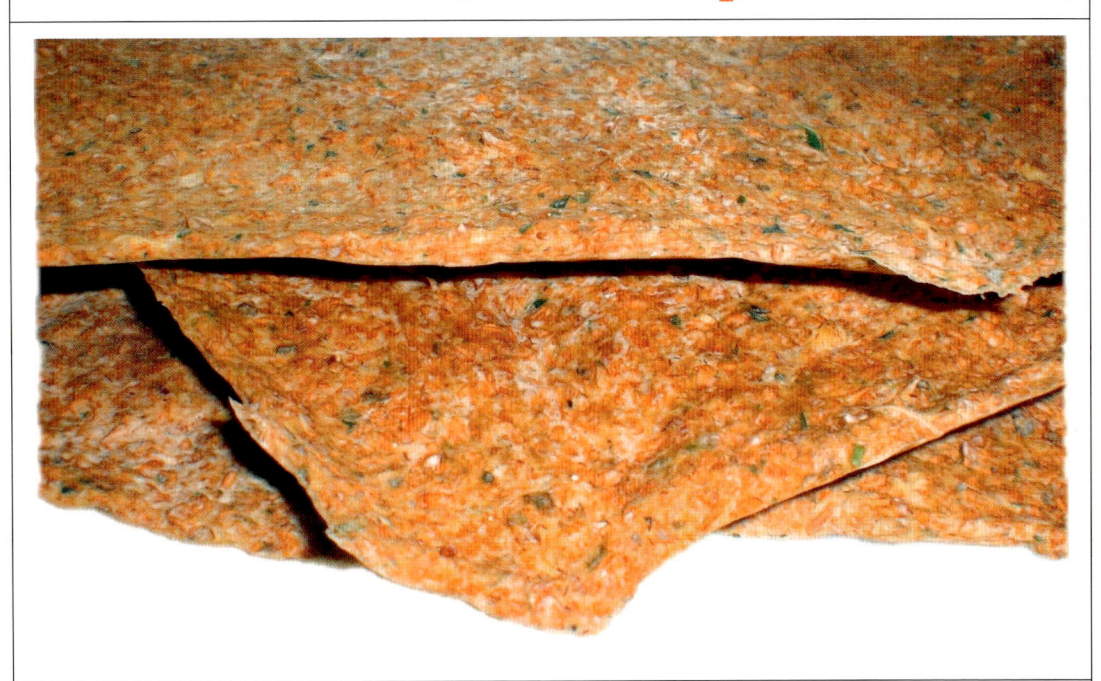

Zutaten: Dinkel   Kristallsalz   Öl
            Wasser

Zubereitung:

Dinkel 24-48 Stunden in Gurkengläsern einweichen und alle acht bis zwölf Stunden das Wasser wechseln, bis die Körner leicht zu keimen anfangen. Das Wasser wegschütten und den Dinkel waschen, abtropfen und die weichen Dinkelkörner in einen großen Mixer (Vitamix siehe Seite 246) mit hoher Leistung geben. Während des Mixens immer etwas Wasser dazugeben, sonst wird die Masse zu zäh und der Mixer stirbt ab.

Wenn der Teig homogen ist und die meisten Dinkelkörner zu Brei gemixt worden sind, etwas Olivenöl und Kristallsalzsole dazugeben.

Ein Pizzablech mit frischem Vollkorndinkelmehl bepudern und anschließend den Dinkelteig ca. einen Finger dick auf das Blech streichen. Das Pizzablech wird entweder im Winter bei bis zu 50 ° C in den Ofen zum Trocknen geschoben oder im Sommer auf die Terrasse in die Sonne gestellt. Im Freien im Sommer geht das Trocknen zweimal so schnell, da gerade der Wind zur Trocknung des Essener Brotes sehr stark beiträgt. So kann es sein, dass Sie im Winter ab und zu den Ofen lüften müssen, sonst bleibt das Brot zu feucht. Es ist ratsam das Essener Brot von beiden Seiten zu trocknen und daher den Teig nach einer gewissen Oberflächentrocknung umzudrehen und auf der anderen Seite weitertrocknen zu lassen. Dies gilt für beide Trocknungsvarianten, ob im Ofen oder in der Sonne auf der Terrasse.

Dieses Rezept ist die Grundlage für nachfolgende Gerichte.

2. Brennesselbrot

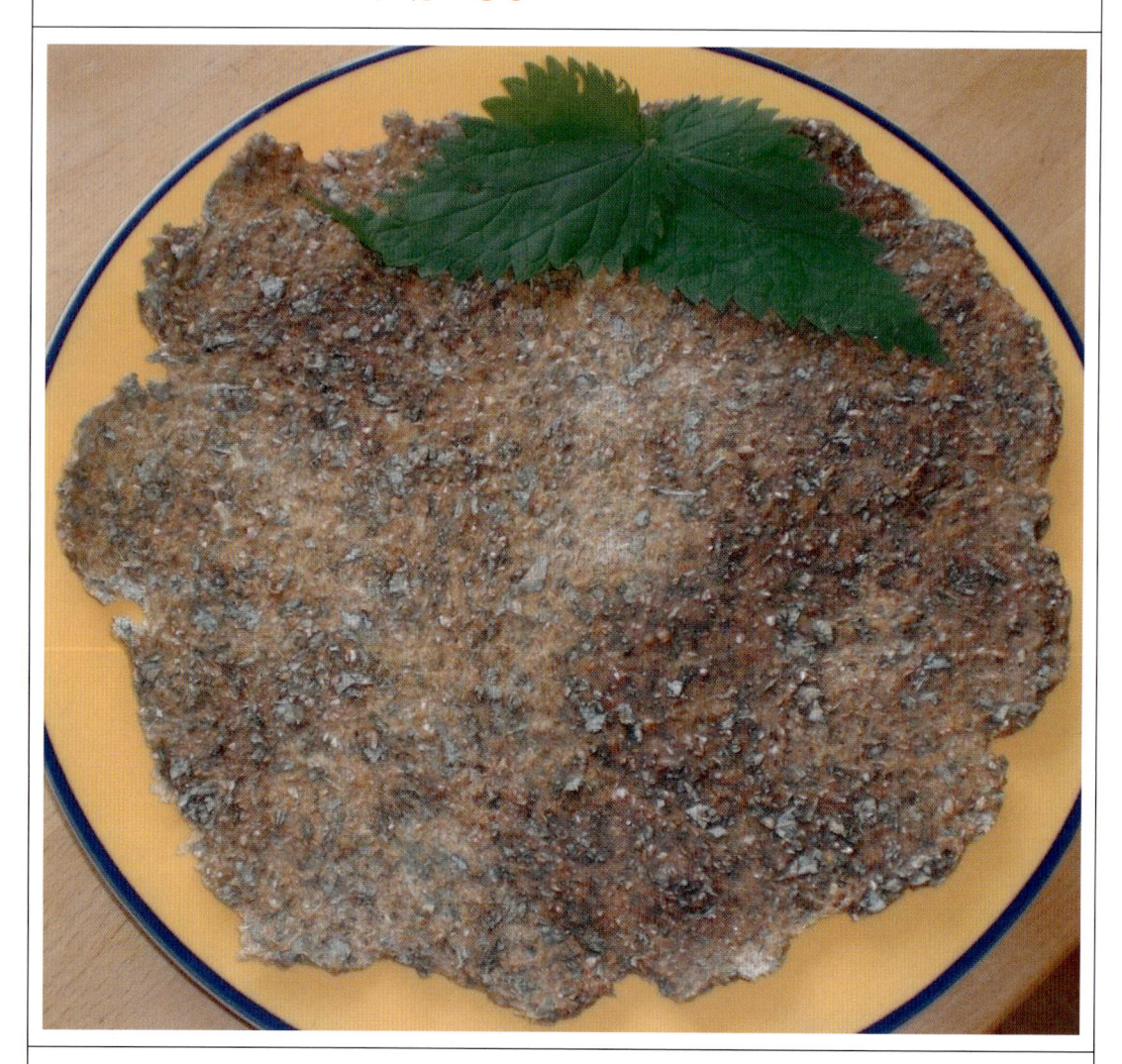

Zutaten: Grundrezept Essener Brot   Eine Hand voll frisch geriebener Brennesseln

Zubereitung:

   Siehe Grundrezept. Zusätzlich werden frisch gepflückte Brennessel zwischen den Händen so lange gerieben bis sie feucht werden. Das ist die Grundvoraussetzung, dass die Königin der Heilkräuter auch beim Verzehr nicht mehr sticht, da die Nadeln auf der Unterseite des Blattes abbrechen, wenn man sie reibt.

   Wenn Sie Brennesselblätter von oben mit zwei Fingern anfassen und abzupfen, „verbrennen" Sie sich nicht. Anstelle des Händereibens können Sie auch die schonendere Variante, das Nudelholz, einsetzen, und damit über die Brennessel hin- und herfahren.

3. Knoblauchbrot

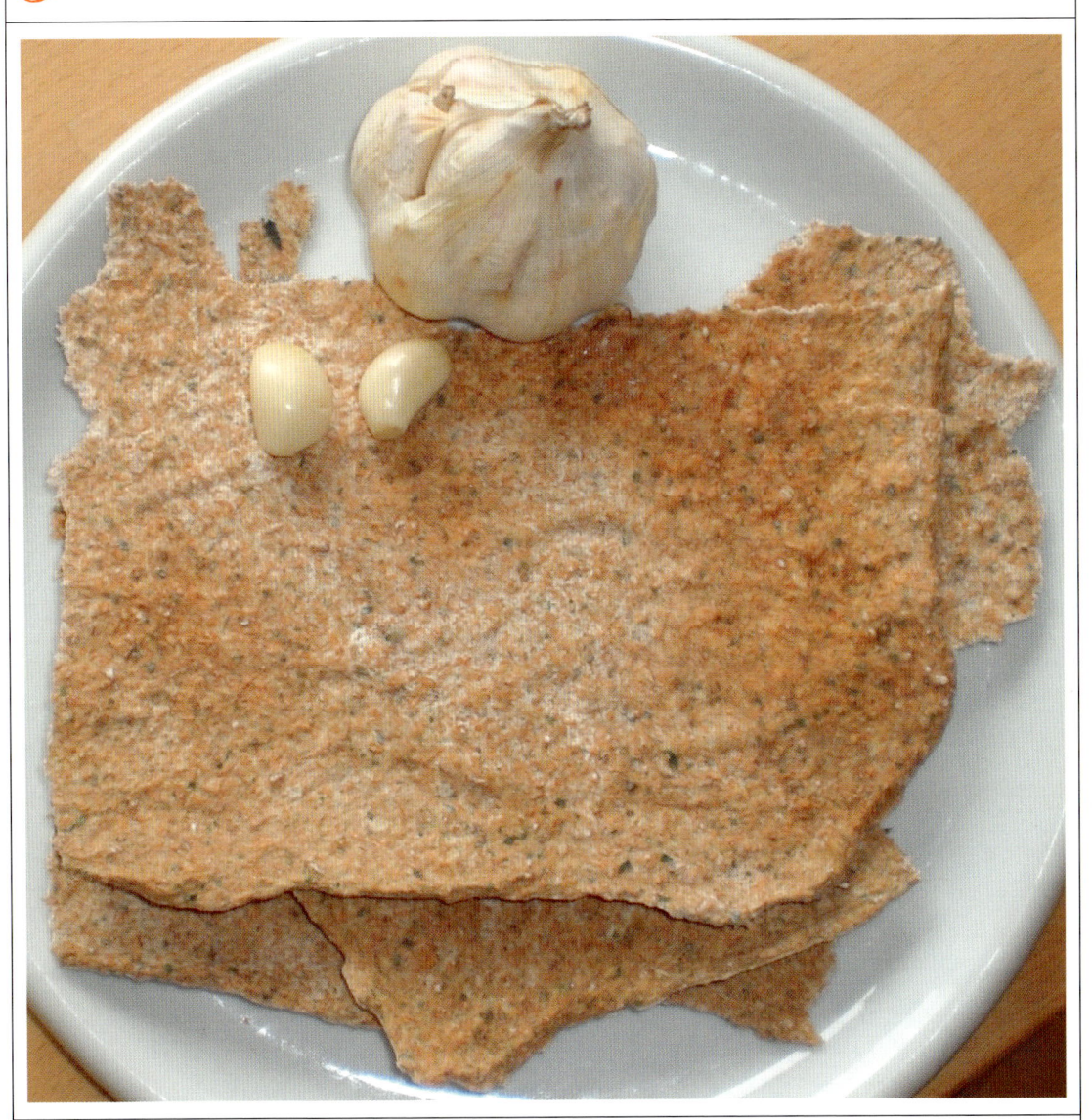

Zutaten: Grundrezept Essener Brot   Knoblauch

Zubereitung:

Siehe Grundrezept. Zusätzlich fein geriebenen Knoblauch unter den Teig mischen. Das Knoblauchbrot riecht wie originale Knoblauchpizza. Buon Appetito!

4. Schnittlauchbrot

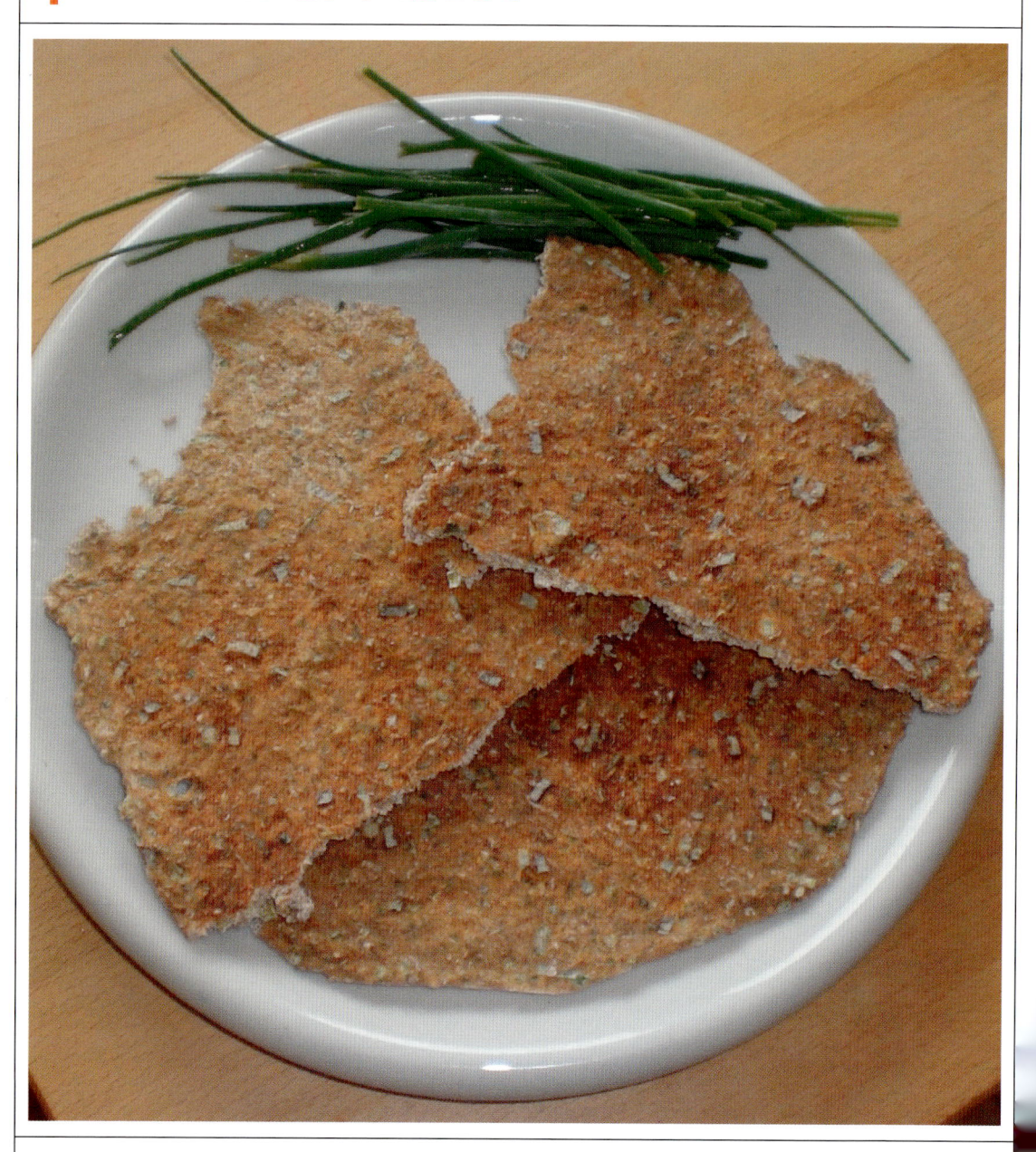

Zutaten: Grundrezept Essener Brot   Schnittlauch

Zubereitung:

Siehe Grundrezept. Zusätzlich Schnittlauch klein hacken und unter den Teig rühren.

5. Zwiebelbrot

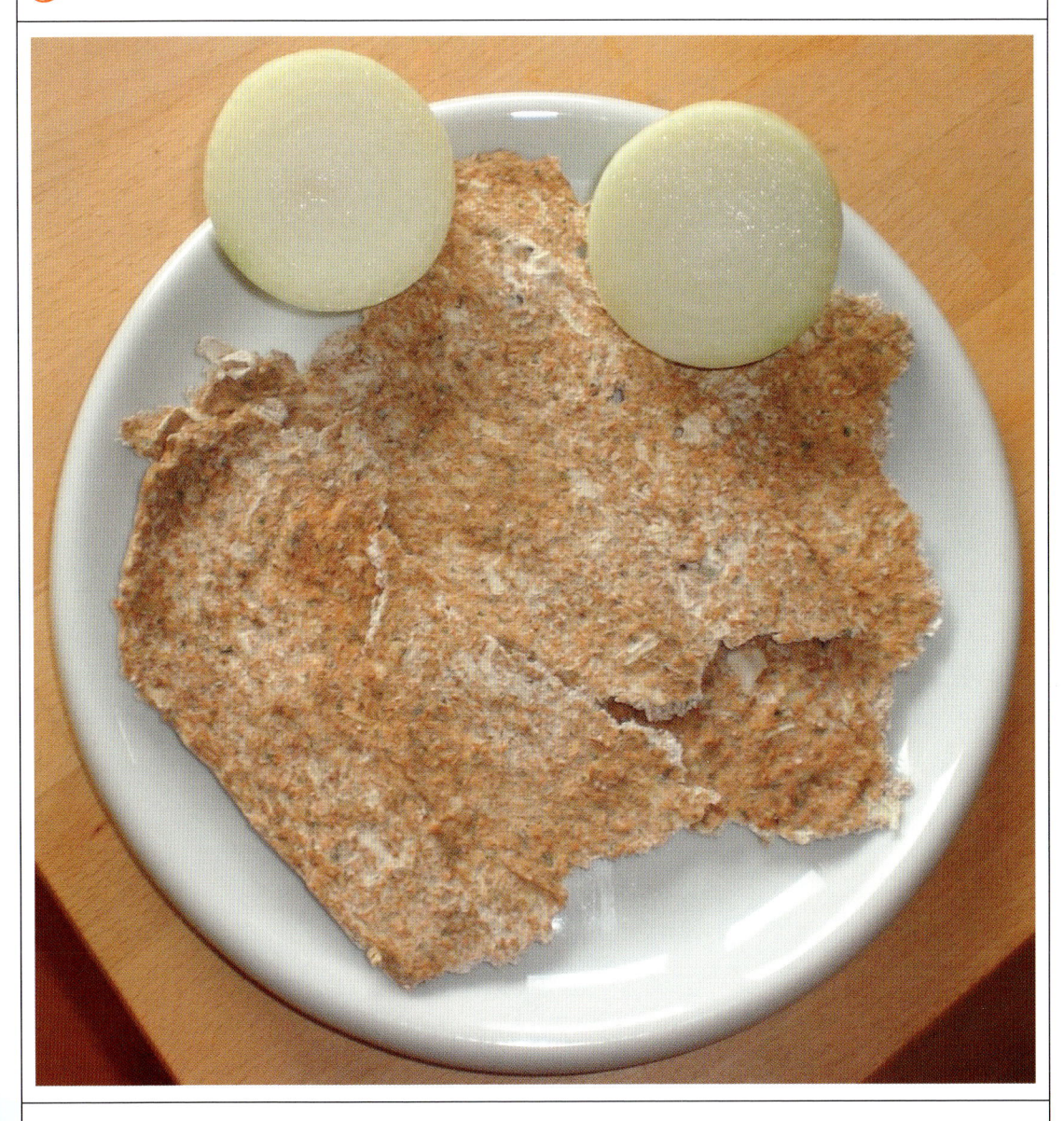

| **Zutaten:** | Grundrezept Essener Brot | Zwiebeln |

Zubereitung:

Siehe Grundrezept. Zwiebeln mit dem Turboschäler (siehe S. 246) hauchdünn raspeln, nochmals klein hacken und unter den Dinkelteig mischen. Nach einmaligem Wenden des Zwiebelbrotteiges kann man feine Zwiebelringe oben auf den Teig legen und das Blech zurück in den Ofen schieben oder in die Sonne stellen.

6. Dinkel-Pizza

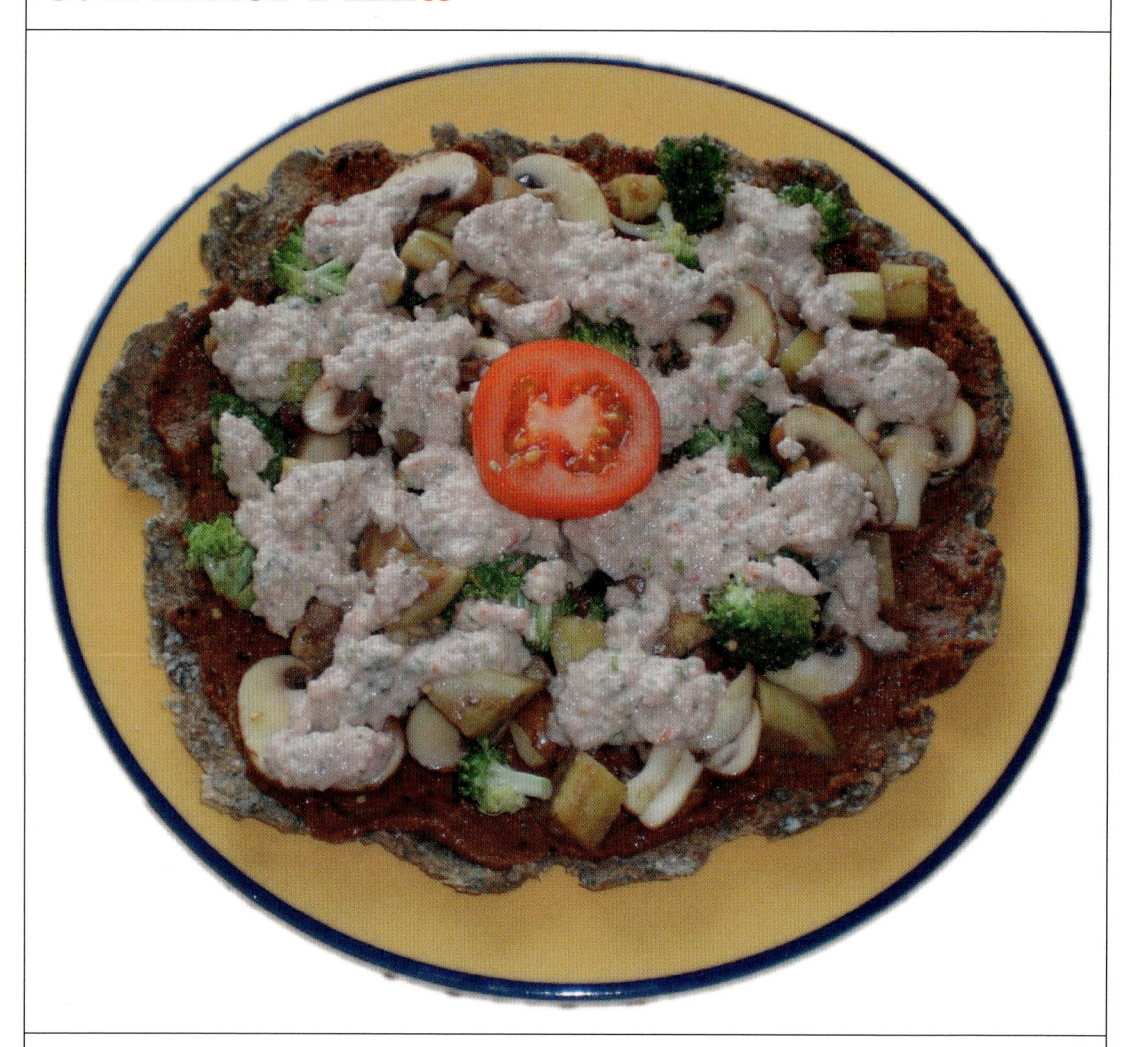

Zutaten:

Grundrezept	Oregano	Champignon-Antipasti	Knoblauch
Essener Brot	Majoran	Brokkoli-Antipasti	Frischkäse (Stufe 5/Rezept Nr.2)
Tomaten	Basilikum	Auberginen-Antipasti	Tomatenmark

Zubereitung:

Siehe Grundrezept. Essener Dinkelbrot mit Tomatenmark (siehe Stufe 5/Rezept 13) bestreichen, mit Antipasti belegen, eine frische Tomate auflegen und die Pizza mit dem „Frischkäse" (siehe Stufe 5/Rezept Nr. 2 - veganer Brotaufstrich), der diesmal mit Knoblauch, Oregano, Majoran und Basilikum verfeinert wurde, bestreichen. Guten Appetit.

7. Dinkelbrot mit Aufstrich

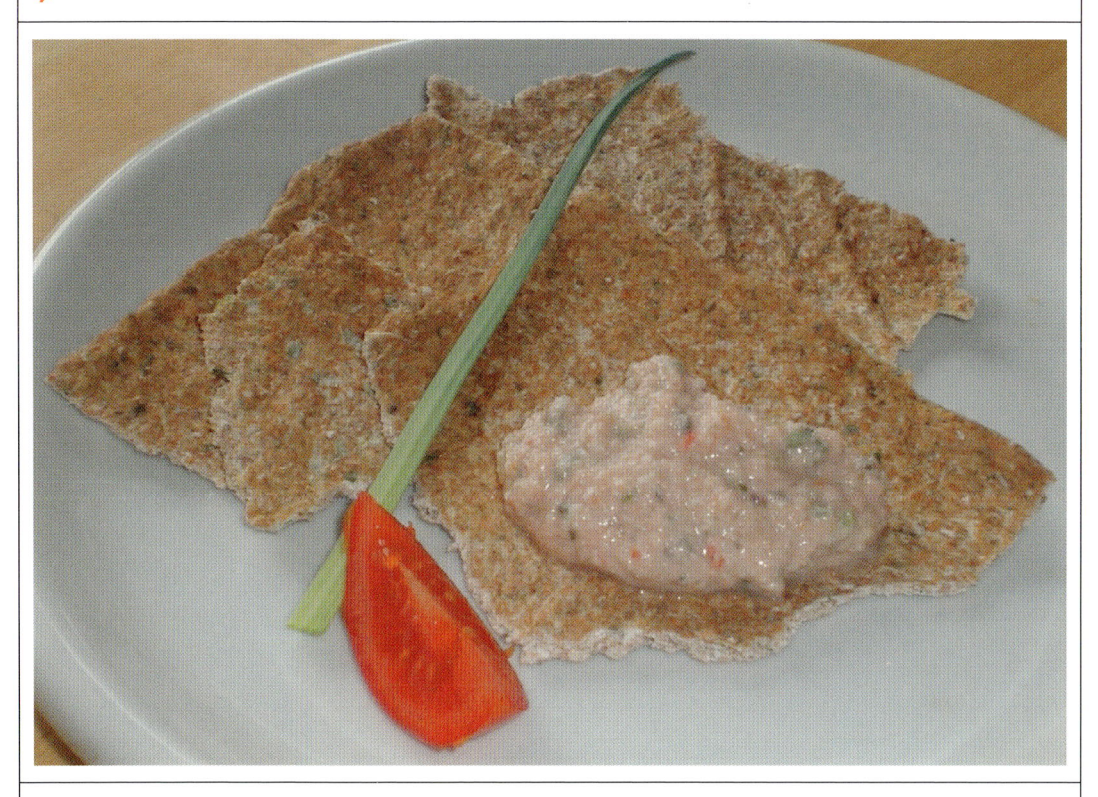

Zutaten: Grundrezept Essener Brot   Brotaufstrich (Stufe 5/Rezept Nr. 2)

Zubereitung:

Siehe Grundrezept Essener Brot und Rezept veganer Brotaufstrich (Stufe 5/Rezept Nr. 2) Den Aufstrich auf das Brot streichen und dazu Karotten, Sellerie, Blumenkohl, Paprika, Radieschen oder Rettich reichen. Eine zünftige bayrische Hausmannskost. Guten Appetit.

Was hat die Kochkost in der Rohkost verloren?

8. Stufe – Ausnahmestufe I:
Vegan ohne Salz 50% + Rohkost 50% - **Farbe Hellbraun**

Der Prozess des Werdens und Vergehens

Was hat die Kochkost in der Rohkost zu suchen, Fleischkost in der vegetarischen Ernährung, Milchprodukte im Veganismus, Schokolade/Kaffee in der Lichtnahrung verloren, werden Sie sich vielleicht fragen?

Den Gegenpol nicht außer Acht zu lassen, spielt eine ganz entscheidende Rolle, um ans Ziel zu kommen. Man kann nur ans Ziel gelangen, wenn man den Gegenpol berücksichtigt, seine vermeintliche „Schwäche" annimmt und mit ihr liebevoll umgeht (Das kann Nachgeben aber auch Verzichten bedeuten). Nur so kommt man durch den „Prozess des Vergehens". Je schneller man durch den „Prozess des Vergehens" gelangt, desto früher ist man wieder im „Prozess des Werdens". Wenn man am „Prozess des Werdens" krampfhaft festhält, dauert es viel zu lange, bis man loslässt und in den „Prozess des Vergehens" überwechseln kann, um anschließend wiederum in den „Prozess des Werdens" zurückzukehren.

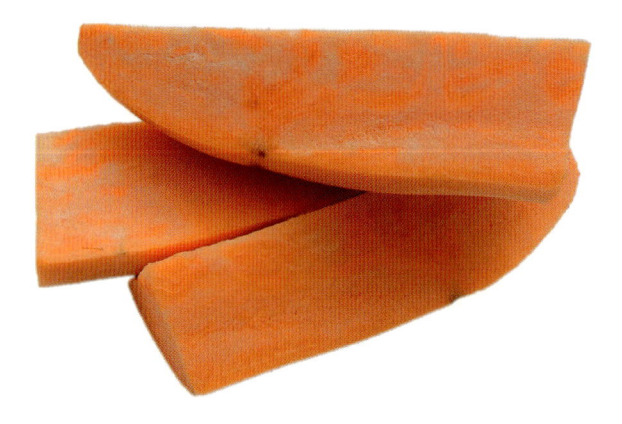

Gibt man sich diesen Auf- und Abbauprozessen nicht hin, schleppt man sich durchs Leben, hält fest, was losgelassen werden möchte und nicht mehr zu einem selbst passt. In diesem Fall stagniert man, da vor uns liegende Prozesse nicht eingeleitet werden können, die uns neue Erfahrungen hätten machen lassen können. Daher ist dieses Auslassventil sehr wichtig. Dies erklärt, wieso es evtl. passieren kann, dass Sie als Rohköstler ab und zu von der Rohkost abweichen, Sie als Vegetarier oder Veganer ab und an nicht Ihrer Linie treu bleiben. Obwohl Sie sich mental fest vorgenommen haben, nie mehr Kochkost, Fleisch oder Milchprodukte zu essen, tun Sie es in Ausnahmen in zyklischen Abständen doch immer wieder (natürlich bestätigt die Ausnahme die Regel). Sonst würden Sie vom „Prozess des Werdens" nicht in den „Prozess des Vergehens" überwechseln können und würden innerlich zu stark verhärten. Wenn Sie diese Auf- und Abbauprozesse des Lebens nicht berücksichtigen, werden Sie trotz 100%iger Rohkosternährung nicht wirklich gesund sein. Wenn natürlich kein Verlangen nach Nahrung besteht, die man in seiner Ernährung ausgeklammert hat, wie z.B. Fleisch, dann ist auch keine Affinität vorhanden und das Auslassventil muss auch nicht bedient werden.

Werden - Vergehen - Werden - Vergehen

Ist man gerade im „Prozess des Vergehens" (Innerer Abbauprozess jedes Menschen aufgrund psychischer oder physischer Belastung) und ärgert sich darüber, dass man von seinen Richtlinien abgekommen ist, hält man sich zu lange mit dem „Prozess des Vergehens" auf. Gehen Sie in dieser Situation mit sich selbst liebevoll um und gestehen Sie sich ein, dass Sie mit Ihrer Entwicklung noch nicht so weit sind, um sich Ihr Leben lang ununterbrochen von hundertprozentiger Rohkost zu ernähren. Mit dieser Haltung wechseln Sie sofort wieder in den „Prozess des Werdens" über. Man kann diese beiden Prozesse am besten mit den Mondzyklen (zunehmender und abnehmender Mond) vergleichen. Wenn man sich gegen die Flut aufbäumt und an ihr festhält, zerschellt man, ohne die Ebbe erleben zu können und umgekehrt. Versuchen Sie selbst einzuschätzen, ob Sie sich gerade in einer lebensaufbauenden oder einer lebensabbauenden Phase befinden. Dementsprechend fällt die Auswahl der Nahrung anders aus. So wird der „Prozess des Vergehens" (lebensabbauende Phase) durch trockene Nahrung (bevorzugt roh, aber u.U. auch in Hitze behandelter Form) begünstigt:

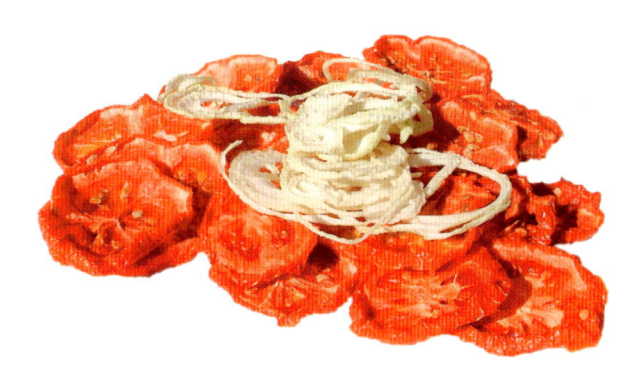

Dehydration
Der ureigene Grund Nahrung zu erhitzen, liegt in der Dehydration von Nahrungsmitteln für die kälteren Tage.

Supermarktware
Kein Mensch konnte früher in den Supermarkt laufen und im Winter Bananen und Orangen kaufen. Gott sei Dank, sonst hätten die Menschen in der Urzeit die kalten Wintermonate nicht überstanden. Genau aus diesem Grund handeln sich die Menschen heute so viele Krankheiten im Winter ein. Mit am stärksten davon sind wir Rohköstler betroffen, wenn wir importierte Früchte aus warmen Ländern verzehren. Denn durch den zu hohen Wassergehalt in Lebensmitteln, die aus warmen Gebieten eingeflogen werden, friert es den Menschen im Winter, die Nieren laufen auf Hochtouren und bekommen keine Verschnaufpause. Nicht nur die Nieren, alle Organe benötigen von Zeit zu Zeit eine

Auszeit, um sich regenerieren zu können. Entweder ist Fastenzeit, wie bei den Tieren jahreszeitlich (also im Winter) bedingt, angesagt oder beim Menschen dann, wenn er sich zum Fasten entschließt. Doch Südfrüchte im Winter lassen unsere Organe mit voller Leistung wie im Sommer weiterarbeiten. Das bedeutet für unseren Organismus, obwohl Früchte leichtverdaulich sind, langfristig puren Stress, wovon er im Winter schon genug hat, da die Außentemperaturen auf unter Null absinken.

Da es in unseren Breiten so kalt wird, muss der Organismus von innen her gewärmt werden, damit man nicht friert und auskühlt. Denn kühlt der Körper zu stark aus, werden die gesamten Stoffwechselvorgänge nicht reibungslos ausgeführt.

Um den klimatischen Bedingungen in unseren Breiten gewachsen zu sein, wenden die Menschen, seitdem sie nach Norden gewandert sind (also seit vielen Tausenden von Jahren), im Herbst und Winter die Dehydration (Trocknung) von Nahrung an - in Form von Luft-, Sonnen- oder Feuertrocknung. Heute ist diese lebenswichtige Maßnahme in der Bevölkerung aufgrund der Supermarktketten, die auch im Winter Erdbeeren und Weintrauben anbieten, meistens ganz in Vergessenheit geraten.

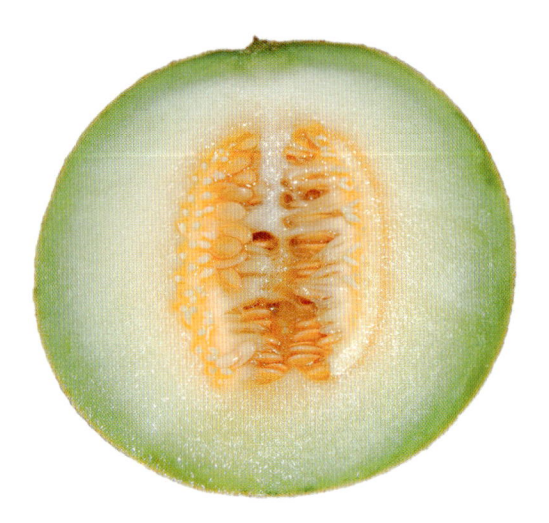

Tropische Früchte, die Urnahrung des Menschen?

Wenn wir uns von tropischen Früchten ernähren wollen, weil wir von der Theorie überzeugt sind, dass der Mensch ursprünglich aus den Tropen stammt und genetisch am meisten an diese Nahrung angepasst ist, dann müssen wir dort auch leben.

Die Natur stellt den Menschen und Tieren immer genau die Nahrungsmittel zur Verfügung, an die der Mensch/Tier entsprechend seines unmittelbaren Lebensraums am meisten angepasst ist. Das beweist eine Untersuchung, bei der man die Futterkrippen von Waldtieren (Rehen, Hasen etc.) unserer Breiten regelmäßig mit Südfrüchten gefüllt hat. Diese Tiere konnten der Kälte nicht trotzen und sind in kürzester Zeit eingegangen bzw. erfroren. Genauso geschähe es beim Menschen, könnte er sich nicht in sein Heim zurückziehen. Doch auch dort kann die Überwinterung mit Tropenfrüchten ein gefährliches Unterfangen sein.

Supermarkt-Vitalkost kühlt aus

Wer sich im Winter hauptsächlich von Orangen, Clementinen, Bananen, Ananas, Kiwis und Südfrüchten aller Art ernährt, friert zu stark.

Über diese wasserreichen, kühlenden Lebensmittel nimmt der Mensch im Winter zuviel Wasser/Flüssigkeit zu sich. Und das kühlt aus. Der Organismus schützt sich davor, indem er so schnell wie möglich wieder das überschüssige Wasser über die Nieren und Blase ausscheidet, um nicht zu viel Körpertemperatur an kalten Tagen zu verlieren.

Durstgefühl im Winter

Normalerweise setzt im Winter das Durstgefühl bzw. das Verlangen nach wasserhaltigen Nahrungsmitteln viel seltener ein, weil man sonst zu stark frieren würde. Man möchte sich im Winter warm halten, daher hat man weniger Appetit auf wasserhaltige, frische Nahrungsmittel wie Früchte und Gemüsefrüchte und neigt eher zum Verzehr von konzentrierter Nahrung. So sind im Winter in der herkömmlichen Küche deftige Eintöpfe, fetthaltige Stärke- und Eiweißgerichte und innerhalb der Vitalkost vermehrt Nüsse und Trockenfrüchte beliebt.

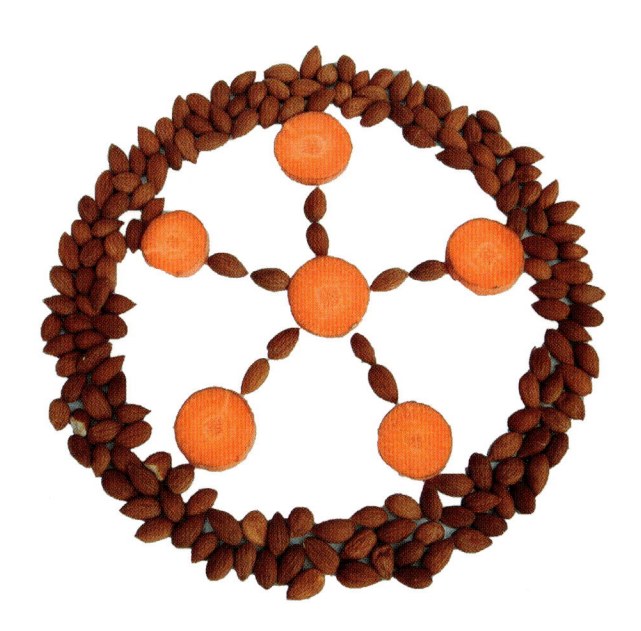

Während der Erhitzung der Nahrungsmittel wie Gemüse, Kartoffeln, Früchten, Fleisch, Fisch, etc. entweicht das Wasser, die Lebensmittel werden dadurch trockener und genügen eher der kalten Jahreszeit (Doch heutzutage wird dieser Effekt damit zunichte gemacht, indem der Großteil der Menschen der westlichen Hemisphäre an trockene Nahrung schmackhafte Soßen macht, damit es nicht gar so trocken schmeckt - leider zum Leidwesen der Verdauung). Der Mensch fühlt sich während und nach dem Verzehr von trockener konzentrierter Nahrung von innen her warm, obwohl es außen z.B. eiskalt ist.

Leider hat der Mensch in den letzten hundert Jahren vergessen, im Sommer wieder auf die wärmenden trockenen Wintermahlzeiten zu verzichten und die frischen Produkte aus dem eigenen Garten in den Vordergrund zu stellen. So sollten mittags und abends große Salatschüsseln serviert werden, wenn Salate, Gemüse und Gemüsefrüchte in unseren Gärten Hauptsaison haben. Doch entweder hat der Stadtmensch von heute gar keinen eigenen Garten mehr oder er hat nicht die Zeit, einen zu bewirtschaften. Denn viel einfacher und schneller ist es, sich die Nahrungsmittel günstig im Discounter um die Ecke zu besorgen.

Blut im Frühjahr erneuern

Aus diesem Grund blühen die Menschen im Frühjahr und Sommer nicht mehr wirklich mit ihrem Garten im wahrsten Sinne des Wortes auf, wie es früher war, als der Garten anstelle des Supermarkts noch als einzige Nahrungsquelle diente. Daher bleibt es dem Stadtbürger, der keinen eigenen Garten hat, verwehrt, sein Blut im Frühjahr durch Frischkost aus dem eigenen Garten wieder neu aufzufrischen. So sitzt er auch im Sommer in Restaurants und Stadtcafés vor deftigen zu konzentrierten „Wintermahlzeiten" wie Schnitzel mit Pommes oder Kartoffelsalat, fetten Kuchen und Torten am Nachmittag und am Abend bei Brotzeit mit Wurst und Käse, auch wenn er ab und zu einen Salatteller bestellt oder halbherzig von seinem Beilagensalat kostet. (Diese kleine Menge Frischkost ist im Vergleich zur übrigen Nahrung meistens nur ein Tropfen auf dem heißen Stein und bewirkt keine Verjüngung des Blutes.)

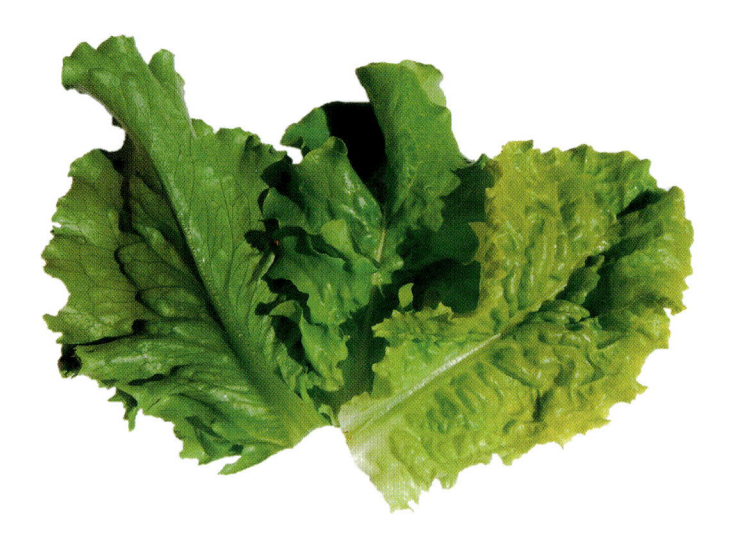

Winternahrung im Sommer, Sommernahrung im Winter

Kein Wunder, dass der Mensch nicht richtig gesund sein kann, wenn alles durcheinander gerät. Die Erhitzung von Nahrungsmitteln hat also eine gewisse Berechtigung, jedenfalls für die kalten Tage. (Die wahre Gefahr bei erhitzter Nahrung entsteht erst wirklich durch das Hinzufügen von Salz jeglicher Art.) Denn durch das Entweichen des Wassers aus der Nahrung während des Erhitzungsvorganges entsteht ein konzentrierteres Nahrungsmittel, das den Menschen viel mehr wärmt. Doch leider hat dieser Vorgang auch seine Schattenseite - zu viele Inhaltsstoffe wie Vitamine, Eiweiße, Fette, Kohlenhydrate, Mineralstoffe etc. werden zerstört.

Trocknen

Die elegantere und ältere Lösung zur Herstellung konzentrierter Nahrung im Winter ist das Trocknen von Nahrungsmitteln. Leider ist innerhalb der Vitalkost immer noch die Trocknung von Früchten am populärsten, weil Trockenfrüchte traumhaft süß schmecken. Doch dies führt zu erheblichen Beeinträchtigungen wie Zahnschäden, Entmineralisierung der Knochen, Gicht, Rheuma, Darmprobleme (Löcher im Darm), Verdauungsschwierigkeiten, taube Finger und Hände, schlechte Haut, Atemwegskrankheiten, Halsschmerzen, Entzündungen aller Art etc.

Viel wertvoller und immer beliebter ist das Dörren von Gemüse und Gemüsefrüchten. Sie enthalten weniger Zucker und können daher im konzentrierten, getrockneten Zustand bedenkenlos verzehrt werden.

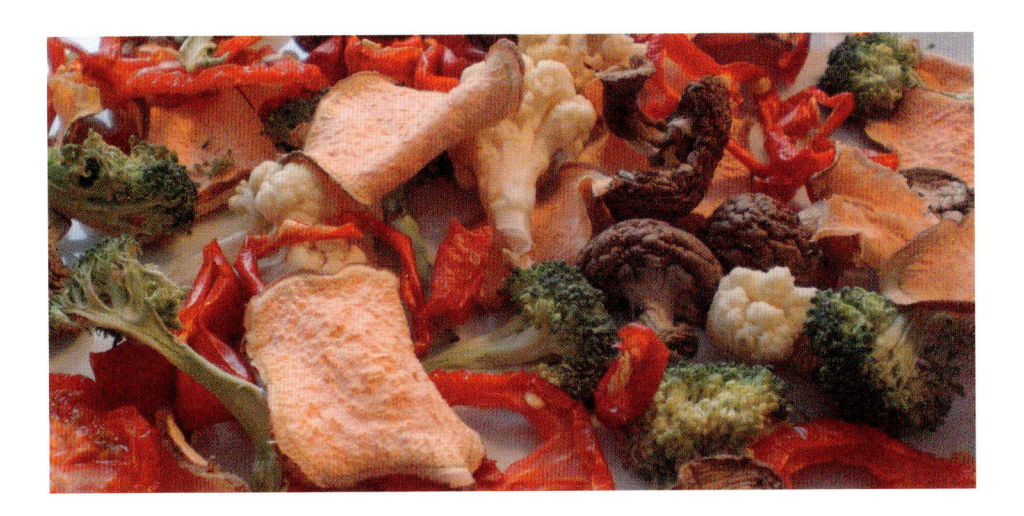

Dehydrierer

In Amerika werden seit vielen Jahren und bei uns seit einigen Jahren in der Bevölkerung immer mehr Dehydrierer (siehe Seite 246) eingesetzt.

Im Winter ist man mehr oder weniger auf das Trocknen mit einem Dehydrierer oder Ofen angewiesen, da es zu kalt ist, Nahrungsmittel draußen an der Sonne zu trocknen.

Ein Gitter voll getrocknetem Gemüse wie Zwiebeln, Paprika, Tomaten, Süßkartoffeln etc. duftet wie frisch gebackene Pizza. Am besten man isst das Trockengemüse zu frischer Vitalkost wie Karottensalat, Avocados, Nüssen und Wurzelgewächsen, Oliven und Algen etc. und erhält eine extra Portion Aminosäuren und Mineralien und nimmt wenig Wasser (ideal für die Wintermonate) zu sich. So fühlt man sich nach der Mahlzeit genauso kraftvoll, Energie geladen und innerlich warm wie nach deftigen Kochkostmahlzeiten und man muss nicht andauernd auf die Toilette springen. Die Nieren müssen nicht auf Hochtouren arbeiten, so dass der Organismus entlastet wird.

Fasten seit Millionen von Jahren

Dadurch schaltet der Körper auf den Fastenmodus um. So ist es bei Tieren seit Millionen von Jahren, nicht nur bei den Tieren in unseren Breiten, die im Winter wasserlose Rinden, Zweige, Knospen, Eicheln, Nüsse, Flechten, Wildkräuter und Gräser verzehren, sondern auch bei den Tieren in den Tropen, die nur innerhalb der viermonatigen Fruchtperiode die köstlichen Früchte vorfinden, die restlichen acht Monate nur auf das Grün der Bäume und Sträucher zurückgreifen können, sich quasi acht Monate lang in einer Art Fastenzeit befinden.

Im Winter keine Südfrüchte

Probieren Sie das Trocknen von Gemüse aus und ernähren Sie sich im Winter weniger von wasserreichen Früchten (Orangen, Kiwis, Melonen) und Gemüsefrüchten (Gurken und Tomaten) und Sie werden bemerken, wie gut die Vitalkost auch im Winter warm hält und Freude macht. Sie werden nie mehr kalte Hände und Füße bekommen. Vielleicht ist Ihnen selbst schon aufgefallen, dass Sie im Winter weniger Appetit auf Gurken oder Wassermelonen verspüren, diese jedoch aus Verstandesgründen zu sich nehmen, in der Überzeugung, dass wasserreiche Früchte und Gemüsefrüchte frisches Zellwasser mit vielen Biophotonen liefern. Für Frühjahr und Sommer (im „Prozess des Werdens") trifft dieser Gedankengang genau zu. Dagegen nehmen Sie im Winter („Prozess des Vergehens") einfach zuviel Wasser auf und kühlen zu stark aus.

Lernen Sie Wintergemüse auf Rohkostart kennen. Überlegen Sie sich, wie der Mensch noch vor 100 Jahren gelebt hat, nicht im Supermarkt Bananen und Orangen kaufen konnte und verändern Sie Ihre Ernährungsweise nach diesen schon fast vergessenen altbewährten Maßstäben. Sie werden vor Gesundheit strotzen, denn je einfacher wir leben, desto höher ist unser Gesundheitszustand. Mit einer riesigen Auswahl an tropischen Früchten zu Weihnachten oder Neujahr beginnt die Unart und damit entfernen wir uns wieder ein großes Stück von unserer Gesundheit.

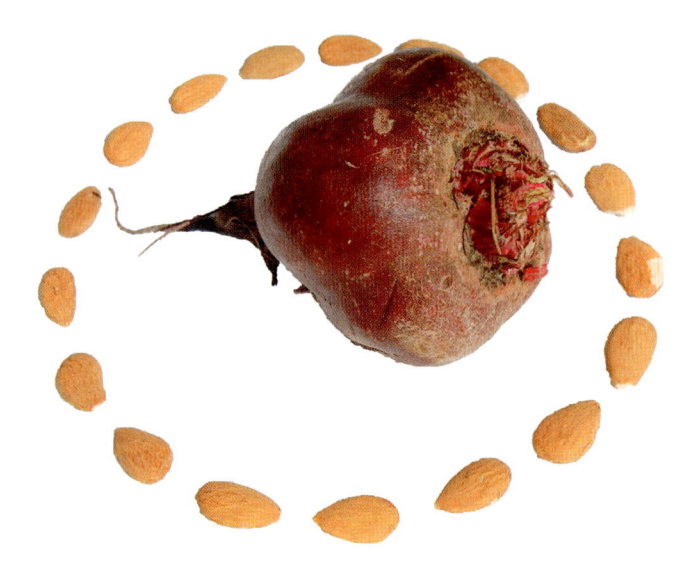

Bereiten Sie im Winter wieder mehr Weißkohl- und Karottensalat zu, verzehren Sie Sellerieknollen, Petersilienwurzeln, Pastinaken, Tompinambur, Grünkohl, Zwiebeln, Lauch, Walnüsse, Haselnüsse, überhaupt alle Nüsse (da Trockenware), halbgetrocknete Oliven (Kalamata- und Thrumba-Oliven ohne und mit Salz, siehe S. 245), sonnen- oder luftgetrocknete Algen (siehe Seite 245) und getrocknetes Gemüse und Sie werden staunen, wie gut Sie mit der Kälte zurecht kommen und im Winter von innen warm bleiben.

Ausnahmen

Wenn Sie ab und zu eine Ausnahme mit einem erhitzten veganen Gericht ohne Salz in Kombination mit mindestens 50% Wintergemüse-Vitalkost (alle Wurzelgewächse) machen, geht die Welt nicht unter. Sie werden sich in diesem Winter jedenfalls wärmer und stabiler fühlen als mit süßen und wasserhaltigen Südfrüchten, die Sie innerlich frieren und ständig auf die Toilette rennen lassen. Im Gegensatz dazu brauchen wir im Frühjahr, Sommer und Herbst, im Prozess des Werdens, sehr viel Zellflüssigkeit aus Früchten und Gemüsefrüchten, um unseren Körper zu verjüngen und ihn vor Überhitzung zu schützen.

Bioklimatische Ernährung

Der Wert einer bioklimatischen Ernährung bzw. einer bioklimatischen Vitalkost ist unermesslich hoch. Nach einigen Monaten bis einem Jahr Praxis bekommen Sie ein feines Gefühl für die Bedürfnisse („Prozesse des Werdens und Vergehens") Ihres Körpers zu jeder Jahreszeit. Probieren Sie es aus. Zur Vertiefung bietet die Wurzel bundesweit Vorträge und Seminare an, deren Termine Sie rechtzeitig durch die regelmäßige Abfrage der Wurzel-Homepage www.die-wurzel.de in Erfahrung bringen.

Heute weiß ich, dass mir eine gelegentliche Abweichung von der ersten und zweiten Rohkost-Wertigkeitsstufe in Form von Gerichten und Kombinationen nach der achten Wertigkeitsstufe (Ausnahmestufe I) besser bekommt als die Rohkost-Gerichte nach der dritten bis siebten Wertigkeitsstufe. Hätte ich das Buch für den Otto Normalverbraucher geschrieben, hätte ich die Ausnahmestufe I (achte Stufe) an dritter Stelle positioniert und danach erst die weiteren Rohkoststufen vier bis sieben folgen lassen, weil ich die Erfahrung machen musste, dass sich mein Verdauungssystem gegen zu stark vermischte Rohkost (viele Zutaten und „Geschmacksverstärker") zu häufig auflehnt.

Damit andererseits die Psyche des Rohköstlers zu anfangs gestärkt bleibt, kann es wichtig sein diese Unpässlichkeiten auf Grund des Verzehrs von Rohkost-Gerichten der Wertigkeitsstufen drei bis sieben in Kauf zu nehmen, anstatt schonende Kochkost der Stufe acht mit einzubauen. Kochkost innerhalb der Rohkosternährung kann bei Menschen, die gerade erst mit der Rohkost begonnen haben, dazu führen, zuwenig Ausdauer für die Rohkosternährung zu entwickeln. Doch langfristig ist es gesünder, bewusst Ausnahmen in die Rohkost mit einzubauen. Die Ausnahmen sollten trainiert werden und geplant sein, siehe Band 2 – das spirituelle Testament der Rohkost (siehe Seite 238/Nr. 25). Fast jeder macht seine Ausnahmen. Besser gesund und geplant als hastig und heimlich. Hier nun die Gerichte der achten Stufe:

1. Gedämpftes Gemüse (Vorzugsweise Wurzelgemüse) in allen Varianten *(Bitte jeweils 3-4 Zutaten und eine Beilage auswählen)*

Zutaten:

Wurzelgemüse:
a. Karotten
b. Petersilienwurzel
c. Süßkartoffel
d. Sellerieknolle
e. Rote Bete
f. Kohlrabi

Zwiebelgewächse:
a. Lauch
b. Zwiebeln
c. Knoblauch
d. Schloten
Sonnenblumenöl
etwas Wasser
Kräuter der Provencé

Beilagen:

a. Vollkornnudeln (Dinkel)
b. Quinoa
c. Kartoffeln
d. Reibekuchen
e. Dinkelpfannkuchen
f. Pommes selbst gemacht, auf dem Blech
g. Bunte Rohkostsalate
Beilagen alle ohne Salz!

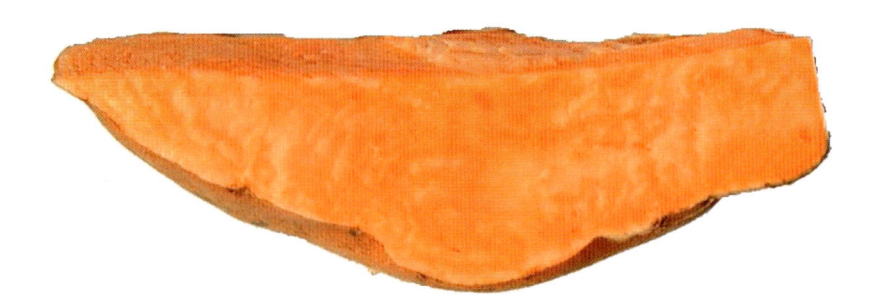

Zubereitung:

   Gemüse und Lauch in Scheiben und Ringe schneiden. Knoblauch klein hacken und alles in einer Pfanne oder im Wok mit etwas Wasser dämpfen, solange, bis das Gemüse sein süßliches Aroma entfaltet. Wenn es fertig ist, zum Schluss etwas Öl und Kräuter darübergeben. Dazu eignen sich bunte Rohkostsalate und oben aufgeführte Beilagen. Bitte immer nur eine Beilage pro Mahlzeit auswählen.

2. Karotten-Kartoffel-Stampf

Zutaten:

Karotten
Kartoffeln
Zwiebeln
Olivenöl
etwas Wasser
Küchenkräuter

Beilagen:

Bunte Rohkostsalate
Gebratene Champignons
Alles ohne Salz!

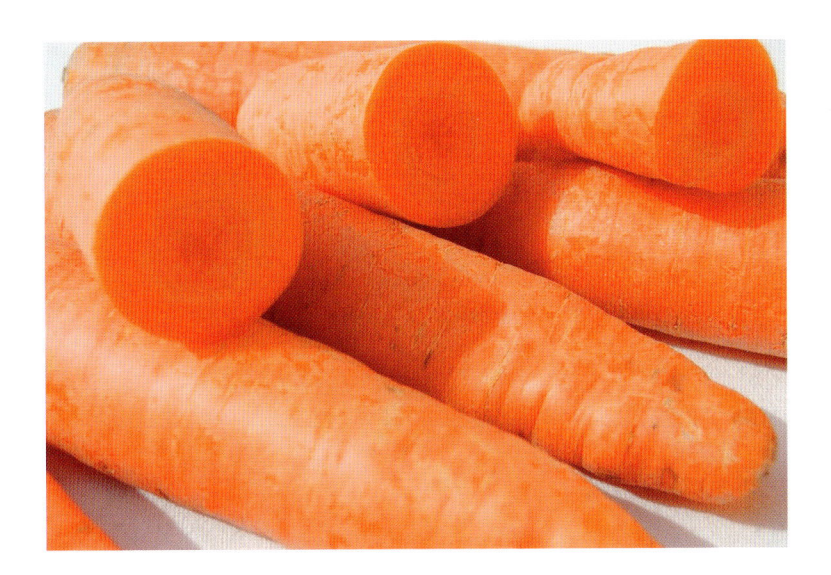

Zubereitung:

Karotten und Zwiebeln klein schneiden und in einem kleinen Topf mit etwas Wasser dämpfen bzw. anschmoren bis die Karotten weich sind. Pellkartoffeln parallel weich kochen. Die Kartoffeln schälen, mit der Gabel zerdrücken und mit dem Karottengemüse mischen. Die Karotten- und Kartoffelstücke mit einem Kartoffelstampfer solange zerdrücken bis sich ein homogener „Karotten-Kartoffel-Stampf" bildet. Unter Zugabe von etwas Öl ist es leichter, die Karotten mit den Kartoffeln zu mischen. Küchenkräuter hinzugeben und mit Rohkostsalaten servieren. Man kann auch ein paar Champignons in großzügige Ringe oder Scheiben schneiden, in der Pfanne kurz anbraten und zum Gemüse und Salat servieren.

3. Sellerie-Lauch-Champignon-Pfanne

Zutaten:
Knollensellerie
Lauch
Champignon

Rote Paprika
etwas Wasser
Küchenkräuter
Sonnenblumenöl

Beilagen:
Pellkartoffeln
Bunte Rohkostsalate

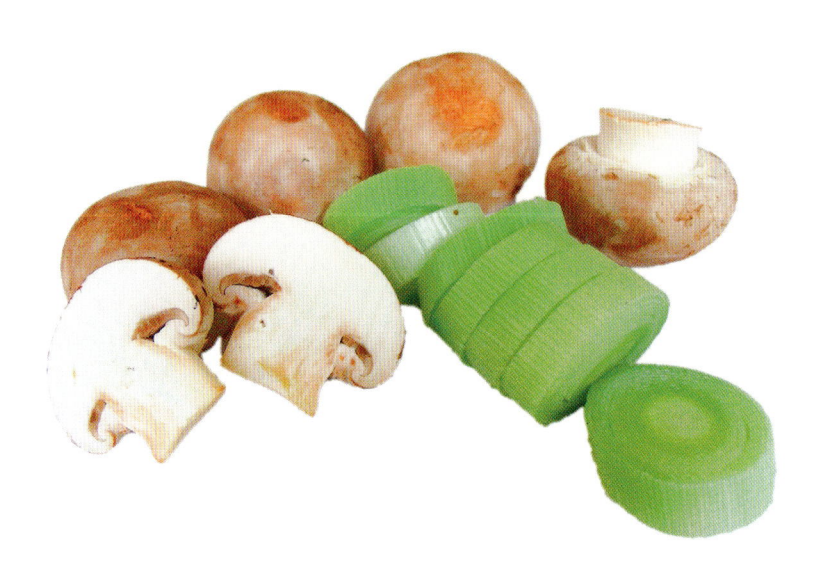

Zubereitung:

Sellerie und Champignons in feine Scheiben, Lauch in großzügige Ringe und Paprika in kleine Würfel schneiden. Alle Zutaten mit etwas Wasser in der Pfanne garen oder mit Öl anrösten. Zum Schluss einen Schuss Öl dazugeben, Kräuter untermischen und mit Pellkartoffeln und bunten Rohkostsalaten servieren.

4. geröstete Gemüsepfanne

Zutaten:			**Beilagen:**
Karotten	Süßkartoffeln	Sonnenblumenöl	Bunte Rohkostsalate
Kartoffeln	Sellerieknolle	etwas Wasser	
Kohlrabi	Lauch	Küchenkräuter	
	Zwiebel	Avocado	

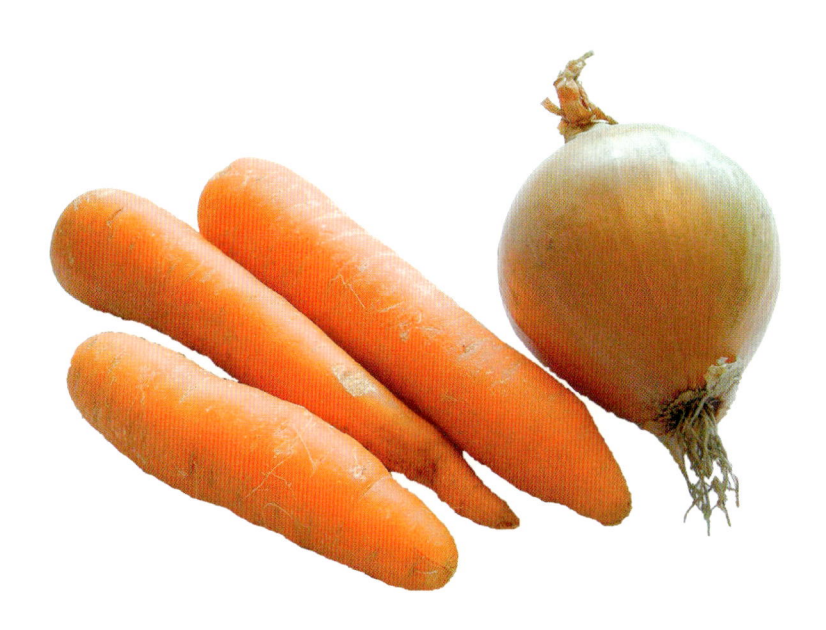

Zubereitung:

Kartoffeln, Karotten, Süßkartoffeln, Sellerie, Zwiebel, Kohlrabi in dünne Scheibchen mit dem Turboschäler (siehe Seite 246) raspeln. Lauch in ein Zentimeter dicke Stücke schneiden. Alles in einer Pfanne mit etwas Wasser vordämpfen (Deckel auf die Pfanne). Nach ca. sieben Minuten Garzeit den Deckel weglassen und etwas Öl unter das Gemüse geben und das Gemüse umrühren und von allen Seiten etwas anrösten. Kräuter dazugeben und auf dem Teller servieren und etwas zerdrückte Avocado unter das Gemüse rühren, das gibt einen richtigen Cremé Fraiche-Effekt.

Dazu 50% Rohkost in Form von ganzem Gemüse (einfach dazuknabbern) oder in Form eines bunten Rohkostsalates.

5. Kartoffeln und Süßkartoffeln

Zutaten:	Kartoffeln Süßkartoffeln	**Beilagen:**	Bunte Rohkostsalate

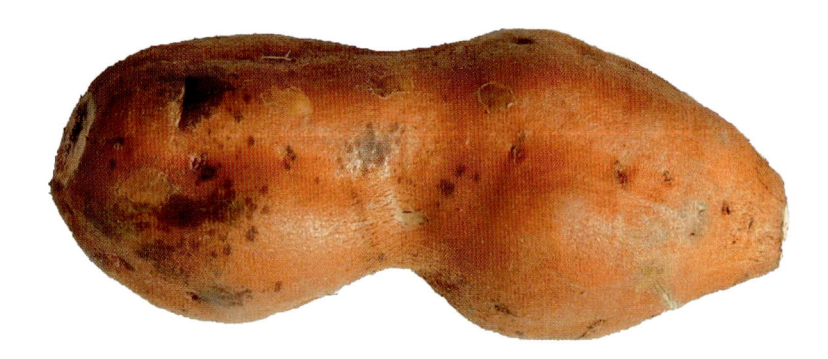

Zubereitung:

Kartoffeln und Süßkartoffeln mit Schale im Ganzen weich kochen. Dazu Olivenöl oder Avocado und Rohkostsalate.

6. Gemüse-Nudeln

Zutaten:

Buntes Wurzelgemüse
Champignons
Lauch
Zwiebel
Vollkornnudeln
Sonnenblumenöl
etwas Wasser
Küchenkräuter
Avocado

Beilagen:

Bunte Rohkostsalate

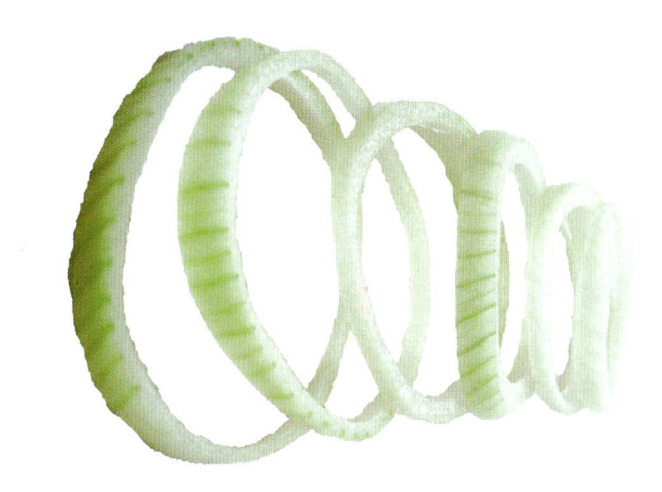

Zubereitung:

Gemüse in dünne Scheibchen hobeln, Zwiebeln in dünne Ringe, Lauch und Champignons in großzügige dicke Scheiben schneiden und ca. sieben Minuten mit etwas Wasser andämpfen. Bissfeste, in Wasser gekochte Vollkornnudeln unter das Gemüse geben und mit etwas Öl rösch heraus braten. Fertig sind die Gemüse-Nudeln. Zerdrückte Avocado untermischen und bunte Rohkostsalate dazu servieren.

7. Tomaten-Gemüse"reis"

Zutaten:
Quinoa
Wurzelgemüse
Champignons
Paprika
Lauch
Zwiebel
Sonnenblumenöl
etwas Wasser
Küchenkräuter
Avocado
Tomate

Beilagen:
Bunte Rohkostsalate

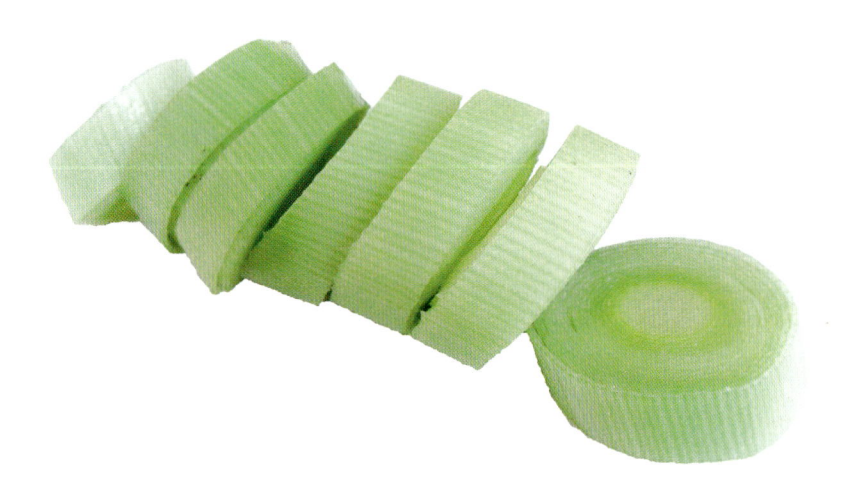

Zubereitung:

Gemüse wie unter Rezept 1 zubereiten. Mit gekochtem Quinoa (als Reisersatz - verschleimt weniger als Reis und enthält sehr viel mehr Eiweiß) mischen. Avocado und Tomate im Mixer zu einer cremigen Tomatensoße zubereiten. Unter den „Gemüsereis" rühren, dazu Salate servieren.

8. Reibekuchen (fränkisch: Baggers)

Zutaten:		**Beilagen:**
Kartoffeln	Zwiebeln Olivenöl etwas Wasser	Apfelmus oder bunte Salate

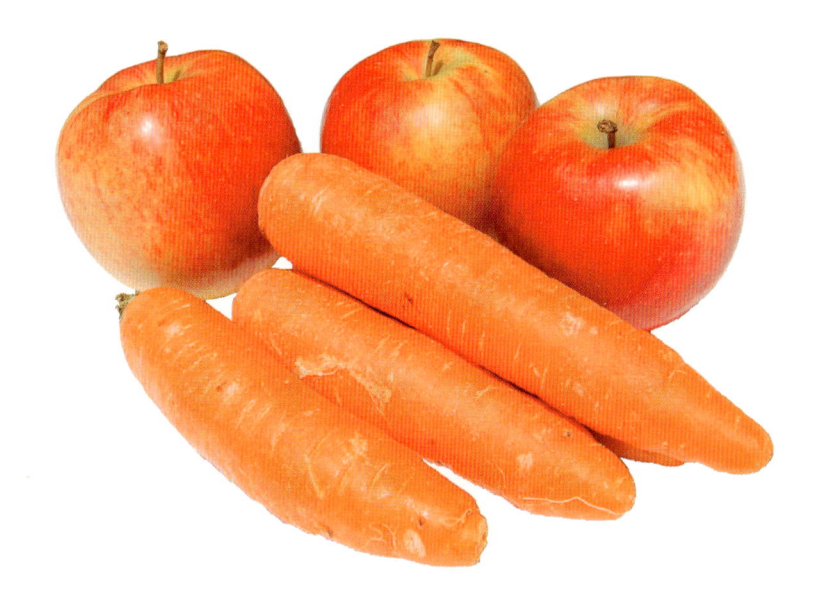

Zubereitung:

Kartoffeln und Zwiebeln durch Küchenmaschine (siehe Seite 246) lassen. Den rohen Kartoffelteig in einer heißen Pfanne mit etwas Öl herausbraten und zwischendurch immer wieder wenden. Schmeckt durch das Zwiebelaroma auch wunderbar ohne Salz. Dazu hausgemachtes Apfelmus aus gekochtem Fallobst. Nach dem Kochen der Äpfel kann man die Äpfel pürieren, wenn man das Apfelmus cremiger haben möchte oder einfach frisch aus dem Topf genommen und etwas mit der Gabel zerdrückt. Dazu kann man sehr gut rohe Karotten knabbern.

Die Baggers-Variante zwei ist ohne Apfelmus, dafür mit frischen Rohkostsalaten. Manch einer mag die Reibekuchen auch halb aus Kartoffeln und halb aus Karotten.

9. Quinoa-Salat

Zutaten: Quinoa　　　　Tomate　　　　bunter Rohkostsalat
　　　　　　Avocado

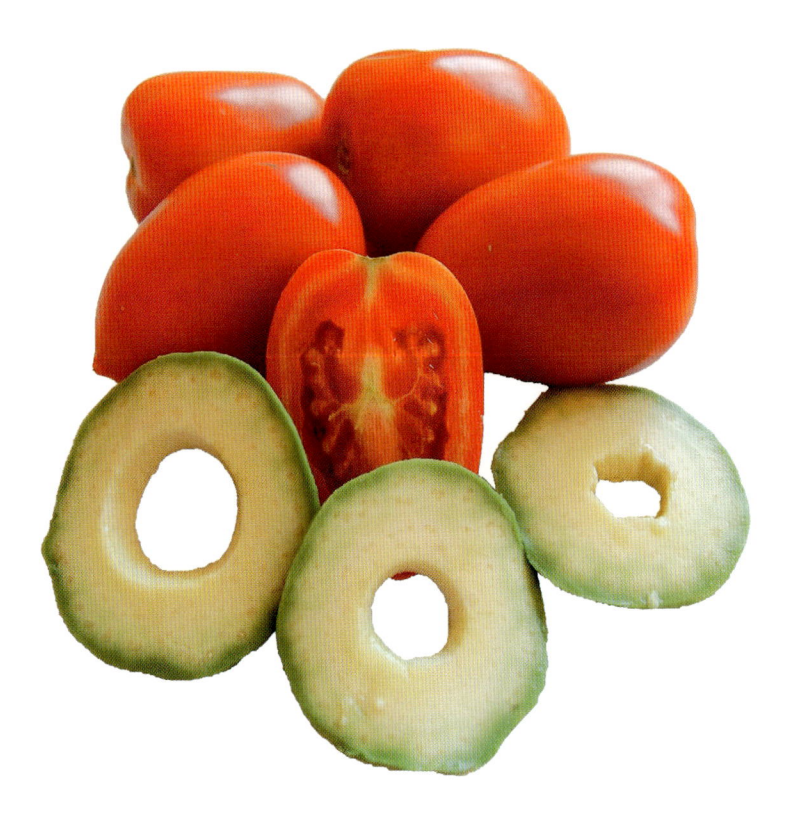

Zubereitung:

Quinoa kochen und unter den bunten Rohkostsalat mischen. Mit Avocado-Tomaten-Dressing (beides zusammen mixen) verfeinern. Ein schnelles Salatgericht für die kälteren Tage, wenn Ihnen der herkömmliche Salat zu luftig erscheint.

10. Kartoffelsalat

Zutaten:			**Beilagen:**
Kartoffeln	Zwiebeln	Sonnenblumenöl	Rohkostsalate
	frische Erbsen, wenn vorhanden	Zitrone oder Essig	

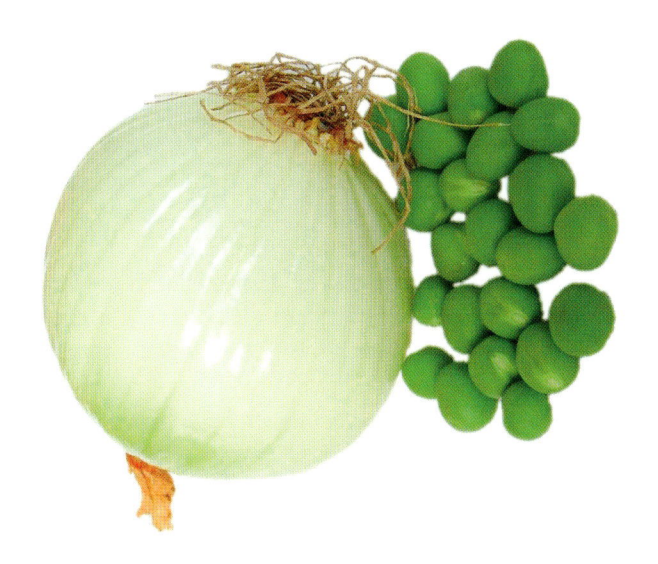

Zubereitung:

Gekochte Kartoffeln schälen, in Scheiben schneiden und in eine Schüssel geben. Zwiebeln in Würfel schneiden, frische junge Zuckererbsen, Öl, Zitrone oder Essig dazugeben. Alle Zutaten miteinander mischen und ziehen lassen. Dazu Rohkostsalate servieren.

Eine zweite Variante ist der Kartoffel-Rohkostsalat. Dem bunten Rohkostsalat werden gekochte Kartoffelscheiben untergemischt. Dies mögen Kinder sehr gerne, wenn sie richtig Hunger haben oder im Winter nach etwas Warmem verlangen oder die Rohkost nicht mehr sehen können. Dann ist diese Kombination hier noch am verträglichsten. Und das von Rohkost ernährte Kind steht unter Freunden mit seiner Ernährung nicht immer alleine da.

9. Stufe – Ausnahmestufe II:
Vegan mit Salz 50% + Rohkost 50% - **Farbe Dunkelbraun**

Diese Stufe ist für Ausnahmen außerhalb von Zuhause gedacht, wenn Sie z.B. unterwegs auf Geschäftsreise sind und in Restaurants essen müssen oder auf Familienfeiern eingeladen sind. Denn dort werden die Speisen, um dem Gaumen des Gastes zu schmeicheln, mit dem Geschmacksverstärker Nummer eins, dem Salz „aufgepeppt".

Um sich gesellschaftlich nicht auszugrenzen, nehmen Sie Einladungen als willkommenen Anlass, eine Ausnahme zu machen. Oft steht der Termin bzw. das Ereignis schon Wochen vorher im Kalender. Sie wissen also lange genug vorher, dass Sie genau an diesem bestimmten Tag eine Ausnahme machen werden. Die Ausnahme kann also gut im Voraus geplant werden und damit fällt es Ihnen Tage und Wochen vor der Ausnahme leichter, die Rohkost einzuhalten. Somit ist der Druck weg, 100% Rohkost auf ungewisse Zeit essen zu „müssen". Der innere Kampf, „wie lange schaffe ich es, nur roh zu essen" bzw. „diesmal halte ich für immer durch", kann beendet werden. Und Sie lernen „das Loslassen von der Rohkost" und „das Zurückkehren zur Rohkost". Wer krampfhaft an der Rohkost festhält, hat Angst, die Kochkost könne ihn zu weit vom (Rohkost-)Weg und der Gesundheit abbringen. Derjenige ist fest davon überzeugt, dass es ihm nach Ausnahmen enorm schwer fallen wird, wieder zur Rohkost zurückzufinden.

Planen Sie Ihre Ausnahmen, nehmen Sie eine Familienfeier zum Anlass, um zwei Fliegen mit einer Klappe zu schlagen. Erstens müssen Sie sich nicht mehr den Kopf zerbrechen, wann Sie eine Ausnahme machen könnten und zweitens nähren Sie sich in zwischenmenschlicher Hinsicht und nehmen nicht nur physische Nahrung zu sich. Denn sechs weitere Nahrungsfaktoren ganz anderer Natur bestimmen unsere Gesundheit (ausführlich in Band 1, S. 238/Nr. 24 – Die Rohkost ist eine Geheimlehre – beschrieben).

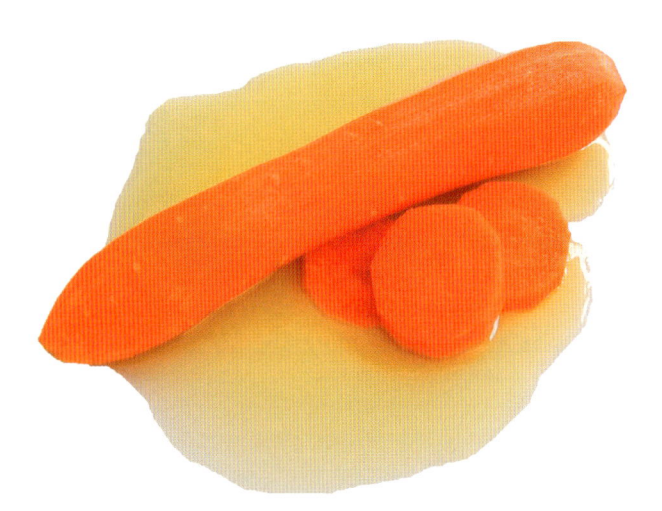

Doch gerade auswärts, im Restaurant, lässt man sich zu allem Möglichen hinreißen und wirft sehr leicht alle Ernährungsregeln über den Haufen. Doch hinterher ist der Frust umso stärker. Solch eine Depression können Sie überwinden, indem Sie vorher planen, wann Sie Ausnahmen machen wollen und bis zu welcher Ausnahmestufe Sie gehen möchten. Hier ein kleines Beispiel: Sie gehen mit Freunden Pizza-Essen. Statt wie alle anderen bestellen Sie Ihre Pizza ohne Käse, lassen sich etwas Olivenöl reichen und träufeln es über die Gemüse-Pizza. Damit schmeckt sie genauso lecker, wie die Pizza mit Käse (wenn nicht noch besser), aber richtet wesentlich weniger Schaden an. Zu jedem Bissen Pizza sollten Sie einen Bissen von einer ganzen Karotte oder Petersilienwurzel essen. Sie können von zu Hause ein paar kleine Bio-Karotten oder anderweitiges Wurzelgemüse unauffällig in der Jacken-, Hosen- oder Handtasche mit ins Restaurant nehmen, heimlich unter dem Tisch verstecken und zu jedem Bissen Pizza dazuknabbern. Ihr Ziel in so einer Umgebung sollte mindestens 50% Rohkost zu 50% veganer Kochkost sein. Salate im Restaurant lassen oft zu wünschen übrig und fördern die Verdauung nicht ausreichend, sättigen zu wenig, da die Salatgrundlage meistens nur aus wasserhaltigen Gemüsefrüchten wie Tomate, Gurke, Paprika und ein paar Blättern Kopfsalat besteht. Und nicht zu vergessen, das Fertigdressing ist natürlich der reinste Chemiecocktail.

Beim „Griechen" dagegen beschränken Sie sich auf Beilagen wie Tomatenreis, Pommes ohne Salz, Krautsalat, Auberginen-Tomaten-Auflauf ohne Schafskäse, dicke Bohnen ohne Schafskäse etc. Auch hier wieder die Empfehlung, 50% Kochkost zu mindestens 50% Rohkost. Zu jedem Bissen Kochkost essen Sie mindestens eine Gabel Kraut-

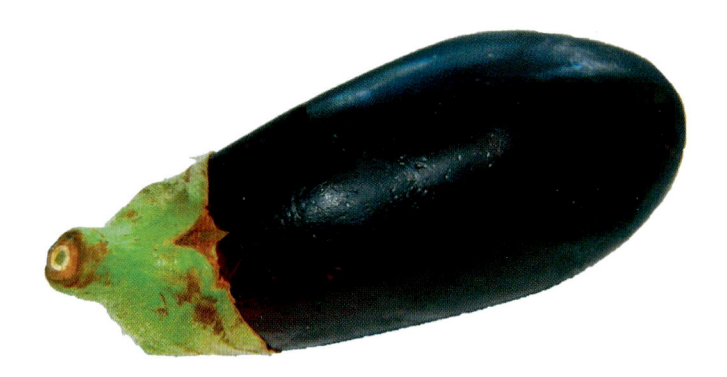

salat oder am besten einen Bissen von den mitgebrachten Wurzeln (Karotte, Petersilienwurzel, Sellerieknollenstück etc.), die das Kauen am besten fördern und somit die Verdauung am meisten anregen und unterstützen.

Im fränkischen Lokal beschränken Sie sich auf folgende Gerichte und Kombinationen:
a. Kartoffelsalat oder Pommes ohne Salz mit gemischtem Salat.
b. Gemüsebratlinge mit Kartoffelsalat und gemischtem Salat.
c. Kartoffelklöße oder Semmelknödel mit Gemüse und Salat.
d. Pommes mit Gemüse und Salat
e. Sellerieschnitzel und Kartoffelsalat
f. Knoblauchbrot (anstelle von Butter kann man auch Öl verlangen) mit großem gemischten Salatteller
g. Bratkartoffeln mit Gemüse und Salaten
h. oder alle Gerichte der achten Wertigkeitsstufe mit Salz.

Doch wer salzloses Essen (Rohkost sowohl Kochkost) und seine gesundheitlichen Vorteile kennen gelernt hat, dem fällt es immer schwerer, salzhaltige (meistens kommt raffiniertes, also denaturiertes Jodsalz zum Einsatz – Buchtipp – Risiko Jod – Ute Aurin – siehe Seite 238/Nr. 3) Gerichte aus Gaststätten einzunehmen und überhaupt über Stufe acht hinaus zu gehen. Daher meine Empfehlung, die Ernährung nach den ersten acht Wertigkeitsstufen der Rohkost ausrichten, denn die achte Stufe ist keine reine Kochkoststufe. Sie ist immerhin eine 80 bis 85%ige Rohkoststufe, wenn man einmal am Tag ein veganes Kochkostgericht bestehend aus 50% Kochkost und 50% Rohkostanteil zu sich nimmt und sowohl früh als auch abends nur Rohkost verzehrt.

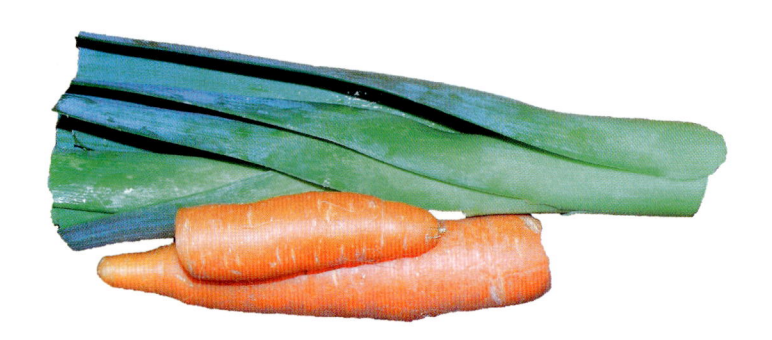

Wissenschaftlich wurde bewiesen, dass der Mensch bei einer 80%igen Rohkosternährung keine Leukozyten (weiße Blutkörperchen, die den Schleim im Blut auffressen, damit er ausgeschieden werden kann – siehe Dunkelfeldmikroskopie) bildet, das Blut somit vollkommen gesund bleibt. D.h., das Blut bleibt reich an roten Blutkörperchen und damit reich an Sauerstoff und somit können alle Zell- und Körpervorgänge einwandfrei ausgeführt werden. Die beste Voraussetzung für uns Menschen, bis ins hohe Alter gesund und munter zu bleiben.

Rohkost-Jahreskalender

Auf den Seiten 184 und 185 finden Sie den **Rohkostkalender nach den sieben Wertigkeitsstufen der Rohkost** und die **Übersicht der elf Wertigkeitsstufen** unserer täglichen Ernährung. In den Rohkostkalender können Sie mit Hilfe der Übersichtstabelle jeden Tag den Wert Ihrer Ernährung farbig eintragen und am Monatsende ihre Rohkosttage aufaddieren und in den Kalender eintragen. Am Jahresende sehen Sie, wie viele Rohkosttage Sie von 365 Tagen im Jahr erreicht haben. Dies ist gleichzeitig Ihre Rohkost-Jahreszahl. Von Jahr zu Jahr verändert sich diese Zahl und ein deutliches Wachstum in Richtung höchste Wertigkeitsstufe und zur hundertprozentigen Rohkost ist zu verzeichnen. Denn nicht jeder Tag ist gleich und wenn wir zwischenmenschliche Differenzen, Probleme in der Arbeit oder mit dem Partner etc. haben, variiert unsere Ernährung dementsprechend. Geht es uns nicht so gut, ist uns nicht immer nach lebensaufbauenden Maßnahmen wie Sonnenschein, energiereicher Sonnenkost, Bewegung usw. zumute. An so einem Tag kehrt man besser in sich und versucht erst einmal, alleine zu sein und zu sich selbst zu finden.

Seelische Tiefgänge hat jeder von uns, das gehört zum Leben. Wir sind schließlich keine gefühlskalten Roboter. Wenn Sie Ihr seelisches Tief überwunden haben, kehren Sie automatisch wieder zu Ihren Ernährungsrichtlinien zurück, sei es hundertprozentige Rohkost, Veganismus oder Trennkost etc.

Ein monatelanges krampfhaftes Festhalten an der Rohkost mit anschließenden Fressattacken zeigt, dass Sie mit Ihrer Rohkosternährung noch keinen vernünftigen Umgang gefunden haben. Der Jahres-Rohkostkalender hilft Ihnen, Abhilfe zu schaffen.

Die unterschiedlichen Ernährungsformen haben alle ihre Berechtigung. Jede Ernährungsrichtung entspricht einem anderen Menschentypus bzw. Bewusstsein. Das in diesem Buch vorgestellte Konzept soll dem Einzelnen dazu dienen, bewusster mit Nahrung umzugehen und dadurch sein tägliches Leben besser zu meistern.

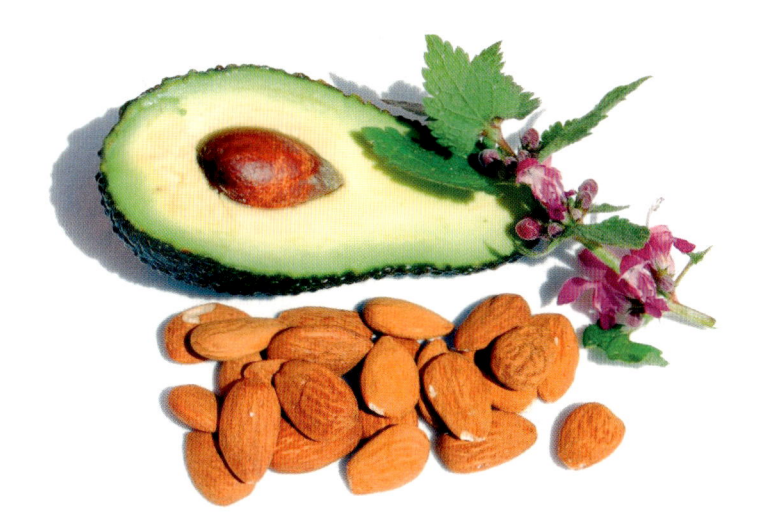

Das Konzept der Heilnahrung setzt seinen Schwerpunkt auf vegane Ernährung (soweit man davon sprechen kann, da Kleinstlebewesen auf Wildkräutern, Waldbeeren oder Wildfrüchten immer mitgegessen werden), sowohl innerhalb der Rohkost als auch bei Ausnahmen innerhalb der Kochkost. Der Gedanke, kein Tier töten zu müssen, um gesund und ohne Mangelerscheinungen leben zu können, schenkt mir Unabhängigkeit und Freiheit und gibt mir die Möglichkeit den Tieren aus tiefstem Innern als Brüder und Schwestern zu begegnen, ohne dabei an die Speisekarte und meinen Gaumen denken zu müssen. Diese Gedanken erfüllen mich innerlich reich und machen mich glücklich. So ist es ein wunderbares Hobby von mir, mich vegan zu ernähren und mich Pflanzen fressenden Tieren wie Pferden, Kühen, Hasen, Schafen, Ziegen und Rehen etc. anzunähern, sie zu streicheln und mit ihnen gemeinsam Rohkost zu essen. Die vegetarische (zu viele denaturierte Milchprodukte) und gutbürgerliche Kost habe ich ausgeklammert, weil sie in meinen Augen der Gesundheit des Menschen mehr schadet statt sie fördert. Das heißt aber nicht, dass diese beiden Degenerationsstufen immer negative gesundheitliche Auswirkungen haben müssen, denn zur Gesundheit gehören viele Faktoren und ein ganz wichtiger Aspekt ist das Essverhalten. Daher ist es möglich, dass Menschen, die nur kleine Mengen Zivilisationskost verzehren, oftmals gesünder sind als „rohköstliche Vielfraße".

7 Wertigkeitsstufen-Rohkostkalender

	1	2	3	4	5	6	7	8	9	10	11	12	13	14	15	16	17	18	19	20	21	22	23	24	25	26	27	28	29	30	31	Ge
Ja	1	2	3	4	5	6	7	8	9	10	11	12	13	14	15	16	17	18	19	20	21	22	23	24	25	26	27	28	29	30	31	
Fe	1	2	3	4	5	6	7	8	9	10	11	12	13	14	15	16	17	18	19	20	21	22	23	24	25	26	27	28	29			
Mä	1	2	3	4	5	6	7	8	9	10	11	12	13	14	15	16	17	18	19	20	21	22	23	24	25	26	27	28	29	30	31	
Ap	1	2	3	4	5	6	7	8	9	10	11	12	13	14	15	16	17	18	19	20	21	22	23	24	25	26	27	28	29	30		
Ma	1	2	3	4	5	6	7	8	9	10	11	12	13	14	15	16	17	18	19	20	21	22	23	24	25	26	27	28	29	30	31	
Ju	1	2	3	4	5	6	7	8	9	10	11	12	13	14	15	16	17	18	19	20	21	22	23	24	25	26	27	28	29	30		
Jul	1	2	3	4	5	6	7	8	9	10	11	12	13	14	15	16	17	18	19	20	21	22	23	24	25	26	27	28	29	30	31	
Au	1	2	3	4	5	6	7	8	9	10	11	12	13	14	15	16	17	18	19	20	21	22	23	24	25	26	27	28	29	30	31	
Se	1	2	3	4	5	6	7	8	9	10	11	12	13	14	15	16	17	18	19	20	21	22	23	24	25	26	27	28	29	30		
Ok	1	2	3	4	5	6	7	8	9	10	11	12	13	14	15	16	17	18	19	20	21	22	23	24	25	26	27	28	29	30	31	
No	1	2	3	4	5	6	7	8	9	10	11	12	13	14	15	16	17	18	19	20	21	22	23	24	25	26	27	28	29	30		
De	1	2	3	4	5	6	7	8	9	10	11	12	13	14	15	16	17	18	19	20	21	22	23	24	25	26	27	28	29	30	31	

Wertigkeit	Entsprechung	Bezeichnung	Farbe
1. Stufe =	**Empfehlungsstufe I** (Idealstufe I)	**Die Heilnahrung** Rohkost im Ganzen	**Gold/Gelb/Weiß-gold/Goldgelb**
2. Stufe =	**Empfehlungsstufe II** (Idealstufe I)	**Zubereitete Rohkost** in Öl/Zitrone ohne Salz	**Grün**
-------------	------------------------------	--	------------------------
3. Stufe =	**Kompromissstufe I**	**Rohkost mit Algen/ Queller** (Salzgras)	**Türkis**
4. Stufe =	**Kompromissstufe II**	**Rohkost mit Kristall-/Meersalz**	**Orange**
5. Stufe =	**Kompromissstufe III**	**Rahmstufe** mit pulverisierten Sonnenblumenkernen (Samen)	**Rosa**
6. Stufe =	**Kompromissstufe IV**	**Obst/Gemüse/Getreide-Mischungen** ohne Salz	**Hellblau**
7. Stufe =	**Kompromissstufe V**	**Getreide/Salz-Kombinationen**	**Rot**
-------------	------------------------------	--	------------------------
8. Stufe =	**Ausnahmestufe I**	**Vegan ohne Salz 50%** **+ Rohkost 50%**	**Hellbraun/ Ocker/ Beige**
9. Stufe =	**Ausnahmestufe II**	**Vegan mit Salz 50%** **+ Rohkost 50%**	**Dunkelbraun /Kastanienbraun**
-------------	------------------------------	--	------------------------
10. Stufe =	**Degenerationsstufe I** (Vergreisungsstufe I)	**Vegetarisch**	**Grau**
11. Stufe =	**Degenerationsstufe II** (Vergreisungsstufe II)	**GbK** mit Alkohol, Zigaretten, Kaffee	**Schwarz**

Die Psychologie der Ernährung Teil II

Energie ist überall, mitten im Raum. Doch entscheidend ist, in welche Richtung die Energie strömt, ob nach rechts, links, nach oben, unten, vorwärts oder rückwärts. Und in welcher Geschwindigkeit sich die Energie im Raum fortbewegt, ganz langsam, etwas schneller oder mit hoher Geschwindigkeit.

Nahrungsmittel sind Energien bzw. Energieeinheiten. Neben Nahrungsmitteln nehmen wir Energie ebenso durch die Sonne, Luft, Wasser, zwischenmenschliche Begegnung, Sport und Spiel, Musik, Gedanken und Gefühle etc. auf.

Wir stellen uns vor, in unserem Auto zu sitzen, das sich schwerelos im Raum in alle Richtungen fortbewegen kann. Die diversen Nahrungsmittel bringen unser Auto auf unterschiedliche Geschwindigkeiten und bewegen es in verschiedene Richtungen.

Aus Nahrungsmitteln die Art der Energie, die Richtung und die Geschwindigkeit der Energie, die in jedem einzelnen Nahrungsmittel steckt, zu bestimmen, funktioniert am besten mit nüchternem Magen, wenn jedes Nahrungsmittel für sich alleine verzehrt wird. Denn der Verzehr mehrerer Nahrungsmittel gleichzeitig führt zu einem Energie-Mischmasch, so dass sich kein klares Ergebnis ermitteln lässt.

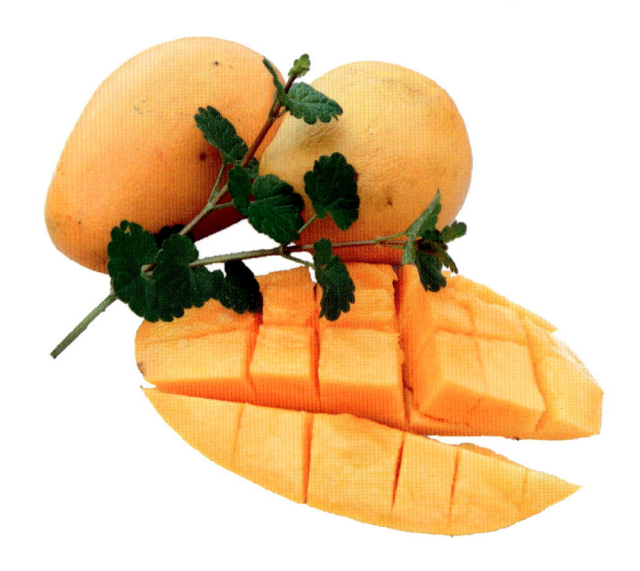

Süße Früchte

Süße und sehr süße Früchte mit hohem Wassergehalt wie etwa Melonen, Orangen, Kirschen, Weintrauben, Mangos, Papayas, Ananas etc. machen unser Auto so leicht, dass es zu schweben beginnt und sich schwerelos wie ein Raumgleiter in der Atmosphäre beliebig fortbewegt. Wir bewegen uns quasi im „vierten Gang" eines fliegenden PKWs fort. Bei diesem Tempo geht uns schnell die Puste aus. Unsere Energie reicht nur noch für eine

Fahrt im „ersten Gang". Versuchen wir durch den Verzehr von Früchten unsere Energie schnell wieder aufzuladen, werden wir die Erfahrung machen müssen, dass das nur bis zu einem gewissen Grad möglich ist, weil die Sofortenergie aus Früchten auch sofort wieder verpufft. Wir können nur noch im ersten Gang „dahintuckern".

Nüsse

Wenn wir Nüsse verzehren, bewegen wir uns am Anfang mit unserem Auto vielleicht im „zweiten Gang" fort. Doch je mehr Nüsse wir verzehren, desto langsamer „fahren" wir durch den Raum, bis wir nur noch im „ersten Gang" dahin schleichen können und zum Stillstand kommen. Das ist der Moment, wenn wir zuviel Nussfett zu uns genommen haben und uns richtig schlecht im Magen fühlen.

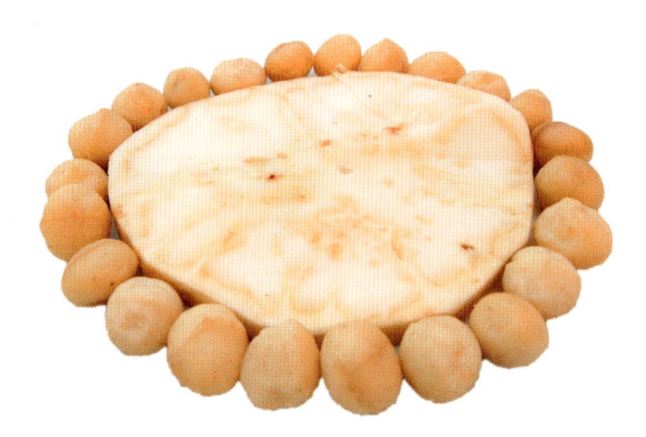

Essen wir jedoch Nüsse in Kombination mit rohen Stärkenahrungsmitteln wie Knollensellerie, Petersilienwurzel, Pastinake, Schwarzwurzel, Süßkartoffel, Karotte, Rote Bete, schalten wir vom „ersten" in den „zweiten", vom „zweiten" in den „dritten Gang" und können diese „Fahrtgeschwindigkeit" über mehrere Stunden beibehalten. Damit gelangen wir auf weiten Reisen immer ans Ziel. Diese Nuss-Wurzel-Kombinationen sind ideal für eine lange Zug-, Auto- oder Schiffsreise. Man bleibt lange satt, ohne sich übermäßig voll zu fühlen.

Gemüsefrüchte

Durch den Verzehr von Früchten steigen wir ziemlich stark aufs Gaspedal unseres „Raumgleiters" und heben ganz schnell ab. Dagegen treiben uns Gemüsefrüchte auf Grund des geringeren Zuckergehaltes wesentlich sachter an, so dass wir etwa im „zweiten Gang" (verglichen mit einem PKW) fahren.

Wasser

Wenn wir Wasser zu uns nehmen, nachdem wir Früchte verzehrt haben, wirkt das Wasser wie eine Bremse. Das Wasser verdünnt den Zucker und steigert die Fahrgeschwindigkeit unseres Autos nicht so stark. Wir selbst gelangen dadurch weniger in den hyperaktiven Bereich. Somit kann man einer bereits latent vorhandenen Hyperaktivität am schnellsten entgegenwirken.

Salz

Durch den Einsatz von flüssiger Salzsole (Himalaya-Salz) erreichen wir mit unserem „Auto" bzw. „Raumgleiter" eine sehr schnelle „Reisegeschwindigkeit" („Vierter Gang"), die man lange beibehalten kann. Am Reiseziel angekommen, muss man das überhitzte Transportmittel bzw. unseren Körper mit Wasser abkühlen.

Im Winter ist es manchmal ratsam, etwas Kristallsalz mit den täglichen Speisen zu sich zu nehmen, um längere Touren durch den Schnee ohne zu große Kälteprobleme durchzuhalten.

Kochkost ohne Salz

Ernähren Sie sich überwiegend von Kochkost ohne Salz, geht die Energiekurve direkt nach dem Essen nach unten. Doch dadurch gelangen Sie einmal mehr auf den „Boden der Tatsachen" und fühlen sich sehr gut geerdet.

Kochkost mit Salz

Verzehren wir warme Gerichte mit Salz, schalten wir mit unserem „PKW" hoch in den „vierten Gang" und können die hohe Geschwindigkeit für längere Zeit beibehalten. Erst relativ spät kommt ein Einbruch, wir werden immer langsamer, bis wir zum Stillstand kommen. Auch dabei genießen wir eine gute Erdung.

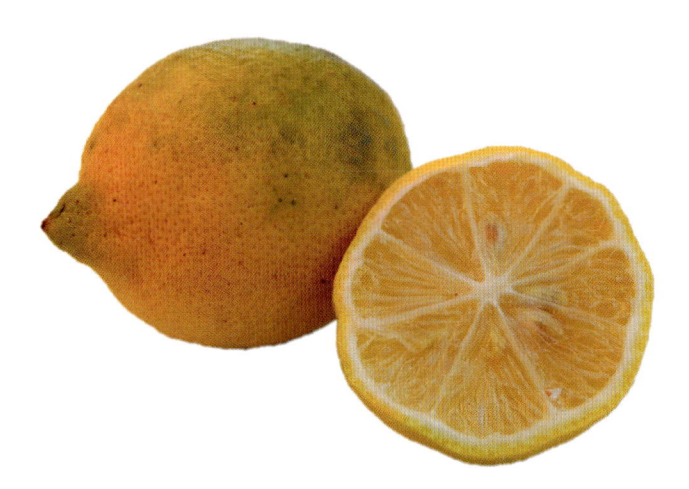

Saure Nahrungsmittel

Sehr schnell gelangen wir durch den Verzehr von sauren Nahrungsmitteln in den „vierten Gang", ähnlich wie bei süßen Früchten. Doch im Gegensatz zu süßen Früchten fällt unsere Geschwindigkeit langsam ab, so dass wir stufenweise vom vierten in den ersten Gang herunterschalten können, ohne einen zu abrupten Leistungsabfall wie bei Früchten zu erleben. Nach dem Verzehr von Zitronen, Grapefruits, Sanddorn, Schlehen etc. sind wir sehr leistungsfähig, bis dann schrittweise der Energieabfall eintritt.

Fette

Fette und Öle aus Samen, Oliven, Nüssen und Avocados bremsen die Geschwindigkeit. Diese Nahrungsmittel setzen wir ein, um zu erreichen, dass unsere Energie nicht so schnell verpufft. Jedoch wird mit dem Verzehr dieser Fette auch gleichzeitig unsere Fahrtgeschwindigkeit gedrosselt. So können wir mit unserem „Gefährt" (Körper) zwar eine weite Strecke zurücklegen, aber leider nur im Schneckentempo, also höchstens im ersten Gang.

Grünpflanzen

Sie geben uns lang anhaltende Energie, ohne dass wir uns zu voll fühlen, wie es sehr schnell bei Nüssen der Fall sein kann.

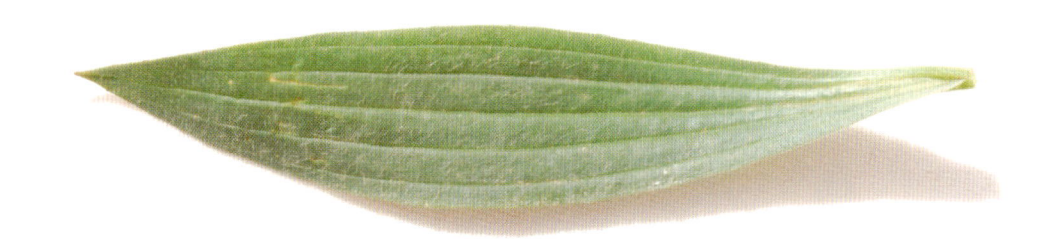

Wenn man mit seinem „Gefährt" unterwegs ist und Grünpflanzen wie Löwenzahn oder Brennessel verzehrt, schaltet man vom „ersten" in den „zweiten Gang" und kann die Geschwindigkeit im „zweiten Gang" lange halten, ohne einen abrupten Energieabfall zu erleben. Verzehren wir dagegen Früchte, schalten wir sofort hoch in den „vierten Gang", so stark ist die Sofortenergie. Essen wir aber Früchte gemeinsam mit Wildpflanzen, so drosseln die Grünpflanzen die Geschwindigkeit und wir kommen nicht gleich in den hyperaktiven Zustand. Wir fahren dann höchstens im „dritten", später im „zweiten Gang", das wesentlich schonender für unser Fortbewegungsmittel Körper ist.

Milchprodukte

Milchprodukte bremsen ungemein unseren Elan. Wenn wir überhaupt einen Antrieb spüren, dann bewegen wir uns höchstens im „ersten Gang" fort. Denn Milchprodukte können die Verdauung vollkommen lahm legen, so schwer verdaulich sind sie. Andererseits tragen sie damit zu einer guten, vielleicht sogar zu einer zu guten Erdung bei. Passen Sie also auf, dass Sie nicht zu träge werden.

Fleisch

Fleisch bringt einen sofort auf 180, d.h., man bewegt sich von Anfang an im „vierten Gang" fort, und das ganz schön lange an einem Stück. Doch nach längerer Zeit kommt ein plötzlicher Abfall und man wird nach hinten katapultiert und muss im Rückwärtsgang weiterfahren.

Fleischessen bedeutet, dass alle Lichter erlöschen und wir in der Dunkelheit umherirren müssen. Wir „fahren" mit unserem „Gefährt" zu anfangs zwar mit höchster Geschwindigkeit im „vierten Gang", doch ohne zu wissen, in welche Richtung. So kann einen der Fleischkonsum auf dem Weg zurück zur Gesundheit in die Irre führen, so dass wir nie heil ankommen.

Die Ganzheit der Nahrungsmittel - Teilung der Nahrung in winzige Bruchstücke

Wenn es Ihnen psychisch gut geht und Sie gut gelaunt sind, fällt es Ihnen leichter, herzhaft in einen ganzen Apfel oder in eine Karotte zu beißen. Sie haben vielleicht etwas vollendet, auf das Sie stolz sind oder haben einfach etwas Schönes erlebt. Das Leben fühlt sich in diesem Augenblick vollkommen rund an. Wir neigen in solchen Augenblicken dazu, ganze Nahrungsmittel verzehren zu wollen, so wie sie von der Schöpfung erschaffen wurden. Stehen wir vor Problemen oder fühlen uns überbelastet, zieht es uns viel stärker zu Nahrungsmitteln hin, die zerkleinert, gehäxelt, gehobelt und geraspelt wurden und zusätzlich noch mit winzigen Partikelchen, unseren Gewürzen, benetzt und verfeinert wurden.

Unser Unterbewusstsein wählt im Äußeren Elemente (Gewürze führen zur Zerstreuung – „Gewürze streuen") aus, die das Innere spiegeln bzw. mit ihm in Resonanz treten. Somit ist das menschliche Bewusstsein leichter in der Lage, Probleme bzw. Stress besser zu verarbeiten.

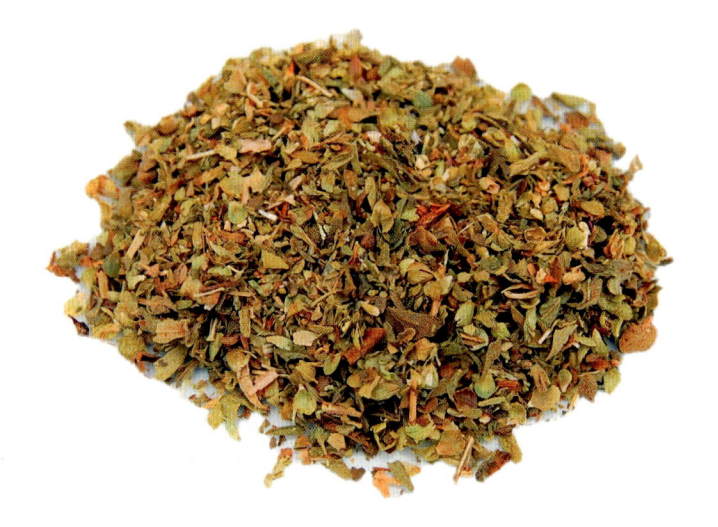

Verdauungskraft

„Was" wir essen wurde in der gesamten Rohkostliteratur ausführlich abgehandelt. Wir wissen heute, dass ein 80%iger Frischkostanteil genügend Antioxidantien liefert, damit im Blut keine Leukozyten gebildet werden. Das ist nämlich die Voraussetzung dafür, dass der Körper überhaupt in der Lage ist, sich aus eigener Kraft heraus von allen Giftstoffen und Stressbelastungen wieder restlos zu befreien und somit nicht in den Zustand einer Krankheit zu kommen. Daher ist ein hoher Frischkostanteil ratsam.

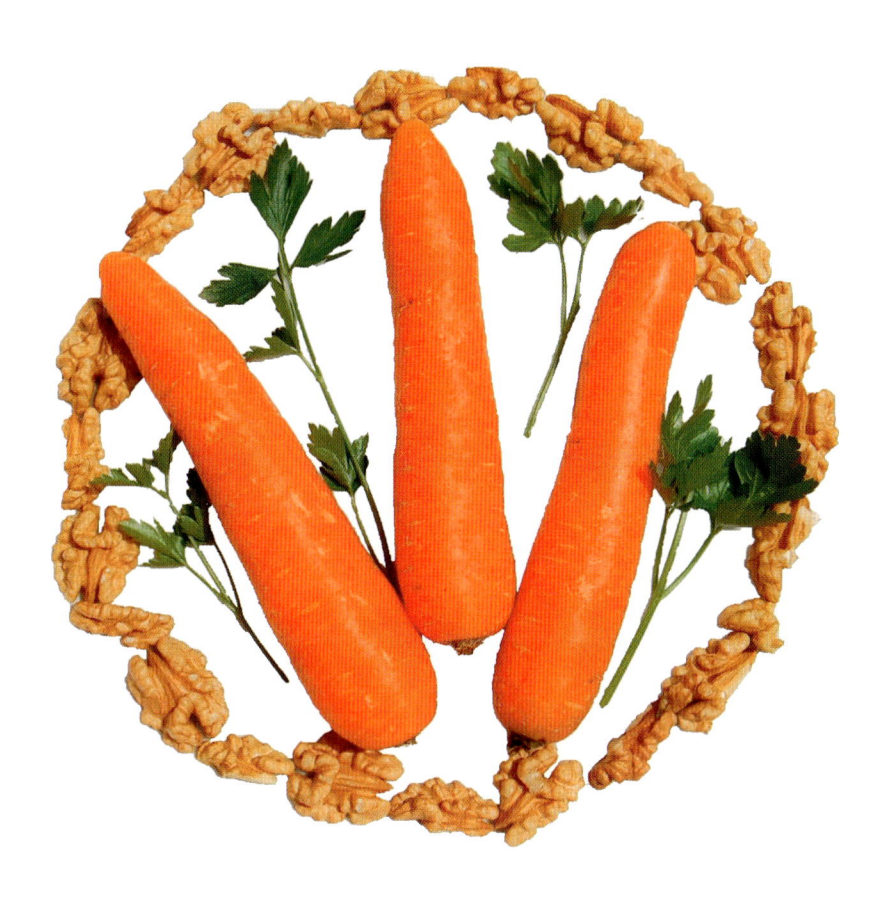

90% oder 100% Rohkostanteil ist nicht entscheidend

Ob Ihr Rohkostanteil 85%, 90% oder 100% ausmacht, bleibt Ihrem Empfinden überlassen. Lieber ein langfristiger sehr hoher Rohkostanteil ohne Fressattacken als eine kürzere Zeit 100%iger Rohkost mit anschließendem Jojo-Effekt. Wenn Sie eine über 80%ige Rohkost beherzigen, haben Sie eine optimale Grundlage, um am „Wie oft" (nicht zu häufig am Tag essen) zu arbeiten.

Das Energieniveau fällt oft bei 100% Rohkost ab

Mit der 100%igen Frischkosternährung gelingt es uns oft nicht, unser Energieniveau weiter zu steigern. Wie so oft fällt das Energieniveau bei 100%iger Rohkost ab, weil wir zu häufig, zuviel und schlechte Kombinationen essen. Wir sind sozusagen mit zuviel guter Nahrung überladen. Die Verdauungssäfte sind bei den oft zu großen Mengen an Vitalkost oder auf Grund von „ständig essen" schon längst aufgebraucht. Gleichzeitig leidet man sehr schnell unter Bluthochdruck, wenn man über den gesamten Tag hinweg permanent isst. Denn der Metabolismus braucht seine Pausen, sonst produzieren wir Stresshormone am laufenden Band und übersäuern damit unser Blut. Die Folgen davon, trotz 100%iger Frischkost, sind Bluthochdruck und Herzinfarkt.

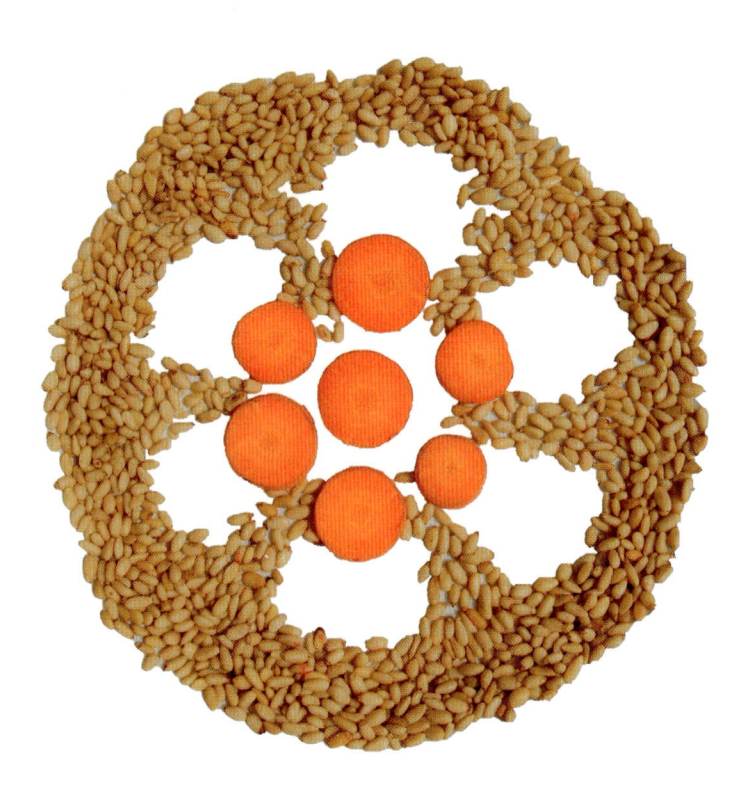

Wie oft und wie viel ? Das Geheimnis der Asiaten

Wir sehen, das Geheimnis einer lang anhaltenden Gesundheit liegt nicht nur in der Qualität der Nahrung, sondern im „Wie oft" wir am Tag essen und „wie viel". Das ist auch das Geheimnis der Inder und Asiaten, die häufig nur einmal am Tag eine kleine Schüssel Reis mit Gemüse zu sich nehmen und ihrem Verdauungssystem dadurch viel Ruhe schenken. Für den restlichen Tag stehen ihnen somit 95% mehr Energie zur Verfügung als 100%igen Rohköstlern, die sich zu „Dauerdessern" und „Vielfraßen" hinentwickelt haben. Doch wer traut sich, dieses Experiment zu machen? Wäre es nicht für viele

Rohköstler zu anstrengend, den lieben langen Tag auf die „gesunden Naschereien" (hier einen Apfel, da eine Banane) zu verzichten und anstelle der „Süßigkeiten" nur einmal am Tag zwei Handvoll Reis mit Gemüse zu sich zu nehmen? Natürlich, weil viele Rohköstler unter einer Essstörung leiden, die durch die 100%ige Rohkosternährungsform ausgelöst wurde. Mit den Jahren zehrt eine 100%ige Rohkosternährungsform mit permanenter Nahrungsaufnahme über den ganzen Tag verteilt aus.

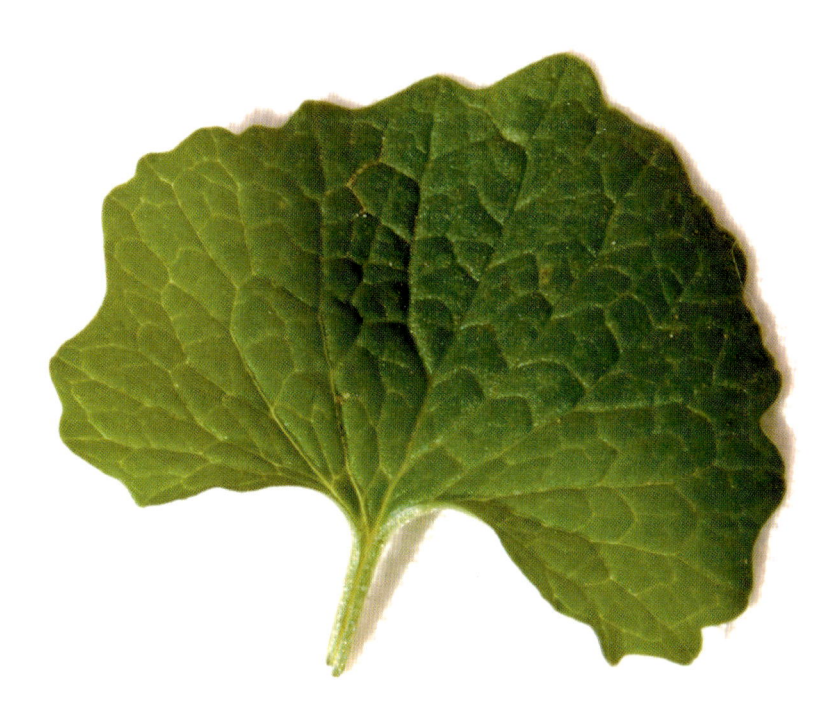

Genügend Pausen zwischen den Mahlzeiten

Noch wichtiger, als hochwertige biologische Nahrungsquellen, sind die Verdauungspausen zwischen den Mahlzeiten. Bei einer Rohkosternährung sollten mindestens vier Stunden zwischen den Mahlzeiten liegen (es können auch mehr Stunden Abstand sein, siehe Tabelle Seite 195). Die Mahlzeiten sollten so zusammengestellt sein, dass sie satt machen und uns nicht nur einen Zuckerkick (aufgrund von zuviel verzehrten Früchten) verpassen.

Wenn Sie 30 Minuten gespeist haben und Sie sind immer noch nicht satt, dann ist die Mahlzeit falsch zusammengesetzt. Meistens sind dann zu viele wasserhaltige Nahrungsmittel wie Tomaten, Gurken, Früchte und zuwenig Wurzelgewächse im Spiel.

Stehen Sie um sechs Uhr in der Früh auf, dann sollten Sie Ihre erste Mahlzeit erst um zehn Uhr einnehmen. Sind Sie nicht berufstätig und müssen erst um acht Uhr aus dem Bett, sollten Sie sich das erste Mahl um zwölf Uhr an den Esstisch setzen.

Nehmen wir an, für Ihre Mahlzeit um zehn Uhr benötigen Sie 30 Minuten bis eine Stunde, so nehmen Sie die zweite Mahlzeit um 14.30 Uhr oder 15 Uhr am Nachmittag ein. Folglich dauert die Mahlzeit wieder bis 15 oder 15.30 Uhr. Ihr „Abendbrot" sollten Sie dann erst um 19 oder 19.30 Uhr zu sich nehmen und dauert bis 19.30 oder 20 Uhr.

Legen Sie sich z. B. um 22 bis 23 Uhr zu Bett, ohne noch einmal etwas gegessen zu haben, so schenken Sie Ihrem Organismus die für ihn notwendige Verdauungspause von zwölf Stunden (22 bis 10 Uhr). In dieser Erholungsphase laufen andere Tätigkeiten wie die Assimilation von Nährstoffen und Reinigung von Zellen auf Hochtouren und werden nicht durch die Verdauung behindert.

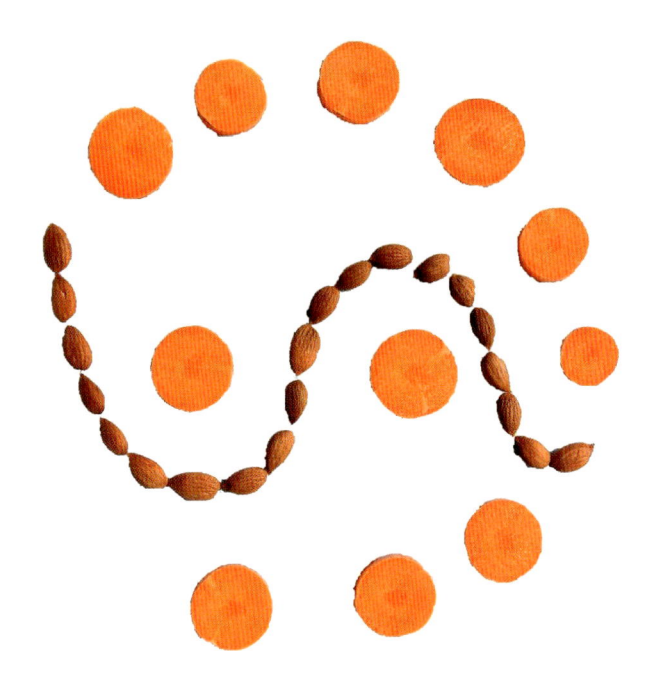

Kraftzuwachs

Durch das Einhalten der Vier-Stunden-Essenspausen erhöht sich Ihre Lebensenergie und Ihre innere Ausgeglichenheit. So steht immer genügend Energie für anderweitige Tätigkeiten zur Verfügung und Ihre Gedanken kreisen nicht nur um das Thema Nahrung, was langfristig sehr ermüdend sein kann. So bleibt immer genügend Zeit für Kreativität und schöpferische Gedanken.

Essensplan:

Monat Juni	1. Mahlzeit Uhr	2. Mahlzeit Uhr	3. Mahlzeit Uhr
1. Do	10.00	14.30	19.00
2. Fr	8.00	12.30	17.00
3. Sa	12.00	16.30	21.00
4. So	11.00	15.30	20.00
5. Mo	9.30	14.00	18.30
6. Di	8.30	13.00	17.30
7. Mi	9.00	14.00	19.30
8. Do	7.00	13.00	19.00
9. Fr	7.00	11.30	18.00
10. Sa	7.30	12.00	17.30
usw.	6.30	11.00	19.00

Wenn Sie Ihre Mahlzeiten einen Monat lang in den Essensplan eintragen, werden Sie danach die Vier-Stunden-Abstände zwischen den Mahlzeiten automatisch einhalten.

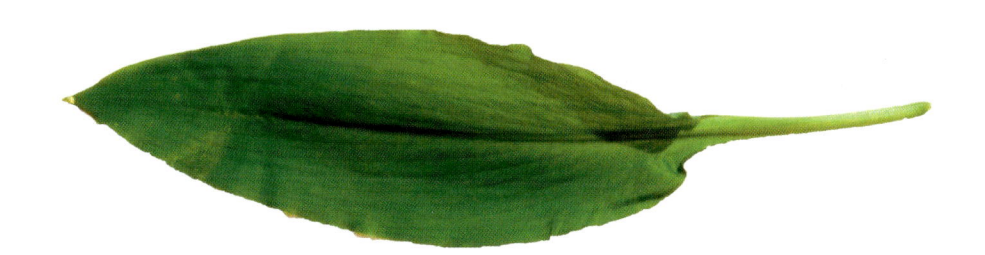

Schlechte Zähne aufgrund des „Dauerndessens"

Gerade für Rohköstler ist dieses Training von größtem Nutzen, da die meisten Rohköstler aufgrund des „Dauerndessens" schlechte Zähne haben. Die Schwächung des Zahnschmelzes und des Zahnfleisches durch permanente Zuführung von Fruchtsäure auf Grund von ununterbrochenem Früchteverzehr führt in vielen Fällen zu schlechten Zähnen. Die Zähne werden durch die Säure angegriffen und das Zahnfleisch wird schneller wund. Es kann zu Zahnfleischblutungen kommen.

Zusätzlich steht uns nur eine begrenzte Menge an Verdauungsenzymen im Mundspeichel zur Verfügung im Gegensatz zu Wiederkäuern, die den ganzen Tag lang ununterbrochen fressen können. Aber auch Wiederkäuer wie Kamele, Büffel und Giraffen beschäftigen sich den gesamten Tag nicht nur mit der Nahrungsaufnahme. Die Büffel in freier Natur haben ein soziales Verhalten und sind viel ausgelassener als ihre domestizierten Zaun- und Stallgeschwister auf unseren heimischen Weiden.

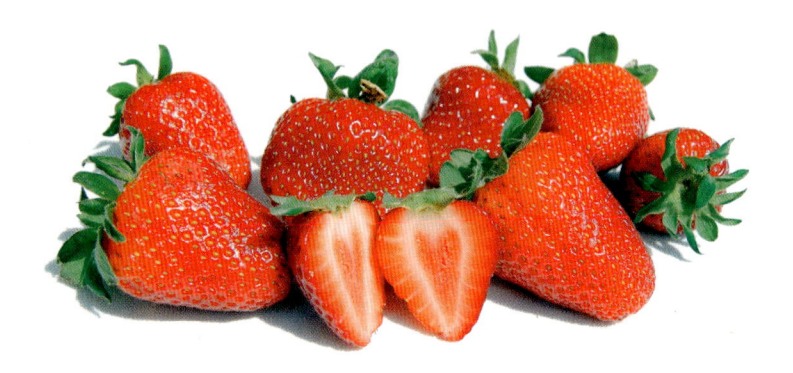

Aber was ist die Ursache für permanentes Essen? Entweder ist die Nahrungsmittelzusammensetzung so miserabel, dass kein Sättigungsgefühl eintritt, weil zu viele wasserhaltige Nahrungsmittel (wie es häufig bei Früchtemahlzeiten der Fall ist) zu einer Mahlzeit verzehrt werden. Oder aber das Betätigungsfeld ist ohne Herausforderungen und macht wenig Spaß. Vielleicht sollte man sich neue Lebensaufgaben suchen, um sich weiterzuentwickeln.

Sich für die Geheimnisse des Lebens verschließen

Wenn wir glauben, mit gesunder Ernährung lassen sich alle Probleme der Welt lösen, geraten wir in eine Sackgasse, ohne einen Zugang zu weiteren Geheimnissen des Lebens zu bekommen. Die Ernährung ist nur eines von vielen Kapiteln des „Großen Buchs der Schöpfung". Daher rate ich jedem Leser, nicht auf der untersten Ebene, der Ernährung, stehen zu bleiben, sondern sich mit den unterschiedlichsten Heilmethoden und -techniken zu beschäftigen, damit Ihr persönlicher „Lebensbaum der Essener" groß und kräftig wird. Hier einige Techniken:

1. Meditation – Kontemplation – Visualisation
2. Reiki – Shiatsu – Pranaheilen – Handauflegen
3. Yoga – Gymnastik – Tai Chi – Qi Gong – Baumyoga
4. Aikido – Ju Jutsu – Judo – Kendo, Muskelaufbau, Sport aller Art
5. Tao Yoga der Liebe – Tantra
6. Chakrenarbeit – Lichtarbeit – Seelenarbeit – Herzarbeit
7. Parapsychologie, Psychometrie und Geomantie zur Schulung
   der sensitiven Wahrnehmung
8. (Mantren-)Singen, Instrumentespielen

Mit Rohkost nie mehr klapperdürr
Muskelaufbau mit 100%iger Rohkost nach der Konstitution

Die Heilnahrung kann nur insoweit zur Selbstheilung des Menschen beitragen, insofern sie auch vom Körper aufgespalten und aufgenommen wird. Die natürlichste und artgerechteste Nahrung nützt nichts, wenn der Organismus zu schwach ist, sie aufzuschlüsseln und zu verwerten. Körper- und speziell Muskelaufbauübungen kurbeln den Kreislauf an und verbessern damit den Stoffwechsel und die Verbrennung von Nahrung. Heute mit 40 Jahren wiege ich 66 Kilo bei 1,76 m Körpergröße. Mit 20 Jahren habe ich nur 53 Kilo gewogen. Damals ernährte ich mich nur von Früchte-Rohkost und verlor immer mehr Muskelsubstanz, bis ich auf Haut und Knochen abgemagert war.

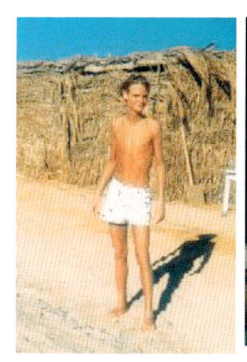

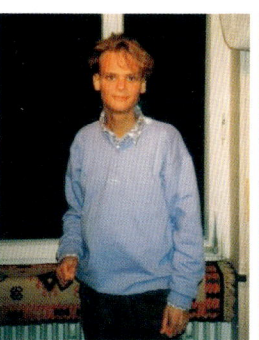

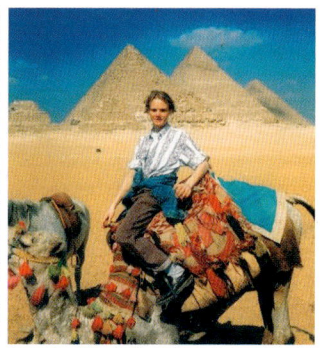

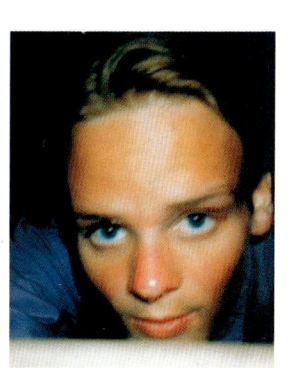

Alle vier Fotos 1990 mit 20 Jahren mit 53 Kilo Körpergewicht

Ich dachte, ich würde mit der Rohkosternährung nie mehr was auf die Rippen bekommen. Meine tägliche Ernährung bestand zu 95% aus Früchten, 5% aus Karottensalat und einer Hand voll Nüssen. Mein Körper entmineralisierte immer mehr. So bekam ich Zahnschäden und Sehprobleme und auch mein Gedächtnis wurde immer schwächer. Auch die spätere Hinzunahme von Wildkräutern Ende der Neunziger Jahre brachte keine wesentliche Verbesserung, weil der Fruchtanteil immer noch viel zu hoch war.

Erst Anfang 2000 stellte ich meine Früchte betonte Rohkost verstärkt auf Gemüse, Wildpflanzen, Fette und Wurzeln dank den Empfehlungen von Dr. Dieter Freitag und Jean Huntziger um. Das Ergebnis: Alle Symptome wie löchriges Gedächtnis, Schleier vor den Augen, Nierenziehen und Ziehen im unteren Rücken und Zahnprobleme reduzierten sich, bis sie ganz verschwanden. Und mein Gewicht kletterte wieder auf 66 Kilo hoch, das ich bis heute beibehalten habe.

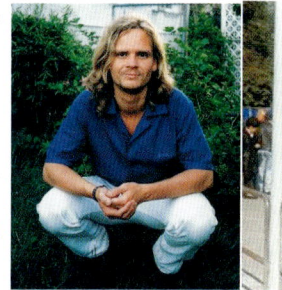

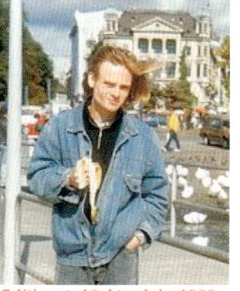

66 Kilo mit 30J im Jahr 2000   57 Kilo mit 19 J im Jahr 1989

Muskelaufbau im richtigen Rhythmus

2008 im März gab es noch einmal einen entscheidenden Wandel in meiner Lebensweise. Ich lernte ganz bewusst Muskelaufbau- und Kontraktionsübungen kennen. Bis dato praktizierte ich schon regelmäßig am frühen Morgen kurz nach dem Aufstehen Kontraktionsübungen wie Kniebeugen und Liegestützen.

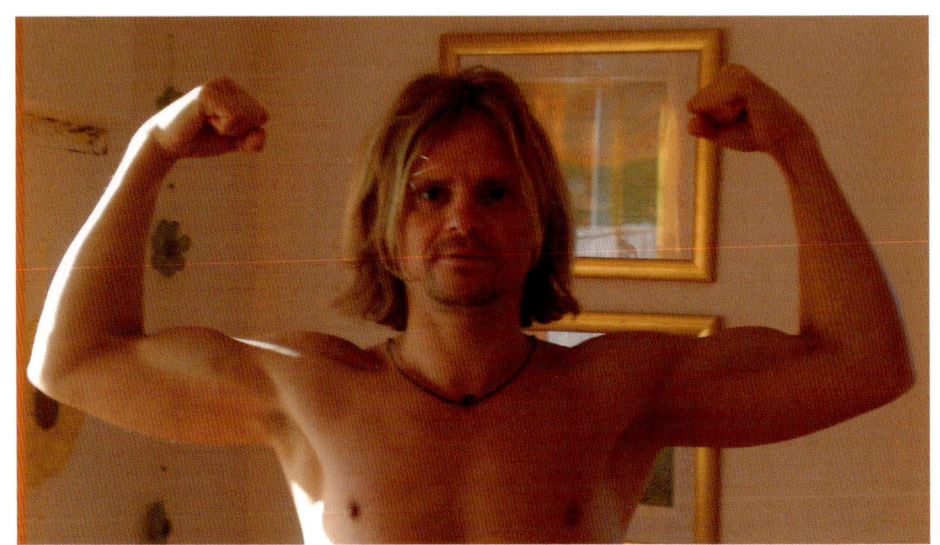

66 Kilo mit 40 Jahren (ohne Hanteltraining)

Doch erst durch das Seminar „Muskelaufbau mit Vitalkost" mit Jörg Walcker, Thomas Reinholz und Michael Nussbaum in Nürnberg bekam ich das richtige Verständnis dafür, wieso alle drei Bewegungsarten wie aerobische Übungen (Joggen, Schwimmen, Radfahren etc.), Stretching (Dehnübungen) und Kontraktionsübungen genauso wichtig für die Gesundheit und den Erhalt des Körpers sind. Und in welchem Rhythmus man Kontraktionsübungen am besten ansetzt, damit man einzelne Muskelpartien nicht übertrainiert. D.h., man sollte nicht jeden Tag die gleichen Muskelpartien trainieren, sondern mit jeder Muskelpartie drei bis vier Tage aussetzen und dafür andere Muskelgruppen bevorzugen. So kann jeder einzelne Muskel am besten wachsen.

Sonnenlicht und Muskelaufbau

Sonnenlicht tut dann noch sein Übriges, das wussten schon die alten Griechen. Die Sportler der Antike trainierten ihre Körper unter Einstrahlung der Sonne auf die nackte Haut. Denn jede Körper- und Muskelzelle kann sich unter Sonneneinstrahlung bis auf das dreifache Volumen vergrößern, je nachdem, wie viel Sonne die einzelnen Körperpartien erhalten. Nicht nur die Größe nimmt zu, auch der Kraftzuwachs der Muskeln vervielfacht sich durch die Sonneneinwirkung auf der nackten Haut. Wer seinen nackten Körper regelmäßig dem natürlichen Sonnenlicht aussetzt, schafft die besten Voraussetzungen für die Ausbildung eines muskulösen Körpers.

Wie schaut mein Training aus?

1. Tag in der Früh:

a. Aufwärmübung durch fünf Minuten Fußspringen (auf den vorderen Fußballen springen wie beim Joggen) zur Aktivierung der Fuß-Reflexzonen und Armschlagen (Arme nach links und rechts in die Waagrechte strecken und dann leicht nach oben und unten, ähnlich dem Flügelschlag eines Vogels, bewegen) zum Trainieren der Schulter- und Oberarmmuskulatur.
b. 200-mal Kniebeugen (Kontraktionsübung für Ober-/Unterschenkel- und Bauchmuskel) – zu Beginn langsam von 50 auf 100 Kniebeugen steigern.
c. Zur Muskel-Erholung und –Entspannung wieder ein bis zwei Minuten Fußspringen.
d. 155-mal enge Liegestützen, Hände schulterbreit auseinander (Kontraktionsübung für Oberarm-, Bauch-, Brust-, Schulter- und Oberschenkelmuskulatur etc.) - Liegestützen zu Beginn langsam von 20- auf 50mal steigern usw.
e. Zur Muskel-Erholung und –Entspannung wieder ein bis zwei Minuten Fußspringen.

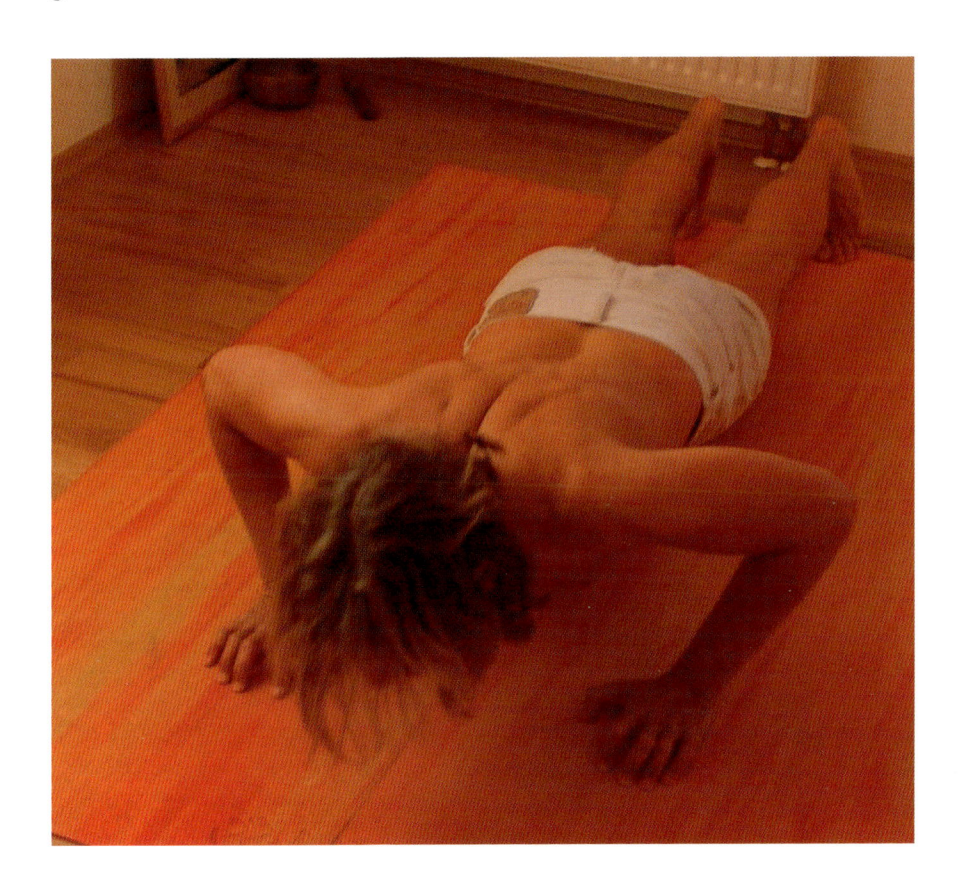

2. Tag in der Früh:

a. Aufwärmübung wie am ersten Tag.
b. 200-mal im Stehen den Rücken nach hinten beugen und dabei mit den Händen so weit wie möglich abwechselnd in Richtung rechter Ferse, Mitte und linker Ferse greifen - zur Dehnung des Schulter- und Oberarmbereichs und zur Kontraktion von Bauch-, Oberschenkelmuskel und Wade.
c. Zur Muskel-Erholung und –Entspannung wieder ein bis zwei Minuten Fußspringen.
d. 100-mal „Rudern" (längs auf den Rücken legen und wie ein Ruderer nach vorne gehen und die Beine anziehen und mit den Armen umfassen, wieder loslassen und zurück in die Rückenlage gehen und die Übung wiederholen) bzw. „Klappmesser" zur Kontraktion von Bauch-, Rücken-, Brust-, Oberarm-, Schulter- und Oberschenkelmuskeln.
e. Zur Muskel-Erholung und –Entspannung wieder ein bis zwei Minuten Fußspringen.

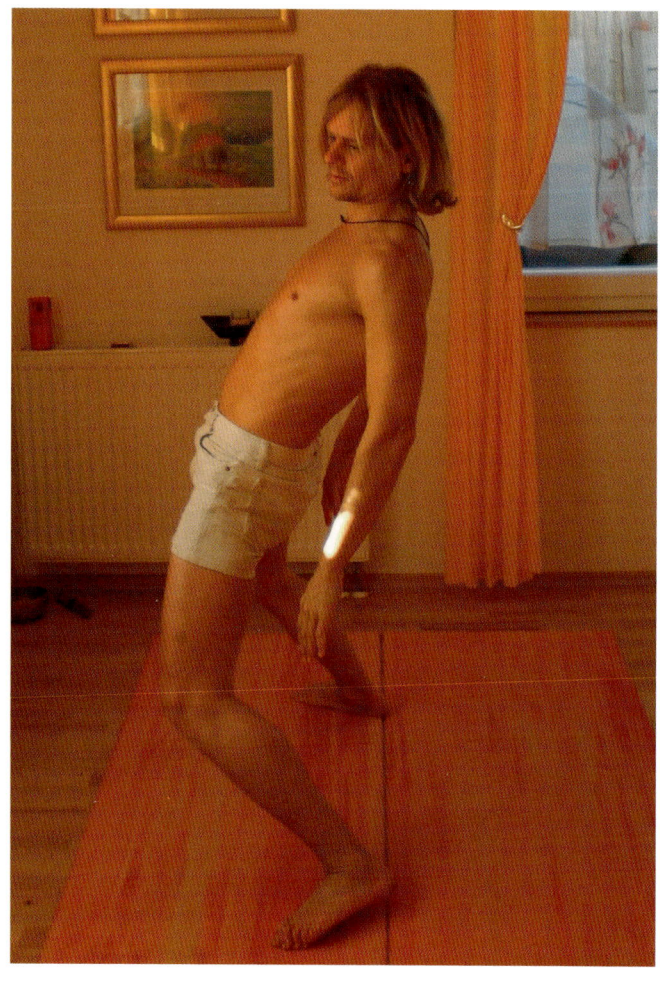

3. Tag in der Früh:

a. Aufwärmübung wie am ersten und zweiten Tag.
b. 200-mal Rumpfbeugen nach links, Mitte, rechts mit lang gestrecktem Rücken zur Kontraktion von Bauch- und Rückenmuskeln und zur Dehnung von Ober- und Unterschenkel, Hüfte und Gesäß.
c. Zur Muskel-Erholung und -Entspannung wieder ein bis zwei Minuten Fußspringen.
d. 100-mal „Wippen": Längs gestreckt auf den Bauch legen, Füße unter die Bank (wenn nicht vorhanden, dann unter einen Schrank oder Heizung) klemmen und den Rücken so weit wie möglich nach oben beugen (wippen). Quasi die Cobra aus dem Yoga ohne Abstützen der Arme zur Kontraktion der Rücken-, Oberschenkel, Bauch- und Schultermuskeln.
e. Zur Muskel-Erholung und -Entspannung wieder ein bis zwei Minuten Fußspringen.

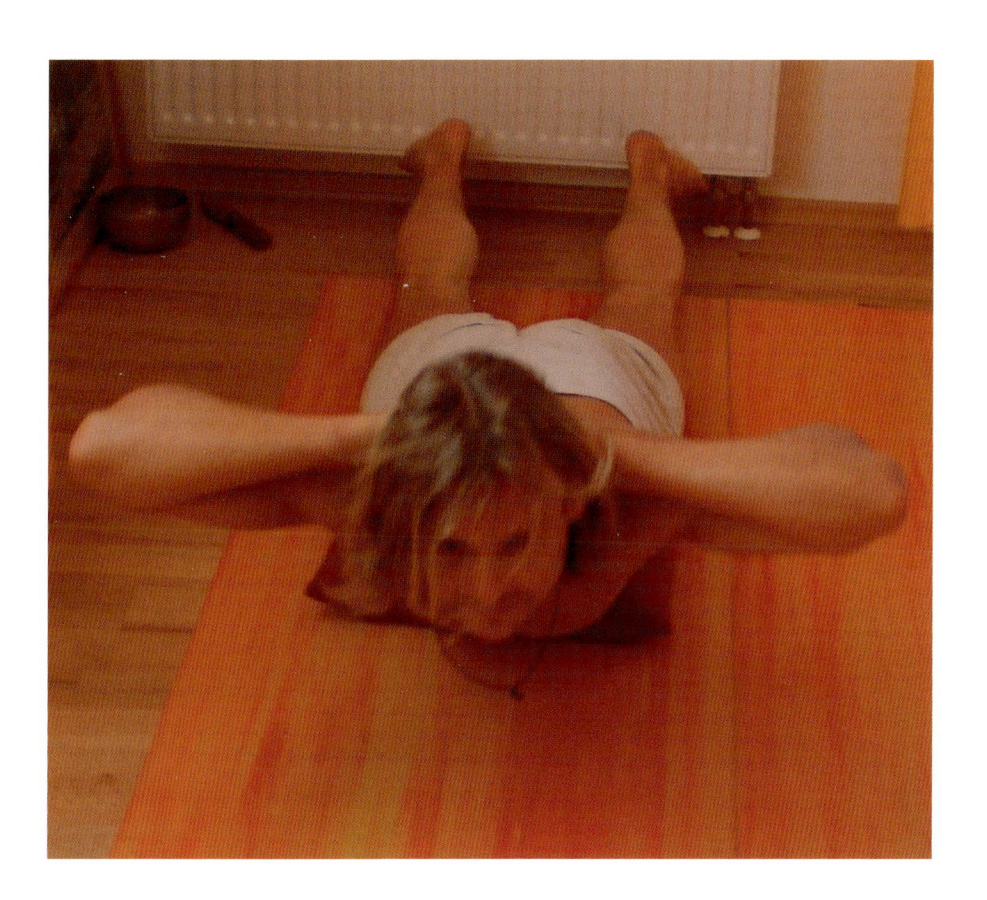

4. Tag in der Früh:

a. Aufwärmübung wie am ersten, zweiten und dritten Tag.
b. 200-mal Kniebeugen wie am ersten Tag, siehe Foto links.
c. Zur Muskel-Erholung und –Entspannung wieder ein bis zwei Minuten Fußspringen.
d. 20-mal Kniebeugen im Kopfstand, siehe Foto rechts. Anschließend fünfmal Grätsche nach vorne im Kopfstand und danach fünfmal gestreckte Beine nach vorne in die Waagrechte zum 90°-Winkel zur Kontraktion der Hals-, Bauch-, Rücken-, Hand- und Unterarmmuskeln und zur Dehnung von Oberschenkel, Beine und Gesäß.

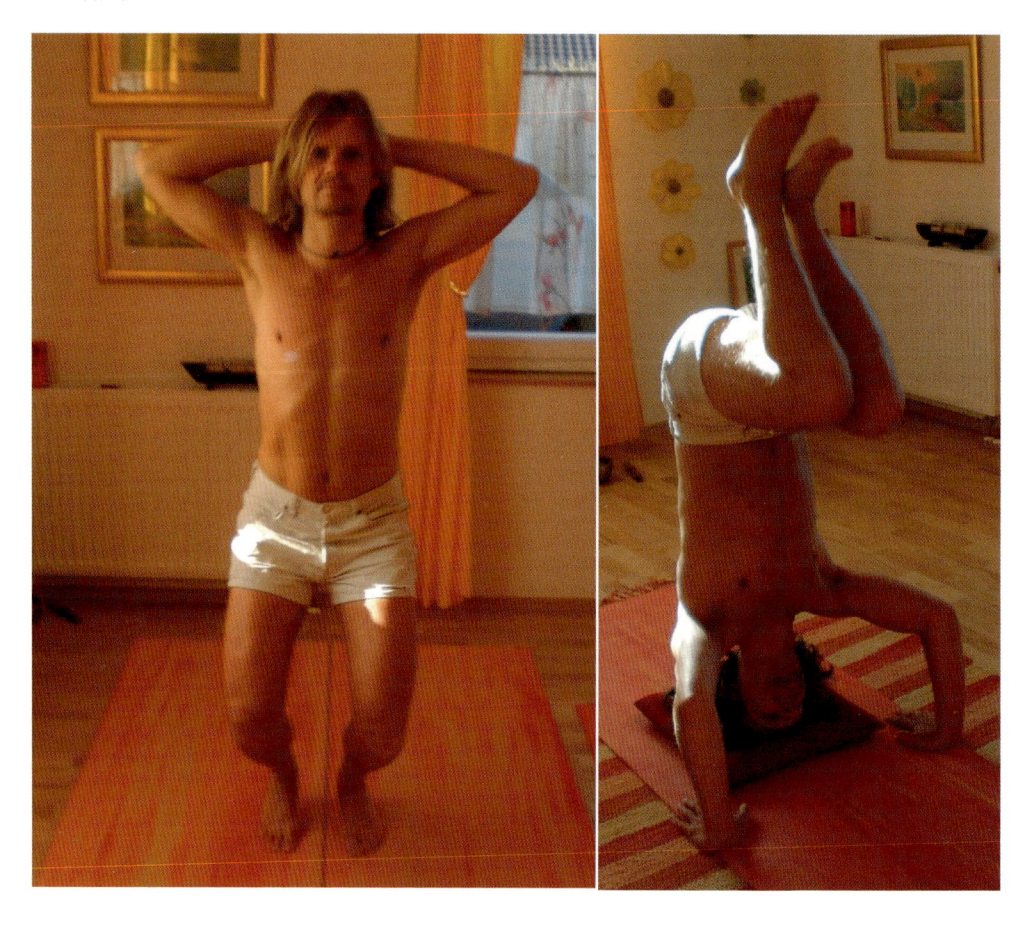

5. Tag in der Früh: 30 min Joggen in der Natur über Felder oder durch den Wald.

6. Tag in der Früh wie am ersten Tag, nur anstelle von engen nun breite Liegestütze:

d. 155-mal breite Liegestützen (die Hände nicht in Schulterhöhe auf den Boden setzen, sondern zwei Hände breiter als schulterbreit voneinander weg stellen, siehe

Foto) zur Kontraktion von allen Muskelpartien wie am ersten Tag. Doch diesmal liegt die stärkste Betonung auf den Brustmuskeln und eine leicht verminderte Beanspruchung der Oberarmmuskulatur ist feststellbar. Die breiten Liegestützen zu Beginn langsam von 20- auf 50-mal steigern.

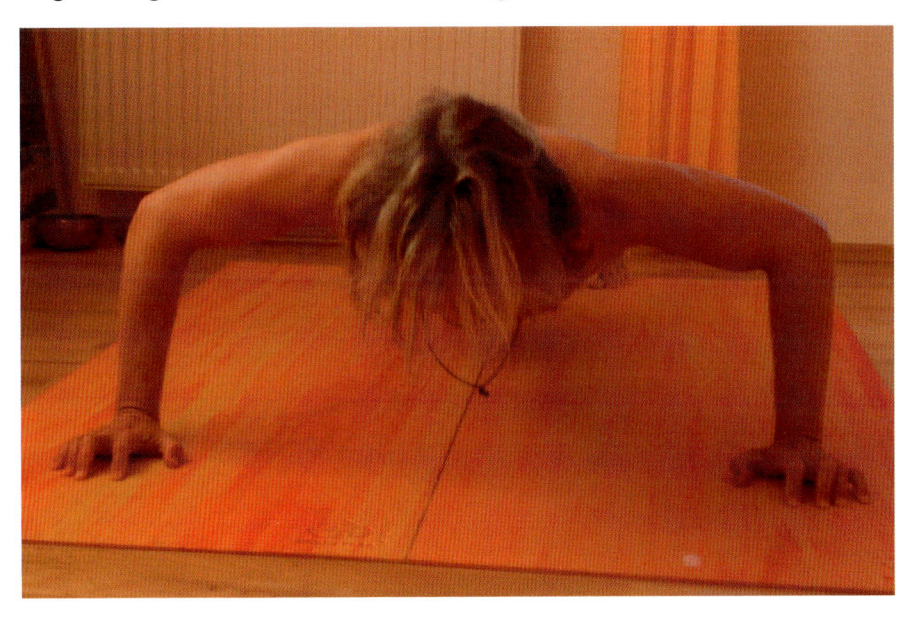

Im Sommer kommen noch folgende Körperübungen dazu: Viel schwimmen, tauchen, Handstand, auf Händen laufen etc.

Welcher Muskelkonstitutionstyp sind Sie?

a. Bauen Sie schnell Muskeln auf? Dann sollten Sie wenig Früchte und viele Brennstoffe zu sich nehmen, mittags kräftig essen und kein externes Salz (auch kein Himalaya- oder Meersalz) in der Rohkost verwenden, da das bei Ihrem Muskeltyp leicht auf die Gelenke gehen kann.

b. Bauen Sie schwer Muskeln auf? Dann sollten Sie wie im ersten Fall wenig Früchte, aber viel Grün verzehren. Und sehr einfach essen, auf alle Fälle die Nahrungsmittel im Ganzen verzehren. Daher sollten Sie sehr wenig gemischte Rohkost zu sich nehmen und manchmal etwas Salz innerhalb der Rohkost einsetzen. Dadurch wird das Verdauungssystem etwas angefeuert, das bei diesem Muskeltyp oftmals lahm liegt und des Öfteren zur Verstopfung neigt. Auf Grund der erhöhten Menge Salz im Körper kann mehr Elektrizität erzeugt werden, so dass das Verdauungssystem mehr Strom zur Verfügung hat und besser arbeitet.

c. Sind Sie eher der schwammige Muskelkonstitutionstyp? Dann sollten Sie gerade viele Früchte und weniger Fette verzehren und kein Salz in die Rohkost mit einbauen. Daher sollte dieser Muskeltyp Nüsse nie pur verzehren, sondern immer in

Kombination mit Wurzelgewächsen oder Gemüse, dann wird der Fettgehalt gestreckt und Sie ziehen daraus noch mehr Power als wenn Sie Nüsse pur essen. Dadurch definieren sich Ihre Muskeln stärker, da schwammiges Gewebe abgetragen wird und den Körper verlässt.

Kautraining

Doch trotz alledem fängt Bodybuilding im Mund an. Richtiges Kautraining führt zur Kraftgewinnung und zum Muskelaufbau und das erreichen wir am einfachsten, indem wir ganze Nahrungsmittel aus der Wertigkeitsstufe 1 kauen. Denn dann wird unser Kiefermuskel mittrainiert und erzeugt Körperenergie. Diese Energie strömt von dort zu allen anderen Körperteilen und versorgt unterversorgte Körperregionen mit zusätzlicher Lebensenergie. Durch das Kauen von ganzen Nahrungsmitteln wird der Körper schneller warm, weil Mund, Kopf und Hände etc. während des Kautrainings mitbewegt werden. So bleibt man auch im Winter schön warm. Zubereitete Rohkost wird oftmals nicht gründlich genug gekaut und zu schnell hinuntergeschluckt. Im Ganzen verzehrte Nahrungsmittel liefern die volle Kraft. Die Mund- und Halsmuskulatur wird mindestens

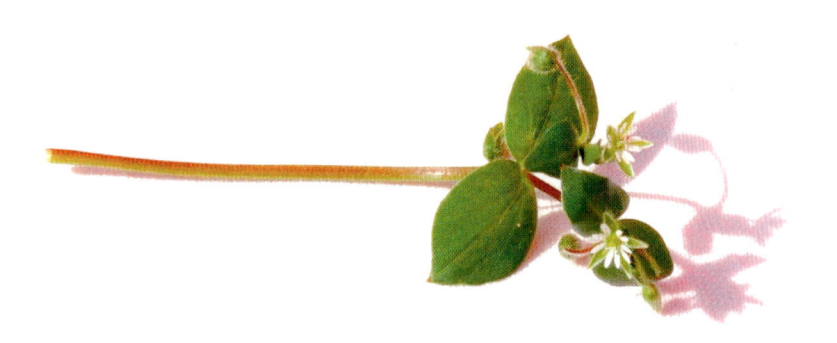

dreimal am Tag ganz automatisch während der Nahrungsaufnahme mittrainiert und alle anderen Körpermuskeln bleiben nicht untätig. Ähnlich ist es mit dem Zähneputzen. Neben der Reinigung der Zähne ist der größte Gewinn des Zähneputzens, dass unser Kreislauf schon in der früh in Schwung kommt.

Die im Mund vorverdaute Nahrung kann nun im Magen optimal weiter verdaut werden. Dabei wird die Bauchmuskulatur mittrainiert. Und auch im Darm als letzte Verdauungsstation werden Muskeln während der Darmperistaltik aktiviert und trainiert und so wird der gesamte Unterkörper bis hinunter zum Gesäß in Schwung gehalten und die Spannkraft wird ein Leben lang aufrechterhalten. Wer nur Früchtekost oder Kochkost hinunterschluckt, büßt früher oder später seine Körperspannkraft ein und magert leichter auf Haut und Knochen ab. Vitalkost regelmäßig im Ganzen verzehrt, spendet viel Energie und erwärmt uns damit auch an kälteren Tagen von innen, so dass wir auch im Winter gerne nach draußen wollen, um uns in der Natur an frischer Luft zu bewegen. Wenn Sie das bei sich nicht feststellen können, dann haben Sie Ihre Vitalkost immer noch nicht ausreichend Ihrem Konstitutionstyp entsprechend kombiniert. Dann ist es Zeit, in die Praxis zu gehen. Davor können Sie noch einmal die Nahrungsmittel-Kombinationen der ersten Wertigkeitsstufe, also der Heilnahrung, durchschauen und anschließend das Buch beiseite legen, um hinaus in die Natur zu gehen und Wildkräuter, Waldbeeren, wilde Früchte und Nüsse zu sammeln. Und im eigenen Garten können Sie Gemüse und Gemüsefrüchte anbauen und später einmal ernten.

Ganz wichtig zum Abschluss, entwickeln Sie Ihre eigenen Nahrungsmittel-Kombinationen, die über das Buch hinausgehen. Denn diese sind individuell auf Ihre Bedürfnisse und Ihre Verfassung abgestimmt. Ich wünsche Ihnen mit Ihrer ganz persönlichen Heilnahrung den größten Erfolg.

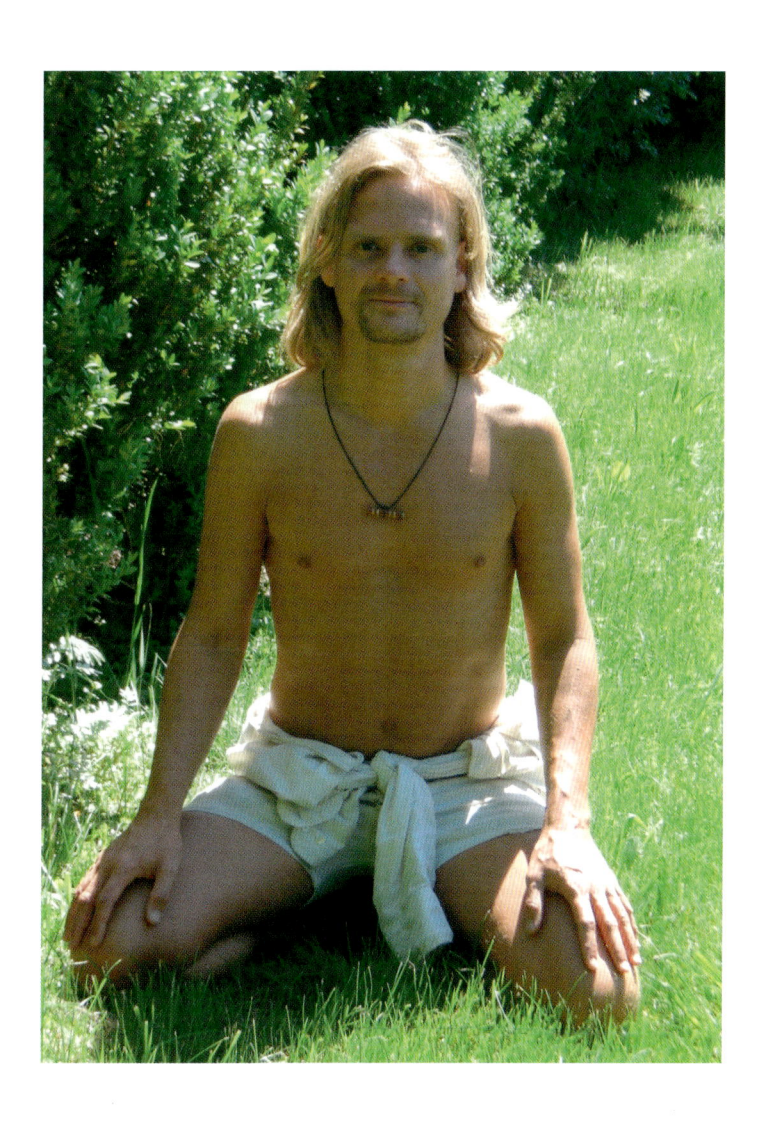

Melancholie innerhalb der Vitalkost

Schleichende Melancholie

Ich möchte nun auf ein Thema zu sprechen kommen, das in der Vitalkostszene gerne unter den Tisch gekehrt wird. Die meisten Menschen, die sich von 100% Vitalkost ernähren (wollen), sind sich dieser Problematik gar nicht bewusst. Es handelt sich um eine schleichende Melancholie bzw. Depression, die bei einer über einen längeren Zeitraum (von einigen Monaten bis hin zu mehreren Jahren) praktizierten 100%igen Vitalkosternährung, ohne Kochkost-Ausnahmen eintreten kann. Diese Thematik betrifft nicht nur 100%ige Vitalköstler. Man findet dieses Problem auch unter Vegetariern oder Veganern, ehemaligen Kaffeetrinkern, Rauchern, Alkoholikern etc.

Es geht weniger um die Entzugserscheinungen, die man anfangs haben kann, die massive Gefühle von Verlust auslösen können. Wenn solche Entzugserscheinungen bei 100%iger Vitalkost auftauchen, dann findet der Betroffene doch meistens Lösungen und Mittel, diese Entzugserscheinungen soweit wie möglich abzumildern, indem er z. B. Sport treibt, sich Gleichgesinnte sucht, raus an die frische Luft geht oder sich von der Sonne aufladen lässt.

Nach und nach findet man ein Konzept, wie man solchen Entzugserscheinungen am besten begegnet. Langsam pendelt man sich auf sein eigenes System ein, das optimal auf die hundertprozentige Vitalkost ausgerichtet ist.

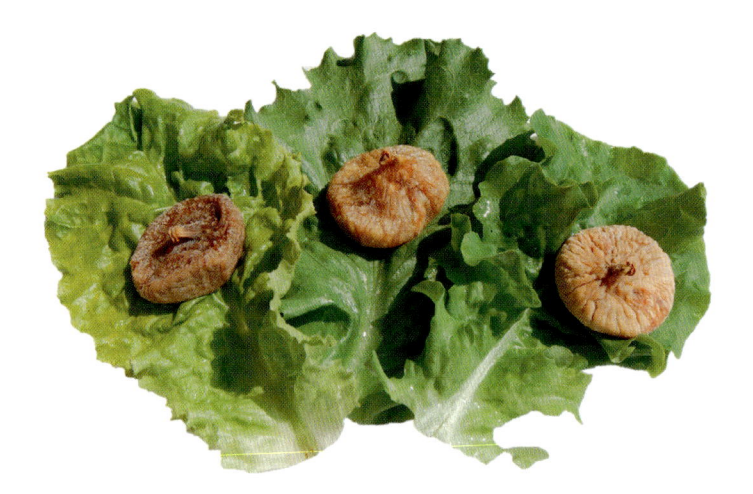

Zu viele Früchte, Trockenfrüchte

Diese psychologischen Tiefs in der hundertprozentigen Vitalkost werden häufig durch den Verzehr von zu vielen Früchten ausgeglichen, insbesondere am Abend mit Trockenfrüchten. Wiederum andere begegnen Ihren Stimmungstiefs, indem Sie Himalaya- oder Meersalz in den Salat streuen. Und Dritte trinken hin und wieder ein Tässchen Kaffee, Schwarzen Tee oder Guarana.

Es werden von jedem Vitalköstler individuelle Mittel eingesetzt, um sich bei 100% Vitalkost zu halten.

Reibungslose Verdauungsarbeit

Auch wenn die hundertprozentige Vitalkost ohne Salz, Trockenfrüchte, Kaffee und Guarana funktioniert, kann es nach mehreren Monaten reibungsloser Verdauungsarbeit zu einem Gefühl der Monotonie kommen, da es täglich das Gleiche zum Essen gibt, die gleichen reibungslosen Verdauungsabläufe stattfinden und kein Auf und Ab mehr den Kreislauf durch Guarana, Salz oder Zucker beeinträchtigt.

Monotonismus

Immer mehr schleicht sich beim Betroffenen ein gewisser Monotonismus ein, je länger der Körper wie geschmiert läuft. Andererseits wird die Stimmung des Menschen auf der psychischen Ebene täglich durch Arbeits-, Beziehungsstress, finanzielle Sorgen etc. beeinflusst. Auf der ernährungsphysiologischen Ebene bleibt zwar alles gleich, aber nicht auf der psychologischen Ebene.

Psychische Stärkung

Wenn man psychische Stärkung braucht, sollte man sich verdichten und konzentrieren - auf ernährungsphysiologischer Ebene würde der Einsatz von Himalaya-Salz gut tun und schnell zum Erfolg führen, doch aus Verstandesgründen meidet man es evtl., weil man keine kristallinen Strukturen aufnehmen möchte, die später zu Ablagerungen in Gelenken führen könnten. So kann sich die gedrückte psychologische Stimmung des Betroffenen nicht wandeln und das Trübsinnblasen zieht sich unerwartet in die Länge. So geht es Tag ein Tag aus, dass der Betroffene nicht auf seine Stimmungsschwankungen reagiert, indem er einfache Werkzeuge der Schöpfung, in diesem Fall gewisse Nahrungsmittel, einsetzen würde. Der Verstand hält am System fest. Dies schlägt aufs Gemüt. Die einzige Freude, die man hat, besteht darin, dass man sich selbst bewiesen hat und sagen kann: Ich habe mich nur von 100%iger Vitalkost ohne Ausnahmen ernährt. Doch einzig und allein diese Motivation ist nicht ausreichend, so dass sie auch im Laufe der 100%igen Vitalkost-Monate dahinschwindet und man doch wieder zum Kaffee, Guarana, Kristallsalz oder einem anderen mehr oder weniger natürlichen „Aufputschmittel" greift. Tut man es nicht, stellt man sehr schnell fest, dass eine schleichende Melancholie im Gange ist. Das geht soweit, dass irgendwann sogar die Motivation fehlt, eine kleine Ausnahme zu machen oder ein natürliches Anregungsmittel (Himalaya-Salz zählt schon dazu) mit in die Vitalkost einzubauen, weil man merkt, dass die hundertprozentige Vitalkost prima funktioniert, keine Gelüste nach Kochkost und auch keine anderweitigen Entzugserscheinungen mehr auftreten.

Gefühlsschwankungen

Man glaubt, es endlich geschafft, das Thema Vitalkost für alle Zeiten geknackt zu haben. In diesem Glauben lebt man mit der 100%igen Vitalkost mehr oder weniger gut vor sich hin. Man reagiert auf Gefühlsschwankungen schon lange nicht mehr mit gewissen Werkzeugen der Schöpfung, sprich Nahrungsmitteln, um etwas am Gemütszustand zu verändern.

Alles läuft so, wie man es sich vor langer Zeit gewünscht hat, Paradieskost ohne Ausnahmen, ohne Entzugserscheinungen.

Stimmungstiefs

Doch nach noch längerer Zeit schleicht sich immer mehr der Monotonismus, die Melancholie ein, die man sich nicht erklären kann. „Tiere haben das doch auch nicht", obwohl man selbst schon fast wie ein Tier, im Einklang mit der Natur, lebt. Also woher kommen dann diese Stimmungstiefs, fragt man sich.

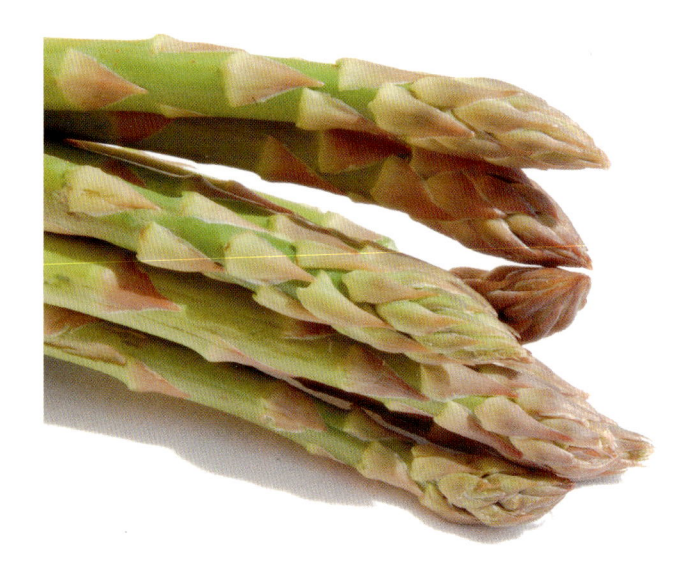

Langzeitprozess

Im Langzeitprozess von 100%iger Vitalkosternährung kann es stofflich zum Abbau verschiedenster Elemente kommen, weil die Nahrung nicht aus unseren Breiten stammt und nicht unseren Anforderungen entspricht. D.h., die Nahrung, die wir zuführen, ist nicht in der Qualität, die unser Körper und unsere Psyche benötigen. Wie ein Bankkonto wird es durch falsch kombinierte hundertprozentige Vitalkost schleichend leer geräumt. Wenn zu viele Südfrüchte verzehrt werden, kommt es sehr schnell zur Mineralstoffunterversorgung und zur Überzuckerung. Meistens sind zuwenig langkettige Zuckermoleküle dafür verantwortlich. Früchte und Grün mangelt es daran, wohingegen Wurzelgewächse ausreichend mit Mehrfachzuckermolekülen ausgestattet sind. Oder es sind zuwenig Fette in der Nahrung enthalten, weil Früchte und Grün sie nicht ausreichend liefern oder wir unter einer Eiweißunterversorgung leiden, da nur Früchte und Gemüse verzehrt werden.

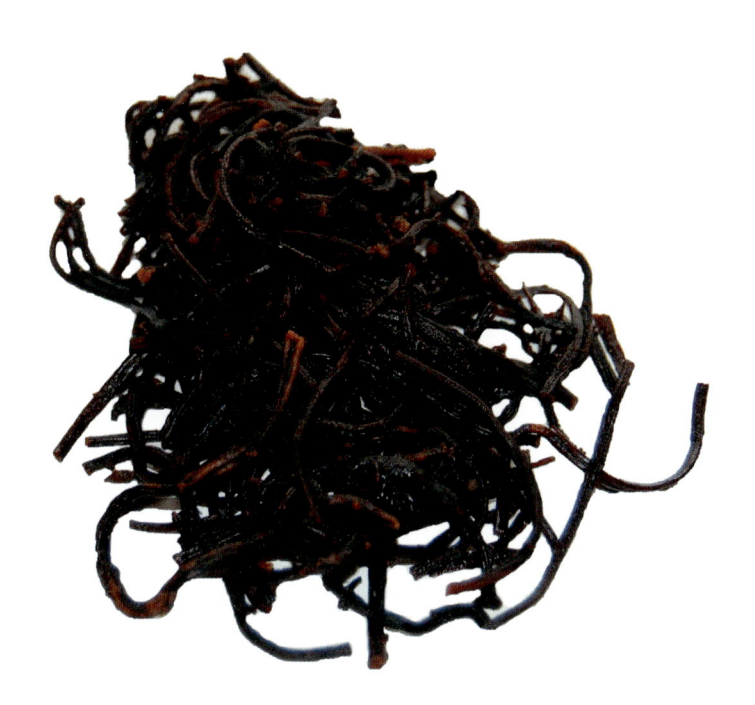

Der Dialog mit den Gefühlen

Der Verstand kommt mit einer 100%igen Vitalkost ohne Aufputschmittel (Salz, süße Früchte, Kaffee, Guarana, etc.) zurecht, doch die Gefühlsebene bekommt u. U. Schwierigkeiten, wenn nie auf die Gefühle reagiert wird. Ein Dialog mit den eigenen Gefühlen ist absolut wichtig. Denn wir sind keine kalten Roboter, die einzig und allein von unserem Verstand regiert werden, mag alles noch so logisch klingen.

Gefühle sagen einem, dass in gewissen Stresssituationen basische Stoffe im Überfluss benötigt werden, um die säurebildenden Stresshormone abzupuffern. Dies mit Früchtevitalkost erreichen zu wollen, ist verheerend. Auf der physiologischen Ebene schafft man damit keinen Ausgleich. Und wenn der Ausgleich nicht auf der physischen Ebene zustande kommt, tut man sich schwer, ihn auf psychischer Ebene zu erreichen. Die Folge, die Gemütslage ändert sich nicht zum Positiven hin, da Körper und Geist untrennbar miteinander verbunden sind. So versorgen alle Stoffe, die im Blut zirkulieren, auch das Gehirn und dies merken wir an unserer Psyche, Beispiel Algen: Viele Mineralstoffe gelangen ins Blut und versorgen damit auch das Gehirn. Somit fühlen wir uns leistungsfähiger als sonst, da unsere Konzentrationskraft zunimmt. Wir können länger wach sein, klarer denken, unsere Psyche ist stabiler und wir empfinden eine stärkere Lebensfreude, so soll es sein. Hören Sie nicht auf zu forschen und zu suchen, Sie finden immer noch ein hochwertigeres Nahrungsmittel als bisher.

Fazit:

Um noch einmal zurückzukommen zum Ausgangspunkt Melancholie in der hundertprozentigen Vitalkost auf Grund fehlender Anregungsmittel wie Meersalz oder Himalayasalz u.a.: Für die Psyche ist es wesentlich angenehmer, wenn ab und an etwas Salz in die Vitalkost mit eingebaut wird, entweder als Sole oder in Form von sonnengetrockneter Meeresalge (auf der äußerlich Meersalz vorhanden ist). Durch die Stimmungsaufhellung fließt mehr Lebensenergie, unser Chi, durch unsere Adern, Meridiane und Chakren, so dass die Stoffwechselvorgänge besser ablaufen können.

Die Frage, ob nun die Psyche oder die Physis mehr betont werden soll, hängt von vielen Faktoren ab. Im nun folgenden Kapitel wird dies erörtert.

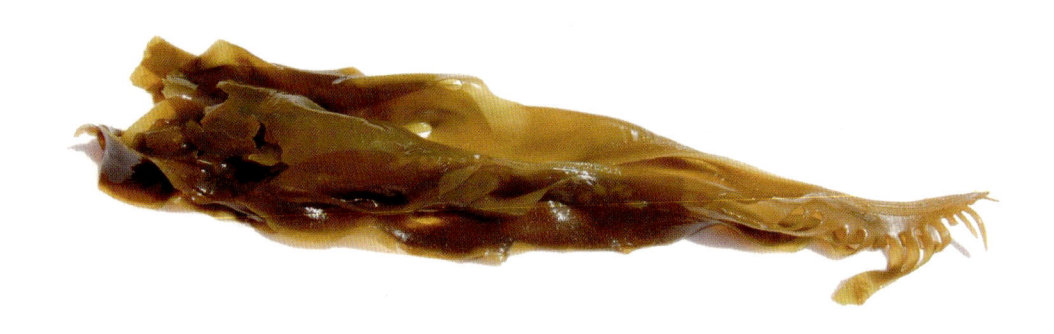

Werkzeuge Gottes

Geheimnis Körper-Geist

Das Verhältnis Körper-Geist ist ein Geheimnis, das die Philosophen und Gelehrten zu lüften versuchen, seitdem sich der Mensch nicht nur seines Körpers, sondern auch seines eigenen Geistes bewusst ist.

Gerade von Seiten der Naturwissenschaften, Psychologie, Parapsychologie und von Seiten der Schulmedizin, Homöopathie und Alternativmedizin werden große Anstrengungen unternommen, dieses Rätsel zu lösen.

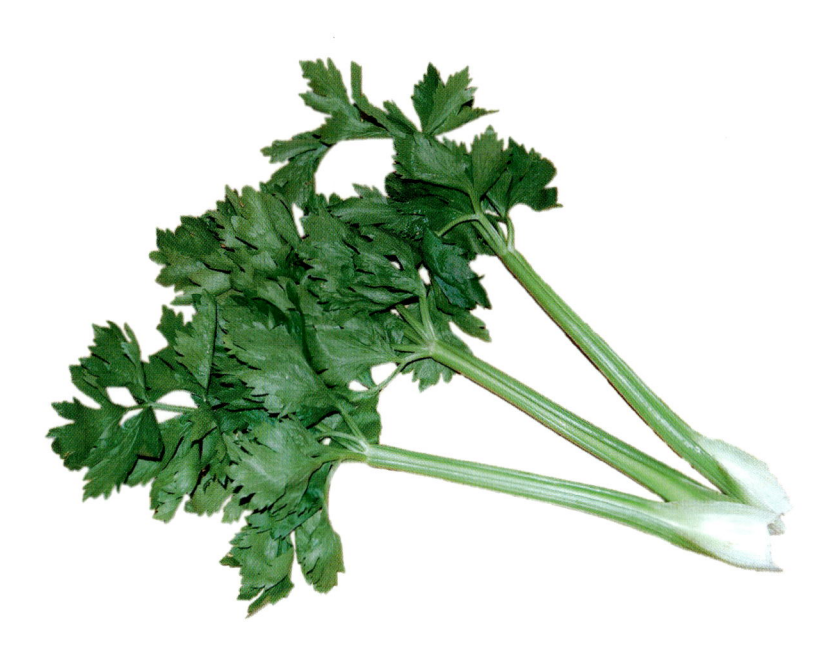

Physiognomie

Warum es dafür keine allgemein gültige wissenschaftliche Formel gibt, liegt auf der Hand. Das Verhältnis Körper-Geist ist eine ganz individuelle Angelegenheit. Das kann man sehr gut an Hand der Physiognomie verdeutlichen. Innerhalb der Physiognomie werden Körper, Geist und Seele einzelnen Körperteilen zugeordnet. Die Beine bis hin zu den Füßen stellen die Körperebene dar. Der Rumpf, die Arme und die Hände zählen zur Seelenebene und der Hals und Kopf verkörpern die Geistebene. Anschließend wird jede einzelne Ebene noch einmal in drei Ebenen unterteilt. So weißt jede der drei Ebenen ihre eigenen Körper-, Geist- und Seelenmerkmale auf. Nehmen wir zur Verdeutlichung den menschlichen Schädel her, so wird er unterteilt in Mund bis Kinn als Körperebene, Nase bis Augen als Seelenebene und die Augenbrauen bis Stirnpartie als Geistebene.

Allein das Verhältnis der drei Ebenen zueinander fällt bei jedem Menschen ganz unterschiedlich aus. Manch einer hat ein längeres Kinn als der andere, also längere Wurzeln. Das bedeutet, dass seine physische Ebene stark ausgeprägt ist. Dafür fallen bei demjenigen u. U. die Seelen- und die Geistebene kürzer aus. Oder bei jemandem fallen insgesamt alle drei Ebenen sehr lange aus und wiederum bei einem Dritten sind zwei Ebenen durchschnittlich lang und eine kürzer. So finden wir Menschen mit kurzem Kinn. Diejenigen haben u. U. weniger Erfahrung auf der physischen Ebene oder ihre Physis ist von Geburt an nicht so stabil wie bei anderen Menschen.

Ich begnüge mich der Einfachheit halber in diesem Kapitel nur mit der Körper- und Geistebene, um das Verhältnis Körper-Geist leichter gegenüberstellen zu können. D.h. nicht, dass ich die Seelenebene vernachlässige. Doch aus Vereinfachungs- und Platzgründen habe ich das Körper-Geist-Modell gewählt, sonst würde die Abhandlung den Rahmen sprengen.

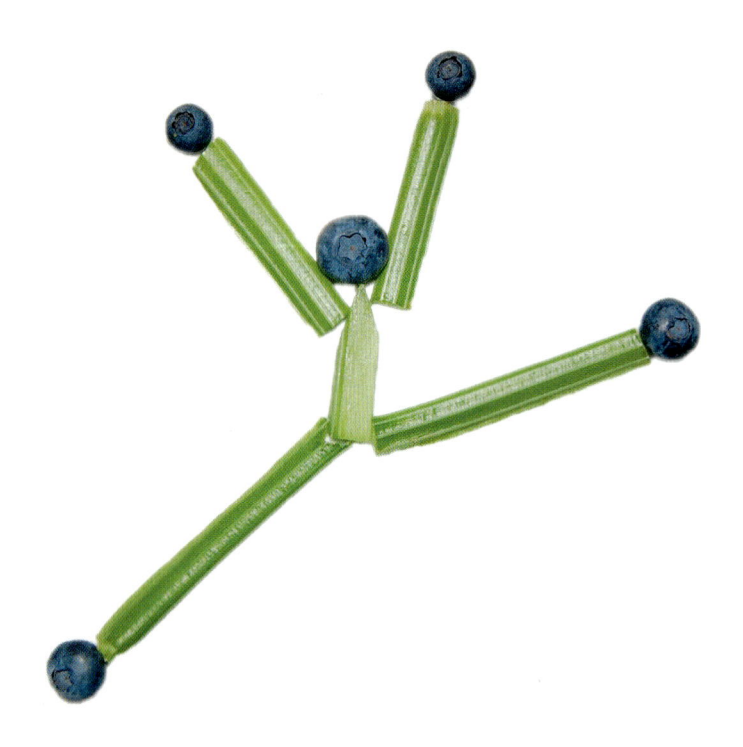

Persönliches Gleichgewicht

Erstens, wie kann man das persönliche Gleichgewicht von Körper und Geist ermitteln? Zweitens, was bringt mir die Erkenntnis vom persönlichen Gleichgewicht? Der Nutzen liegt auf der Hand, wir profitieren vielfach, einerseits gesundheitlich, andererseits seelisch-geistig, beruflich, zwischenmenschlich. Kurzum, wir bringen mehr Harmonie in unser Leben. Und wer will das nicht.

Die Antwort auf die erste Frage, „wie kann man das Körper-Geist-Verhältnis ermitteln und ausgleichen", erhält man durch die Praxis, indem man Erfahrungen auf der persönlichen Körper- und Geistebene sammelt. Ich möchte Ihnen an dieser Stelle noch einmal das Bild der Physiognomie vor Augen halten und immer wieder daran erinnern, dass es sich bei der Suche nach dem Körper-Geist-Verhältnis immer nur um ihre eigene Körper- und Geistebene handelt und dass diese beiden Ebenen bei jedem Menschen unterschiedlich lang und breit ausfallen. Also kann man bei seinen Forschungen, Erfahrungen und Selbstversuchen leider nicht von sich auf andere schließen und Verallgemeinerungen in Bezug auf körperliche Gesundheit und Geisteskraft machen. So hört man immer wieder, dass man nur krank wird, wenn man nicht 100% Rohkost isst. Und andererseits schreiben die Esoteriker alle Gesundheit/Krankheit dem Denken zu, Krankheit sei einzig und allein aus dem negativen Denken und den Glaubenssätzen entsprungen. Beide Ansätze haben ihre Berechtigung. Doch nur im harmonischen Zusammenwirken beider Ansätze tritt die nötige Weisheit zu Tage, die bei jedem Einzelnen anders aussieht. Jeder Mensch hat ein anderes Körper-Geist-Verhältnis und macht demzufolge seine individuellen Erfahrungen, aus denen sich sein persönliches inneres Wissen, auch Weisheit genannt, ergibt. Wer glaubt, die Wahrheit zu kennen und andere mit seiner neu erlangten „Weisheit" bekehren zu müssen, begeht einen grundsätzlichen Fehler, weil jeder Mensch unterschiedliche Körper- und Geistebenen besitzt und damit seine eigene Wahrheit hat.

Wie erfährt man nun, in welchem Verhältnis bei einem selbst die beiden Ebenen, die physische und psychische, ausgeprägt sind? Wie oben schon erwähnt, nur durch Selbsterfahrung.

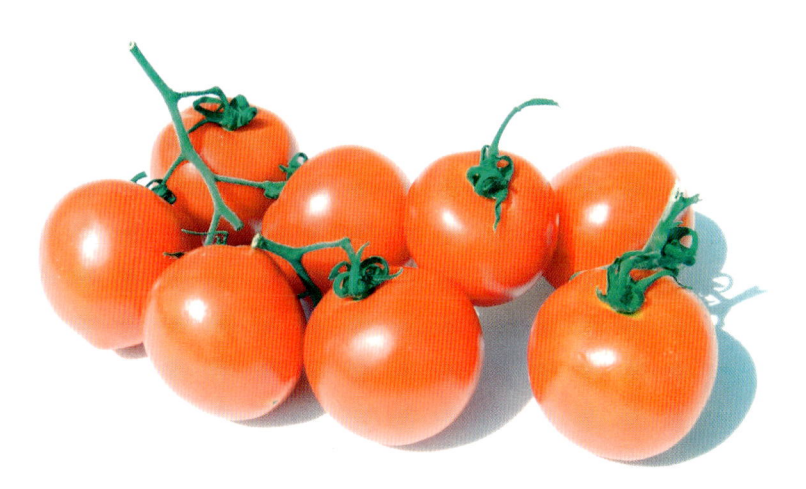

Zweigleisigkeit

Wir müssen ständig zweigleisig fahren und versuchen beide Ebenen miteinander zu verschmelzen, damit sie zusammenwirken können und für uns den größten Nutzen herausholen. Wirklich große spirituelle Lehrer sind diejenigen, die beide Ebenen optimal miteinander verknüpfen, wie Jesus, Buddha, Mohammed, Omraam Mikhael Aivanhov, Thich Nhat Hanh, Dr. Usui etc.: So versucht die physische Ebene die geistige Ebene zu heilen, wenn der Mensch sich im Ungleichgewicht bzw. in der Krankheit befindet. Und umgekehrt unternimmt die geistige Ebene permanent den Versuch, die physische Ebene zu heilen oder zumindest zu unterstützen. Gehen wir davon aus, jemand hat eine chronische Krankheit wie Neurodermitis oder Asthma, so gibt es drei Ansätze der Selbstheilung:

1. Die Selbstheilung durch die Aktivierung der Selbstheilungskräfte auf der physischen Ebene durch Heilfasten, Vitalkost, Gymnastik und Krafttraining, Hatha-Yoga, Sonnenbaden und Atemübungen.

2. Die Selbstheilung durch die Aktivierung der Selbstheilungskräfte auf der psychischen Ebene durch positives Denken, Visualisieren, Meditation, Geistheilung, Handauflegen (u. a. Reiki), Rückführung, Familienaufstellung, Psychotherapie, Mantrasingen, Gebet und verschiedene Yoga-Arten wie Kriya- und Anahata-Yoga u.a.

3. Die Selbstheilung durch die Aktivierung der Selbstheilungskräfte sowohl auf der physischen als auch psychischen Ebene. (1. und 2. vereint)

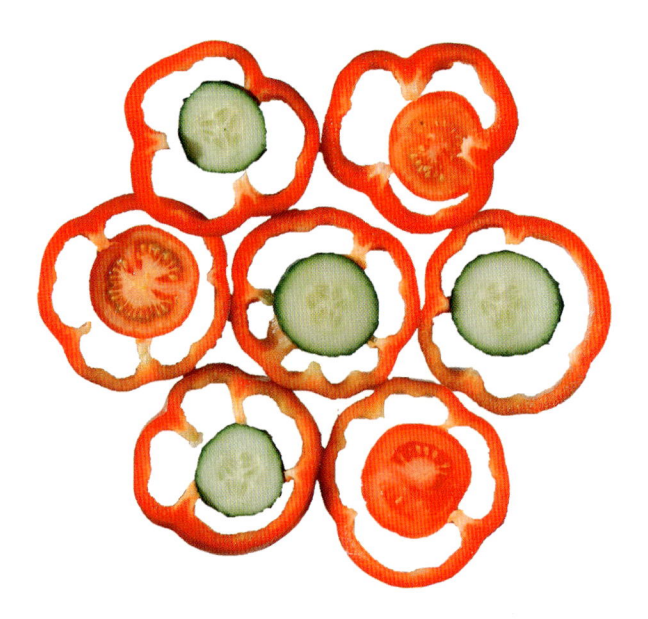

Zeitfaktor ist ausschlaggebend

Erfahrungen auf jeder Ebene sammeln wir nur, wenn wir genügend Zeit dafür investieren und in unserer Freizeit nicht vor dem Fernseher sitzen, sondern meditieren, Yoga praktizieren, Körperübungen beherzigen, uns sonnen, uns von Vitalkost ernähren etc.

Wie stark die Gesundheit ist bzw. wie breit die physische Ebene ausfällt, hängt bei jedem Einzelnen von vielen Faktoren ab, die ich hier nicht beleuchten kann, um den Rahmen des Buches nicht zu sprengen. Und diese physischen Erfahrungsfelder der Menschen unterscheiden sich einerseits, ähneln sich andererseits aber auch zum großen Teil.

Und genauso läuft es auf der geistigen Ebene ab. Bei manchen Menschen reagiert das Fleisch stärker auf den Geist (das Denken) als bei anderen Menschen, weil mit dem Geist mehr gearbeitet wird. Um die Aussage am Beispiel chronische Krankheit zu verdeutlichen, will ich Ihnen zwei Fälle von Selbstheilung von Neurodermitis aufzeigen:

Zwei Neurodermitis-Selbstheilungen:

Einerseits mein eigener Selbstheilungserfolg von meiner zu Ende therapierten Ganzkörper-Neurodermitis durch Vitalkost, Sonnenschein, Bewegung und Heilfasten etc. Und andererseits der Selbstheilungserfolg einer Bekannten von ihrer Neurodermitis durch positives Denken und positive Veränderung ihrer Lebenseinstellung und ihrer Einstellung anderen Menschen gegenüber.

In beiden Fällen fand nach mehreren Wochen eine Selbstheilung statt, mit dem Ergebnis, dass die Erscheinung der endogenen Neurodermitis vollkommen verschwunden war. Beide Male hatte sich das Haut- und Körpergewebe restlos regeneriert. Mediziner würden in beiden Neurodermitisfällen von Fehldiagnosen sprechen, d.h. davon ausgehen, dass die Neurodermitis nie wirklich ausgebrochen und sichtbar war und damalige Ärzte eine Fehldiagnose gemacht hätten.

Aber es gibt genügend Beispiele, wo Selbstheilung nur dann eintritt, wenn sowohl die körperliche als auch die mentale Ebene aktiviert wird, Vitalkost/Heilfasten als auch positives Denken/Visualisieren angewandt wird. Doch wenn beim einen schon das Auflösen negativer Glaubenssätze aus der Kindheit ausreicht, um gesundheitlichen Erfolg zu haben, wieso soll er dann noch etwas auf der physischen Ebene verändern? Und umgekehrt,

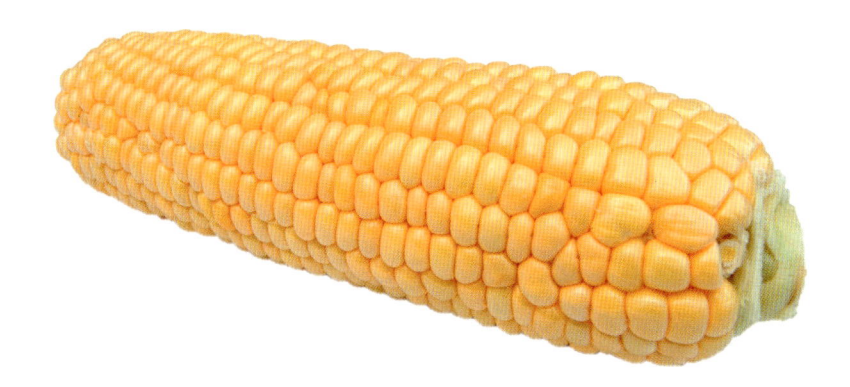

wenn Heilfasten und Vitalkost schon den erwünschten Erfolg bringen, wieso sollte man sich dann noch mit geistigen Heildisziplinen wie Reiki, Familienaufstellung, Psychotherapie, Reinkarnationstherapie etc. auseinandersetzen?

Prinzip der Vielfältigkeit

Mit welchem Thema man sich mehr oder weniger beschäftigt, hängt von der inneren Struktur eines jeden Individuums ab. Ich möchte noch einmal an das Bild der Physiognomie erinnern: Den kopflastigen Menschen zieht es vielleicht mehr zur Geistheilung hin als den tief verwurzelten Pragmatiker, der sich beim Heilfasten und bei der „200%igen" Rohkost so richtig zu Hause fühlt. Ein Herz betonter Mensch, ein Mensch der Mitte, versucht beide Ebenen (sowohl die Körper- als auch die Geistebene) bestmöglichst miteinander zu verweben und profitiert mehr als doppelt soviel daraus. Und vergessen wir nicht, dass unterschiedliche Menschen unterschiedliche Dinge beherrschen. Der Weisheit letzter Schluss sitzt in jedem von uns selbst und darf niemals als Gesetz auf andere übertragen werden. Dieses Prinzip lässt sich auf alles in der Welt übertragen, so auch auf Glaubensfragen, auf die Frage nach der richtigen Religion. Ich nenne es „das Prinzip der Vielfältigkeit".

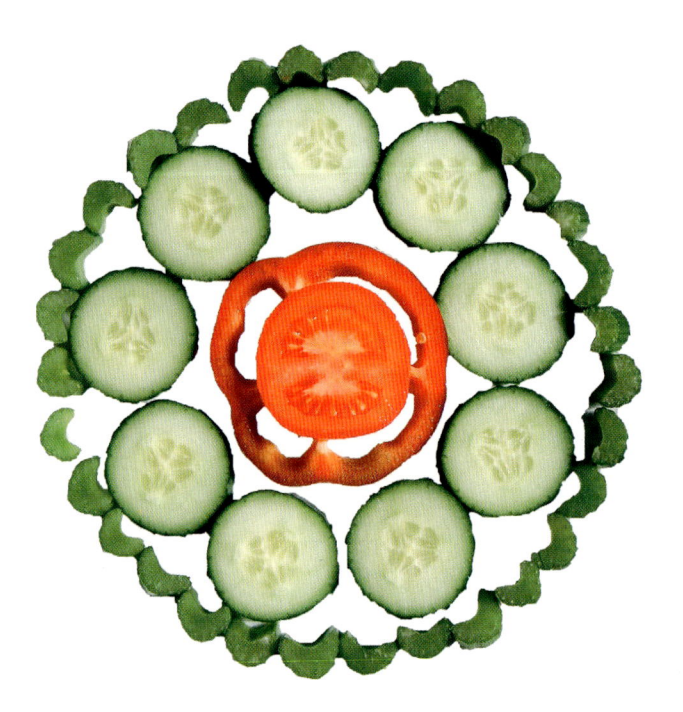

Werkzeuge Gottes

Wenn man sich für eine bessere Wirksamkeit der Selbstheilung entschieden hat, beide Ebenen, sowohl die körperliche als auch die geistige, berücksichtigt und dort seine Erfahrungen sammelt, findet man für alle Forschungsbereiche Werkzeuge, um noch bessere Erfahrungen auf diesen Gebieten zu machen. Es sind die „Werkzeuge der Schöpfung", die „Werkzeuge Gottes", die den Menschen schon zu allen Zeiten hier auf Erden zur Verfügung standen. Und ein Werkzeug davon ist folgendes Verständnis: Für alles Geistige gibt es ein physisches Doppel und für alles Physische findet man eine geistige Entsprechung. Setzt man dieses Wissen ein, so fällt es einem leichter, immer wieder das Körper-Geist-Gleichgewicht aufrechtzuerhalten. Zum Beispiel, Sie sind krank und leiden unter Kopfschmerzen. Das physische Doppel, das Werkzeug Gottes, wäre in diesem Fall grüne frisch verzehrte Wildkräuter. Die Kräuter wirken nicht nur auf der stofflichen Ebene durch die Mineralstoffe, Vitamine, Chlorophyll, Sauerstoff und Aminosäuren. Sie beruhigen auch Geist und Seele. Und meistens findet man die Wildkräuter ja nicht direkt in der Stadt, sondern größtenteils draußen in der Natur, so dass der Mensch auch Abstand vom Computer und vom Alltag bekommt und sich somit eine Pause vom stressigen Berufsleben und angespannten Denken gönnen muss.

Baummeditation

Das psychische Doppel zu den Wildpflanzen wäre eine Baummeditation, Reiki oder Grünvisualisation etc.

Wenn der Mensch keine Wildkräuter verzehrt, erreicht er allein schon durch die Meditation eine Selbstheilung. Die Kopfschmerzen verfliegen so wie sie aus heiterem Himmel gekommen sind, weil die Energien wieder frei fließen können. Gedanken, die Blockaden erschaffen haben, verflüchtigen sich. Am besten setzt man beide Mittel ein, sowohl den Wildkräuterverzehr als auch die Waldmeditation, innen wie außen.

Yoga ist ein physisches Werkzeug, um in den Geist, in die Meditation zu kommen. Und die Meditation ist ein psychisches Werkzeug, um durch Ausgeglichenheit gesünder zu werden, indem man gezielt den Stress im Alltag ausschaltet. Auf diese Weise sollte man fortfahren, die Werkzeuge Gottes einzusetzen und man wird immer schneller auf die physischen und psychischen Doppel eines Themas kommen. So gelangt jeder Einzelne von uns zu mehr Gesundheit und Harmonie. Doch wie oben schon des Öfteren erwähnt, fällt die physische und psychische Ebene bei jedem Individuum unterschiedlich groß aus und damit sind auch die Wirkungsweisen dieser beiden Ebenen bei jedem Individuum unterschiedlich groß. Das Geheimnis der eigenen Gesundheit & Harmonie findet man nur in sich selbst und es ist auf niemanden anderen übertragbar.

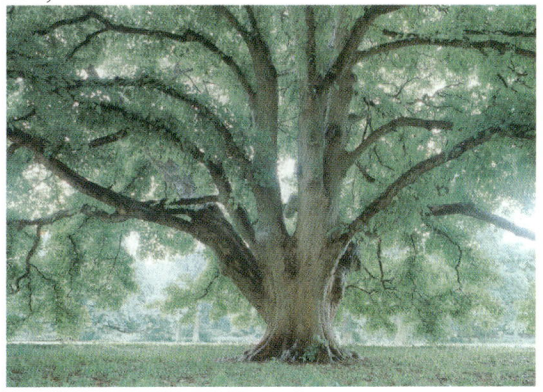

Ayurvedisches Heilfasten

Das ayurvedische Heilfasten unterscheidet sich vom herkömmlichen Wasserfasten bzw. Heilfasten in dem Maße, dass Werkzeuge, u. a. Nahrungsmittel, als Heilmittel eingesetzt werden, die es den Menschen ermöglichen, in kürzester Zeit zügig den Körper-Seele-Geist-Hausputz durchzuführen. Neben gewissen Nahrungsmitteln und Getränken, auf die ich später noch im Einzelnen eingehen werde, unterstützen Körperübungen aus dem Yoga und dem Freien Tanz, Sonnenbaden, Fußreflexzonenmassage, warmes bis heißes fließendes Wasser, Fußbäder, Reiki, Meditation und Gebet und Spaziergänge im Wald u. a. das große Reinemachen.

Bevor der Mensch zur Fastenkur greift, muss er schon stark gezwiebelt worden sein. Denn die bequemere Alternative der Heilung verspricht man sich beim Arzt oder Heilpraktiker. Dort wird einem der Schmerz abgenommen, werden Medikamente eingesetzt, die den Körper betäuben, um ihn schmerzfrei zu machen, jedoch nur solange wie die Mittel wirken.

Solche austherapierten Patienten, die trotz Einsatz von Wunderpillen die größten Schmerzen haben, besinnen sich in letzter Instanz auf die Heilkräfte der Natur!

Heilfasten ist die Universität des Lebens. Während dieser Reinigungs- und Entgiftungsphase lernt man die Zusammenhänge des Lebens kennen. Man sitzt in den Werkstätten der Natur und schaut der Schöpfung über die Schultern. Nur hier offenbart sich einem das wirkliche Heilwissen, das zur Gesundheit des Menschen beiträgt.

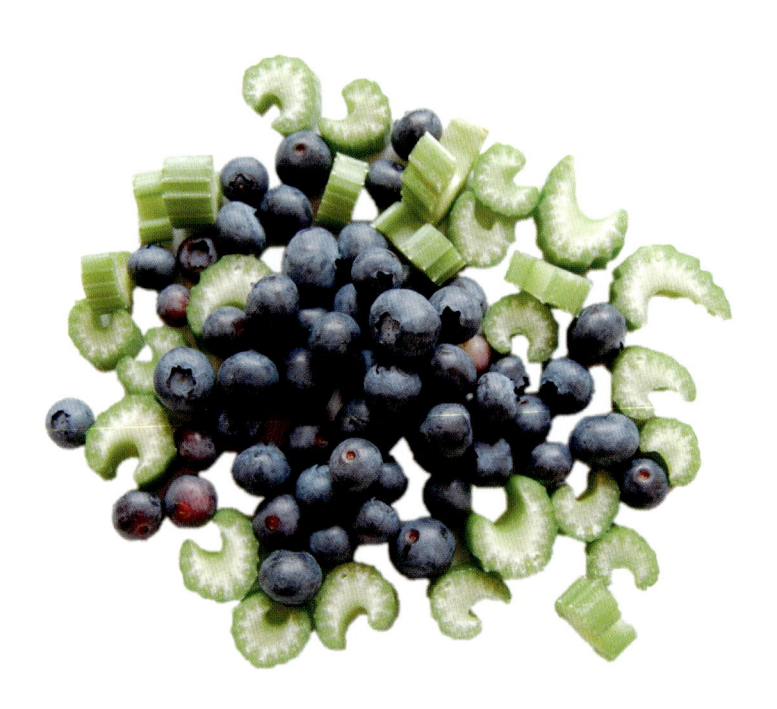

Ayurvedisches Heilfasten

„Wenn das so weiter geht mit meiner Gesundheit, kann ich mich gleich einsalzen lassen". Was passiert beim Einsalzen? Man konserviert sich selbst, macht sich „haltbar", doch der Preis ist hoch, man bezahlt mit dem (Zell-)Tod.

Je mehr Salz (auch hochwertiges Himalaya-Salz) wir zu uns nehmen, desto schneller verdurstet der Körper von innen, die Zellen müssen sterben. Sie erinnern sich, ein Löffel Salz für ein Kind wirkt tödlich. Der Mensch kann sich also sehr leicht von innen einsalzen. Daher ist es ratsam, sich mindestens ein- bis zweimal im Jahr zu entsalzen. Wir beginnen das ayurvedische Heilfasten mit dem Verzicht auf jegliches Kristallsalz. Gerade für Rohköstler mit Salzgenuss (Wakame-Alge, Himalaya- oder Meersalz, Oliven in Meersalz, Queller = eine Art Salzgras) ist es sehr wichtig, sich einmal im Jahr salzfrei zu ernähren. Dies wirkt wie eine Verjüngungskur und revitalisiert den Körper.

Dieses salzfreie „Heilfasten" kann schon ein bis zwei Wochen vor dem eigentlichen Fastenprozess eingeleitet werden, indem man nur noch salzfreie Rohkost zu sich nimmt, die natürlich ausreichend organische Salze (Mineralstoffe) besitzt.

Der Reinigungsprozess kommt schon nach ein bis zwei Tagen ins Rollen, Pforten öffnen sich und Schleim wird über die Nase, den Mund, die Ohren, die Haut etc. ausgestoßen.

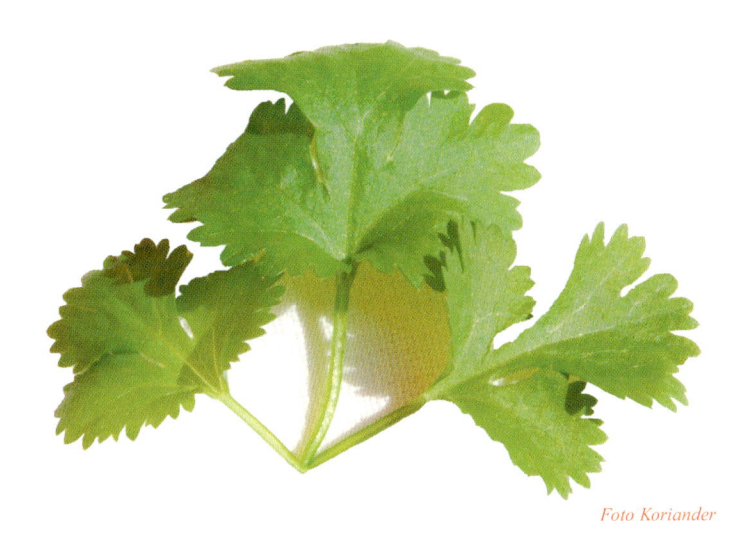

Foto Koriander

In dieser salzlosen Vitalkostphase wechseln wir zwischen fester und flüssiger Nahrung ab. Beim ayurvedischen Heilfasten kommt es nicht darauf an, sich nur noch flüssig zu ernähren. Feste Nahrungsbestandteile können ein wichtiges Werkzeug sein, um den Körper besser zu entgiften. Je weiter die Entgiftungskur fortschreitet, desto mehr können wir auf diese Werkzeuge verzichten.

Hier die wichtigsten Werkzeuge, mit denen wir innerhalb der ayurvedischen Fastenkur arbeiten:

1. Petersilie	2. Sonnenbaden	3. Clementine	4. Zwiebel
5. Koriander	6. Orange	7. Plose-Wasser , Osmose-Wasser	8. Tomate, Gurke, Paprika, Endivie
9. Kiwi, Mango	10. Zitrone	11. Karottensalat	12. Tees
13. Fußreflex-zonenmassage	14. Freier Tanz, Tanztherapie	15. Gottvertrauen, Naturverbundenheit	16. Spaziergänge in der Natur

Fastenzeit beginnt dann, wenn die Natur stirbt, die Vegetationsphase zu Ende geht, der Wachstumszyklus zur Ruhe kommt. Und das ist im November. Ein feuchter Monat, in dem es viel regnet oder schon schneit und nichts Grünes mehr nachwächst, außer den Tannennadeln, der Endivie, der Petersilie, der Zwiebel und ein paar Wildkräutern wie kleine Brennesselspitzen und Brombeerblättern.

Für die Tiere in der Natur ist Winterschlaf und Schonkost angesagt. Für die Tiere im Wald ist nun die Fastenzeit angebrochen. Alles kommt zur Ruhe und regeneriert sich. Die inneren Organe und Knochen erhalten eine Verschnaufpause und das Verdauungssystem kann sich erholen.

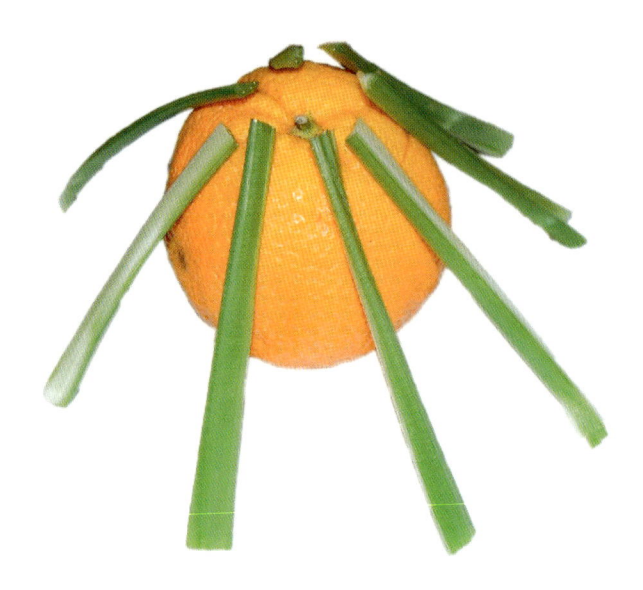

Nur der Mensch widersetzt sich den Zeichen der Natur und wird zum Vielfraß, besonders um die Weihnachtszeit. Diese vielen kleinen Sünden versucht der Mensch nun beim Onkel Doktor wettzumachen – die Rechnung ist teuer, denn er muss die Rechnung mit seiner Gesundheit bezahlen.

Nehmen wir die Natur als Vorbild und lernen von unseren Tierbrüdern. Machen wir es ihnen gleich. Die Pferde fressen vermehrt Fichtengrün und lassen dafür die letzten grünen Grashalme stehen, wohl wissend, wie wichtig die adstringierenden Stoffe und ätherischen Öle sind, die ihre Organismen optimal auf die kältere Jahreszeit einstimmen und vorbereiten. Woher wissen das die Tiere? Zwischen dem Nahrungsmittel und dem Konsumenten besteht eine Kommunikation. So liest der Vertilger in dem Nahrungsmittel wie in einem Buch, während er es verzehrt. So erfährt das Tier (oder auch der Mensch, soweit es sich bei dem Verzehrten um artgerechte, natürliche, unerhitzte Nahrung handelt), was ihm gut tut oder nicht, was es stärkt oder schwächt, was es mit Licht durchflutet oder was ihm die Sinne verdunkelt. Auch für den Menschen spielt die Nahrung als Werkzeug innerhalb des ayurvedischen Heilfastens eine entscheidende Rolle. Denn nur wer bestimmte Nahrungsmittel in bestimmten Gesundheits-/Krankheitsstadien austestet, weiß, was gerade in diesem Augenblick für ihn am meisten in Frage kommt und was nicht.

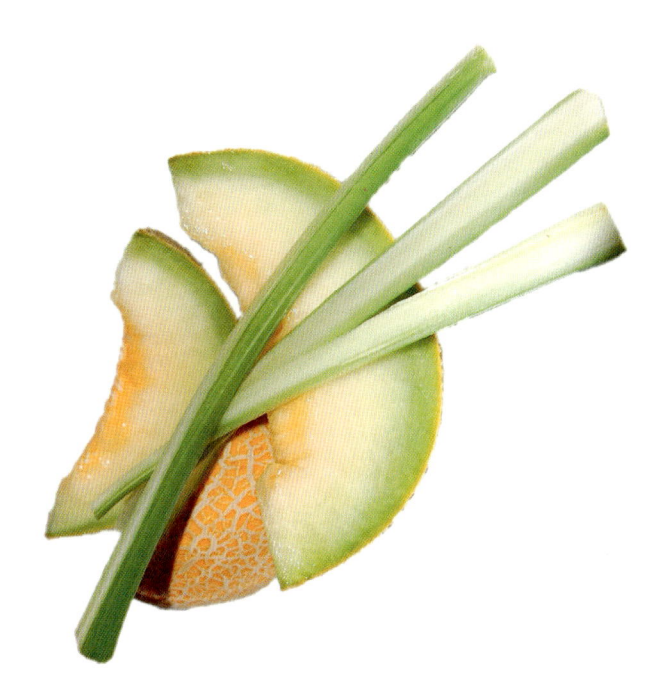

Daher ist jedes Heilfasten eine Selbsterfahrung, ein Prozess zwischen Leben und Sterben, Werden, Bestehen und Vergehen. Und ein Weg zurück zu Gott, zur eigenen Natur als Teil vom Ganzen. So wohnt jedem Fastenprozess nicht nur ein körperlicher Prozess inne. Ebenso kommen alle anderen Prozesse auf den verschiedenen Ebenen in Gang, reinigen, geben uns Einsicht und Verständnis.

Jeder körperliche Prozess zieht einen psychischen Vorgang nach sich. Beide Abläufe, sowohl der körperliche als auch der physische, leiten gemeinsam einen seelischen Prozess ein. Durch das körperliche Heilfasten kommt der Organismus zur Ruhe und das Denken wird klarer, alles ordnet sich. Das Fasten ist immer eine Einkehr bei sich selbst, eine Selbstrückschau auf das eigene Leben. Und damit kommen wir zum seelischen Fastenprozess, der durch den körperlichen und psychischen Fastenprozess ausgelöst wird. Dieser letzte Prozess kann lebensverändernde Entscheidungen einleiten, ob beruflich, zwischenmenschlich, familiär, partnerschaftlich oder spirituell. Wenn man bis zu diesem letzten Prozess vorstoßen kann, sammelt man die Goldkörnchen einer jeden ayurvedischen Fastenkur ein und hat das erreicht, was hinter jedem Heilfasten steht, nämlich der Weg zurück zu sich selbst, zur eigenen Seele, zur eigenen Natur und zur Seele Gottes.

Der körperliche Heilfastenprozess:

Die auf Seite 220 genannten sechzehn Werkzeuge leiten den Fastenprozess ein bzw. unterstützen ihn. Im Folgenden ihre Bedeutungen:

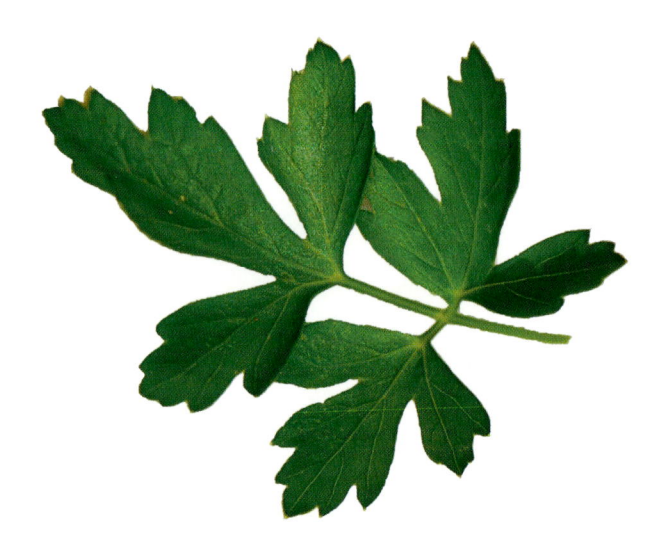

1. Petersilie:

Sie ist wichtig für die Mineralstoffzufuhr. Viele Mineralstoffe werden benötigt, um die Säuren (Schlacken) bzw. Giftstoffe wie Schwermetalle binden und somit aus dem Organismus ausleiten zu können. Ansonsten werden die Gifte zu lange im Körper gespeichert. Die Folge davon ist, dass der Organismus als Notlösung Mineralstoffe aus den eigenen „Reserven", sprich Zähne und Knochen, herauslösen muss, um diese Gifte in Schwebe halten bzw. speichern zu können, was langfristig zu Karies, Zahnfleischschwund und Osteoporose führen kann.

Viele Menschen, die nur mit Wasser fasten, können meistens die tiefgreifenden Reinigungsprozesse nicht miterleben, weil ihnen die Mittel fehlen, um Giftstoffe binden und ausleiten zu können. Oft werden 40 Tage Wasser gefastet, doch die Schwermetalle sitzen nach wie vor im Kopf und im Gewebe. Schon nach den ersten Tagen des ayurvedischen Heilfastens mit grünen Bestandteilen wie Petersilie kommt der Entgiftungsprozess in Gang und Schwermetalle werden über Kopf, Haut, Leber, Nieren, Lunge, Nase, Rachen, Hände, Füße und Darm ausgeschieden. Dies trägt zur Erleichterung bei. Petersilie hat darüber hinaus sehr viel Vitamin B12.

2. Sonnenbaden:

Auch das Sonnenbaden trägt zur Reinigung bei. Die Reinigung wird bei manchen Menschen einerseits eine Verschlechterung des Allgemeinzustands auslösen, was sich nach der Reinigungsphase (wenn sie nicht frühzeitig unterbrochen wird) ins Gegenteil verkehrt und zu einer starken gesundheitlichen Verbesserung führt. Andererseits kann die Reinigung sofort zu einer Verbesserung des Allgemeinzustandes beitragen. Durch das Schöpferlicht senkt sich der Geist Gottes in den Menschen nieder und beseelt den Menschen, alte Denkmuster und graue Gedanken lösen sich auf, was manchmal sehr stark auf die Stimmung schlagen kann.

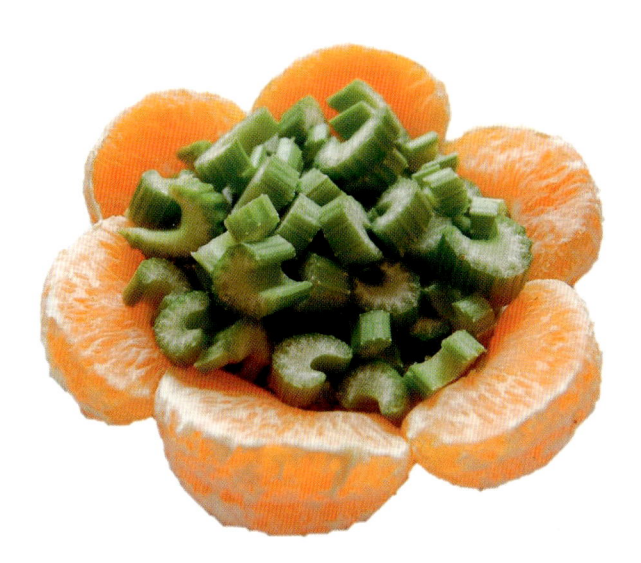

3. Clementine (Mandarine):

Die orangefarbenen Nahrungsmittel wirken schleimlösend. Große Tassen zäher gelbgrünlicher Flüssigkeit werden während einer Fastenkur über die Körperöffnungen ausgeschieden. Wir stellen uns so langsam auf die vegetationslose Jahreszeit ein, indem wir den Körper von seinen Altlasten befreien. Der Organismus schaltet immer mehr auf Sparflamme und alle Elemente, die das Verdauungsfeuer in der Vegetationsphase angetrieben und unterstützt haben wie Fette, Eiweiße und anorganische Salze, werden nun aus ihm herausbefördert und tragen zur Erleichterung bei.

Neben der schleimlösenden Wirkung haben die Zuckerstoffe der Clementine in kleinen Mengen die Aufgabe, den Geist aufzurichten, wenn der Mensch sich in Phasen starker Entgiftung befindet. In solchen starken Reinigungskrisen kann es sein, dass der physische und psychische Schmerz bzw. die Übelkeit nur durch den Gehirn-Botenstoff Zucker aus Früchten gelindert bzw. ganz abgewandt werden kann.

Oft weiß man während einer Fastenkur auf der Höhe des Heilfastens nicht, wo man sich befindet. Es ist ein Tappen im Dunkeln. Schnell schwindet die Motivation, man weiß oft gar nicht mehr, wozu man überhaupt fastet. Was erwartet einen am anderen Ende des Tunnels, welchen Sinn hat das Fasten für einen selbst?

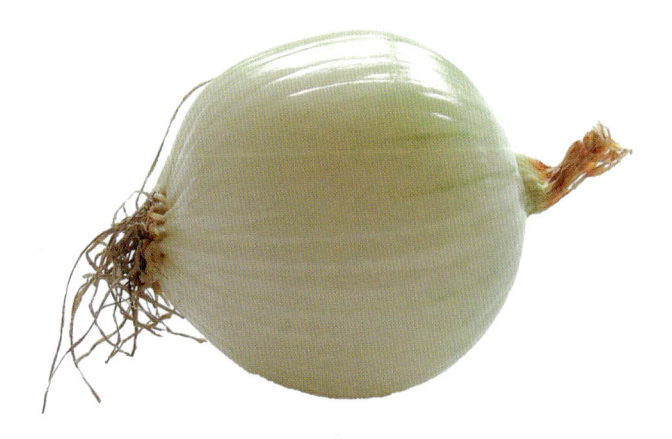

4. Die Zwiebel:

Sie spielt die Hauptrolle innerhalb der ayurvedischen Fastenkur, obwohl dies im Widerspruch zum klassischen Ayurveda steht. Gerade in der ayurvedischen Ernährungslehre wird auf die Zwiebel verzichtet, weil sie die unteren Chakren sehr stark reizt und den Schüler Gefahr laufen lässt, von seinem spirituellen Weg abzukommen. Doch nicht nur die untersten Chakren, alle Hauptkörperzentren (unsere Drüsenzentren) werden während einer Fastenphase durchgereinigt. Dabei kann die Reinigung im Sakralchakra zu einer zeitweisen Stimulation der Sexualorgane führen.

Doch auch ohne Zwiebel reinigen sich die Körperzentren von Zeit zu Zeit ganz von selbst. Nur dass die Zwiebel diesen Prozess beschleunigt und verstärkt.

Die Zwiebel ist mit ihren sieben Schalen ein Wunderwerk der Natur. Daher heißt sie ja auch Zwiebel – Siebel - Sieben. Durch diese sieben Membranwände werden Giftstoffe umgewandelt. In diesen Zwiebelwänden befinden sich ätherische Öle, die es der Zwiebel ermöglicht, Schadstoffe umzuwandeln bzw. gar nicht erst zu den tieferen Schichten vordringen zu lassen.

In der heutigen Zeit, gerade in der Stadt, sind wir großer Luftverschmutzung ausgesetzt. Jedoch die größte Luftverschmutzung wird durch den Mikrowelleneffekt der Handymasten, Dect-Telefone, Funk-Computer etc. ausgelöst. Aber erst wirklich „dreckig" wird das Ganze durch das Einwirken von Aluminium-Barium und Schwermetallen in der Luft. Je mehr Leicht- und Schwermetalle sich in der Luft befinden, desto höher potenziert sich der Mikrowelleneffekt und wirkt sich nachteilig auf den menschlichen Organismus aus. Aluminium-Barium wird von Flugzeugen in die Atmosphäre gesprüht, um angeblich den Treibhauseffekt zu stoppen. Ein geheimes Unternehmen, welches dazu beitragen soll, dass die Erde sich nicht weiter aufheizt. Durch künstliche Wolkenbildung (Chemtrails) versucht man die Sonne zu verschleiern. Damit soll die Temperatur auf der Erde gesenkt werden, auch das Temperament und die Lebensfreude des Menschen wird künstlich abgekühlt. Das vermehrte Auftreten von physischen und psychischen Krankheiten ist die Folge. Jeder kennt die durch fehlendes Sonnenlicht verursachte November-Depression. Doch bitte nicht das ganze Jahr November auf Grund von Chemtrails und Mikrowelleneffekt (Buchtipp: Tatwaffe Handy – siehe Seite 238/Nr. 47). Das natürliche Sonnenlicht, welches seit einigen Jahren durch Chemtrails verschleiert wird, wirkt normalerweise Bakterien abtötend, Stimmung aufhellend und immunstärkend.

Genauso geheim unter der Erde arbeitet die Zwiebel mit ihren sieben Schichten (Membranwänden). Gerade in der Fastenzeit belasten Leicht- und Schwermetalle die Ausscheidung und der Körper wird von Druck und Kopfschmerzen aller Art heimgesucht, weil die Leicht- und Schwermetalle im Körper nicht ausgeschieden werden können. Auf dem Weg der Ausscheidung würden sie zuviel Schaden anrichten. Und gerade diese Leicht- und Schwermetalle sind es, die im Körper einen Mikrowelleneffekt hervorrufen. Doch wie sollte man nun vorgehen? Schwermetalle können den Körper unter gewissen Umständen sogar verlassen. In gebundener Form werden sie vom Körper ausgeschieden. Diese Bindung erreicht man durch den Einsatz von ätherischen Ölen, die man besonders stark in der Zwiebel und im Knoblauch vorfindet.

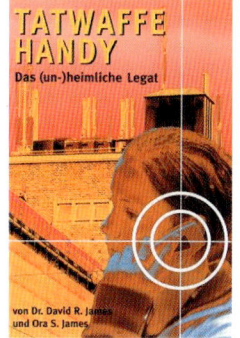

5. Koriander:

Koriander ist das einzige Kraut auf dem Planeten, das die Fähigkeit besitzt, Schwermetalle wie Quecksilber aus dem Gehirn auszuleiten. Meistens gelangt Quecksilber über Amalgamplomben in unser Gehirn. Koriander gelangt über die Blutbahnen ins Gehirn, verbindet sich mit dem Quecksilber und öffnet die Gehirnschranke, so dass das gebundene Quecksilber die Möglichkeit hat, zurück über die Blut-Gehirnschranke in den Organismus zu gelangen. Im Körper bleibt das Quecksilber solange stecken, bis der Betroffene Zwiebeln oder Knoblauch einsetzt. Denn Zwiebelgewächse und einige Algenarten haben die besondere Fähigkeit, Quecksilber zu binden und in gebundener Form aus dem Körper zu leiten. Koriander vermag Quecksilber nur aus dem Gehirn, nicht aber aus dem Körper zu leiten. Es gibt eine Faustregel: Wer Koriander in Form von Körnern oder Kraut (im Bioladen nachfragen) einsetzt, sollte in dieser Zeit dreimal soviel Zwiebeln oder Knoblauch zu sich nehmen.

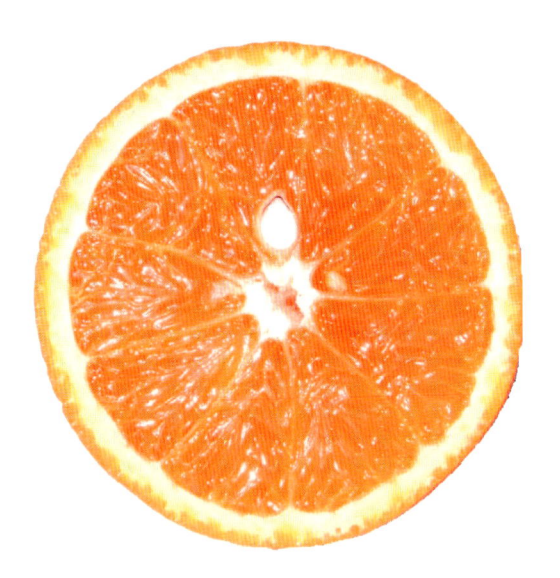

6. Orange:

Wie ihre Farbe, so ihr Name. Wegen ihrer Farbe ist sie ebenso wirksam wie die Clementine, sie hat nur einen etwas höheren Säuregehalt. Alles zu seiner Zeit. Für eine gewisse Zeitspanne oder zu einer bestimmten Mahlzeit eignet sich die Orange, um angesammelten Schleim aus dem Körper zu befördern. Doch da die Orange sehr zuckerhaltig ist, kann sie langfristig zur Entmineralisierung des Körpers beitragen. Dann fließt zu wenig Energie über den Rücken und die Wirbelsäule. Es ist also ratsam, Früchtemahlzeiten immer wieder durch Gemüsefrüchte-Mahlzeiten wie Tomate, Paprika, Gurke zu ersetzen. So laufen wir nicht Gefahr, langsam aber sicher die meisten essentiellen Mineralstoffe zu verlieren.

Wenn man schon Orangen, Clementinen etc. einsetzt, dann wenigstens immer unter Verwendung von Petersilie oder anderen mineralstoffreichen Kräutern. Stehen einem weder Petersilie noch andere mineralstoffreiche Kräuter zur Verfügung, sollte man zu süßen Zuckerfrüchten wenigstens genügend Wasser trinken, damit der Zucker verdünnt wird und die Bauchspeicheldrüse geschont wird.

7. Plose-Wasser – Osmose-Wasser

Mit dem Wasser ist das so eine Sache. Einerseits sollte es wenig anorganische Mineralien enthalten, also mineralarm sein, andererseits darf es seine Lebendigkeit nicht verlieren. Osmosewasser ist zwar mineralarm, doch hat es durch den Osmoseprozess vollkommen seine Lebendigkeit eingebüßt. Diese kann man durch Vitalisierung mit Edelsteinen, Kristallen, Magneten, Verwirbelung und dadurch, dass man es dem Sonnenlicht aussetzt, wieder zurückgewinnen. Der japanische Wasserforscher Masaru Emoto hat jedoch herausgefunden, dass sich bei Leitungswasser, das durch die Osmose behandelt wurde, ein wunderschöner Wasserkristall bildet. Dieses Wasser hat die Fähigkeit zurückgewonnen, Ordnung im Körper zu schaffen, denn Leben besteht aus Ordnungsstrukturen.

Doch nach dem mehrtägigen Einsatz von Osmosewasser hatte ich plötzlich das Gefühl, dass das Wasser nicht mehr ausreichen würde, mich zu stärken. Mir erschien, als fehle die Kraft spendende Wirkung. Vielleicht fiel mir das nur auf, weil ich durch das Heilfasten sehr geschwächt war. Man sollte nie außer Acht lassen, dass jedes Medium (in diesem Fall das Osmosewasser) auf jeden Menschen zu einer gewissen Zeit in einer gewissen Situation anders wirkt. Einem Nichtfastenden oder gesunden Menschen schmeckt dieses Wasser vielleicht.

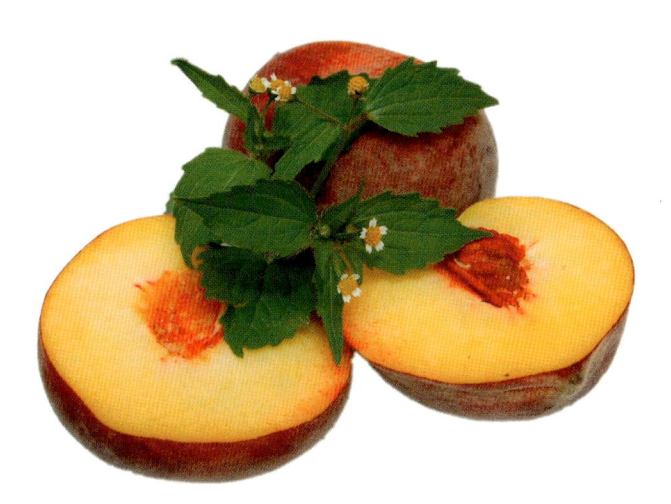

Ich möchte noch anmerken, dass Sie ein so klinisch reines Wasser wie das Osmosewasser in der Natur gar nicht vorfinden. Noch weniger kommt natürlich in der Natur ein so schlechtes Wasser vor, wie wir es aus unseren Leitungen kennen. Dem wurden sogar noch anorganische Stoffe, u.a. (Leicht- und Schwermetalle) aus der Metallindustrie, beigemengt.

Selbst Regenwasser nimmt kleinste Partikel anorganischer Stoffe auf. Dafür ist es Träger aller Informationen aus der Natur. Wenn man fastet, kann u. U. die Zugkraft des Osmosewassers zu stark sein. D.h., es können in zu kurzer Zeit zu viele Mineralstoffe vom Osmosewasser angezogen werden, um das Wasser zu sättigen. Dieser Prozess, wenn er tatsächlich in dieser schnellen Geschwindigkeit stattfindet, kann auch schmerzhaft sein. Denn neben anorganischen, Arterien verkalkenden Mineralien werden auch lebensnotwendige, im lebenden Verbund befindliche, organische Mineralien den Organen und Knochen entzogen. In meiner stärksten Entgiftungsphase bin ich meiner inneren Stimme gefolgt und habe mich für ein natürliches Hochquellwasser, aus der Brixener Plose-Quelle aus den Südtiroler Dolomiten stammend, entschieden. Beim Trinken wurde ich wie von einem reinen Licht durchflutet und meinen Zellen wurde eine neue Struktur verliehen. Es war ein sehr intensives Erlebnis.

Das Osmosewasser nahm ich in meinem schlechten Gesundheitszustand eher Lebenssaft und Mineralien entziehend wahr. Daher schmeckte es mir wahrscheinlich auch nicht mehr. Zuletzt viel es mir schwer, auch nur einen Schluck davon zu trinken.

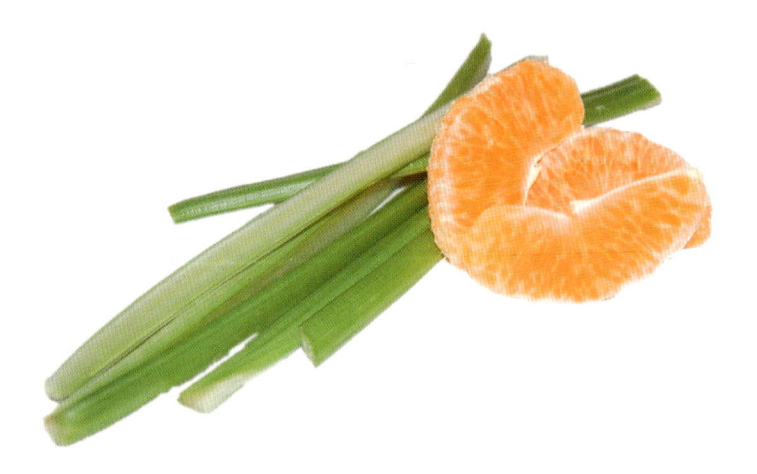

Um diese Schlucksperre auszugleichen, hatte ich oftmals Petersilie gekaut oder eine Clementinenscheibe ausgesaugt, die Zellulose ausgespuckt und nur den Saft geschluckt. Mit diesem gut strukturierten Zellwasser aus Petersilie und Clementine arbeitete der Körper optimal, die Schlucksperre löste sich auf. Andererseits ist es auch lästig, wenn man extra Nährstoffe aufnehmen muss, um so eine Schlucksperre auszugleichen. Denn der Körper verlangte eigentlich nach etwas Neutralem wie Wasser und nicht nach Nährstoffen. Der Schritt zum Plosewasser war nun nicht mehr weit und siehe da, es brachte die erwünschte Wirkung. Das Wasser hatte nicht nur eine Energie spendende Eigenschaft. Ich konnte es in einem Zug trinken und bemerkte, wie stark der Körper nach dieser neutralen Information verlangte. Immer mehr trank ich und immer besser lief die Ausscheidung (ähnlich einer Trinkkur). Zu letzt reichte mir das Wasser ausschließlich als Nahrung aus. Ein sicheres Zeichen, dass frisches Hochquellwasser aus den Dolomiten schon für sich alleine ein vollständiges Lebensmittel darstellt. In diesem Wasser schwingt die Kraft der Gletscher und der gesamten Südtiroler Natur mit. Dieses mit Biophotonen aufgeladene Quellwasser versorgt meine Zellen vorzüglich mit Licht- und Schöpfungsinformationen.

An dieser Stelle darf ich noch erwähnen, dass unser Körper zu 70% aus Wasser besteht und dass sich Heilfasten sehr gut eignet, Altlasten auszuscheiden, Reparaturarbeiten durchzuführen und Verjüngung einzuleiten. Denn wir sind nur so jung/alt, wie wir die Fähigkeit besitzen, unseren Körper in gewissen Zeitabständen von Toxinen zu befreien. Die körpereigenenen Giftstoffe sind zum größten Teil für den Alterungsprozess verantwortlich. Wir altern durch das Ab- und Einlagern von anorganischen Mineralien. An oberster Stelle stehen Kochsalz, Meersalz und Kristallsalz. Neben der Ablagerungseigenschaft an Arterienwänden und Ausscheidungsorganen hat Salz die Eigenschaft, die Energiebahnen zu blockieren, weil Salz Wasser bindet. Damit übt es hohen Druck auf das Körpergewebe aus. Die Fließeigenschaft der Blut- und Lymphbahnen verschlechtert sich bis der Kreislauf zum Stocken kommt. Taubheitsgefühl in Händen und Armen sind die Folge. Daher ist es ratsam, immer wieder die inneren Kanäle (Blut/Lymphe) zu säubern, indem man möglichst oft ganz und gar auf Kochsalz/Meersalz/etc. verzichtet. Energiestaus im Körper gehören dann der Vergangenheit an.

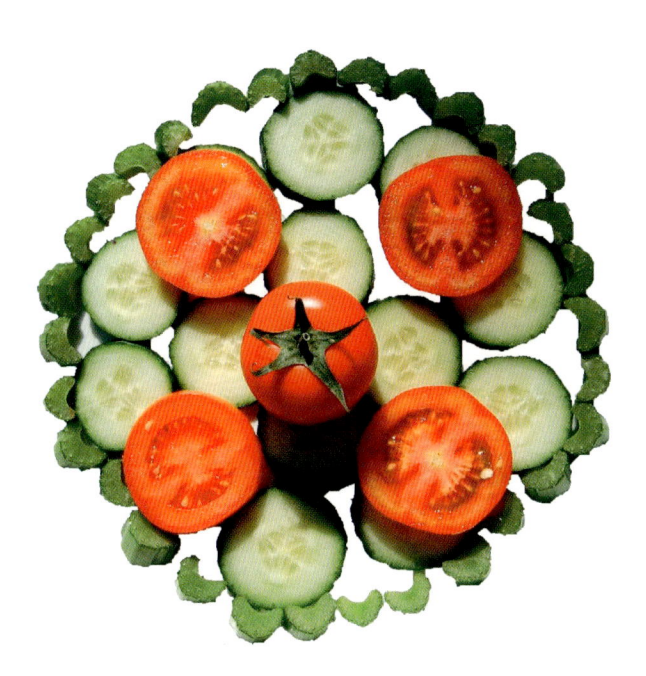

8. Tomate, Gurke, Paprika rot, Endivie:

Noch einen Schritt weiter kommt man mit wasserreichen, zuckerarmen Gemüsefrüchten wie Tomate, Gurke und roter Paprika. Diese Nahrungsmittel enthalten das allerfeinste Wasser. Neben der Kraft spendenden Eigenschaft des Fruchtwassers beinhalten Gemüsefrüchte noch eine Vielzahl organischer Mineralstoffe, die die Zellversorgung optimieren. Man hat also beides, einerseits die reinigende Wirkung des Wassers, ähnlich wie beim Plosewasser, und andererseits die Nährstoff versorgenden und Körper aufbauenden Inhaltsstoffe. Unterstützend kann man zu den Gemüsefrüchten, gerade im Winter, den lichtphotonenreichen Endiviensalat, da Freilandgewächs, in die Ernährung mit einbauen.

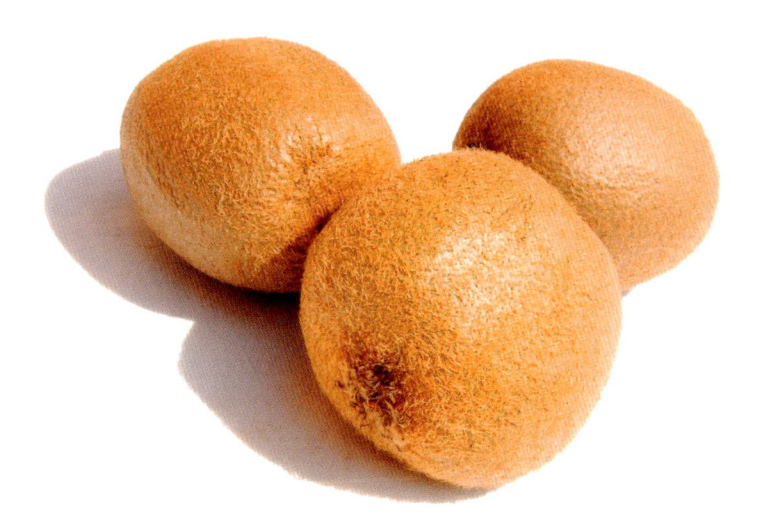

9. Kiwi, Mango:

Damit der Entzug nach Süßem etwas abgemildert wird, können kleinere Mengen Kiwis und Mangos in der täglichen Ernährung berücksichtigt werden. Sie können zur Verbesserung des Gesamtwohls beitragen. Doch sei erwähnt, dass es auf die Dosis ankommt und ein Zuviel die Schleimhäute und Organe reizen kann. Achten Sie auf solche Zeichen wie Brennen auf der Zunge, rissige, wunde Lippen, plötzlicher Hustenreiz beim Essen und stoppen Sie dann den Verzehr.

10. Zitrone:

Die Zitrone hat eine enorme Reinigungskraft und stärkt den Organismus ungemein. Die adstringierende Eigenschaft der Zitrone vertreibt Übelkeit und säubert Magen und Darm. Auch hier kommt es auf das Maß an. Manchmal dauert es eine Weile bis die Prozesse in Gang kommen. So kann es sein, dass nach vermehrtem Zitronengenuss (mehrere Tage oder Wochen) Entzündungen im After- und Darmbereich auftreten. Dann sollte man auf die Zitrone längere Zeit verzichten.

11. Karottensalat:

Bei einer großen Reinigungskur kommt es zwischen den Fasten-Tagen oft zu leichteren oder stärkeren Schwächeerscheinungen. Daher kann es möglich sein, dass sich der

Fastende nach einer wärmenden, stärkenden Mahlzeit sehnt. Diese muss trotzdem leicht sein, da sie ansonsten das Verdauungssystem zu stark schwächt. So kann der Einsatz eines Karottensalates Wunder bewirken. Mit etwas Öl und Zitrone angemacht unter Beigabe von Zwiebeln und Endivie mundet diese Mahlzeit jedem nach Gesundheit Strebenden.

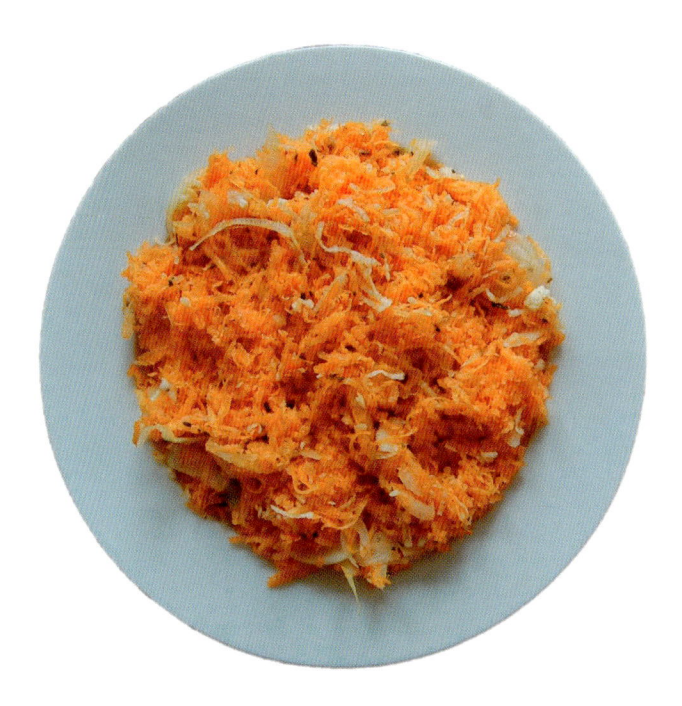

So ein Salat bietet zum Kräfte zehrenden Fasten einen optimalen Ausgleich, wirkt wärmend und aufbauend. Man sollte diesen Salat nur in einer Phase einsetzen, in der er die Ausscheidungstätigkeit des Körpers nicht zu lange unterbricht, sonst kann der Körper, im Bemühen eine Grundreinigung und Verjüngung einzuleiten, nicht gründlich genug arbeiten und der Nutzen des Heilfastens minimiert sich. Doch für gewisse Phasen kann der Karottensalat ausgleichend und harmonisierend wirken.

12. Tee:

Die verschiedenen Teearten spielen eine wichtige Rolle im ayurvedischen Heilfasten, da sie, je nach Sorte, die Stimmung verändern und positiv beeinflussen können. Gerade wenn man sich in einer tiefen Reinigungskrise befindet, in der man stark gebeutelt wird, kann es sein, dass einem das frische kalte Wasser nicht mehr schmeckt. Dann bringen warme Tees aus Früchten, Kräutern und Gewürzen den erwünschten Erfolg. Man kommt tiefer in die Fastenphase und Giftstoffe können ausgeschwemmt werden. Gerade wenn man sich in einer strengen Fastenphase befindet, viel ausscheidet, kann einem die Monotonie des Nichts-zu-sich-Nehmens außer Wasser ziemlich stark auf den Geist gehen. Ein

„warmes Süppchen" in Form eines heißen Tees kommt dann wie gerufen und schafft Abwechslung und Sinnesbefriedigung. Das kann sehr wichtig sein, um nicht vorzeitig das Fasten wegen Unwohlsein und Monotonie beenden zu müssen – denn das würde bedeuten, dass man den Effekt der Fastenreinigung und –verjüngung versäumt.

13. Fußreflexzonenmassage:

Auf dem Weg des Heilfastens können zeitweise leichte bis starke Schmerzen auftreten. Der Schmerz wandert oftmals von Tag zu Tag durch den ganzen Körper, meistens von oben nach unten.

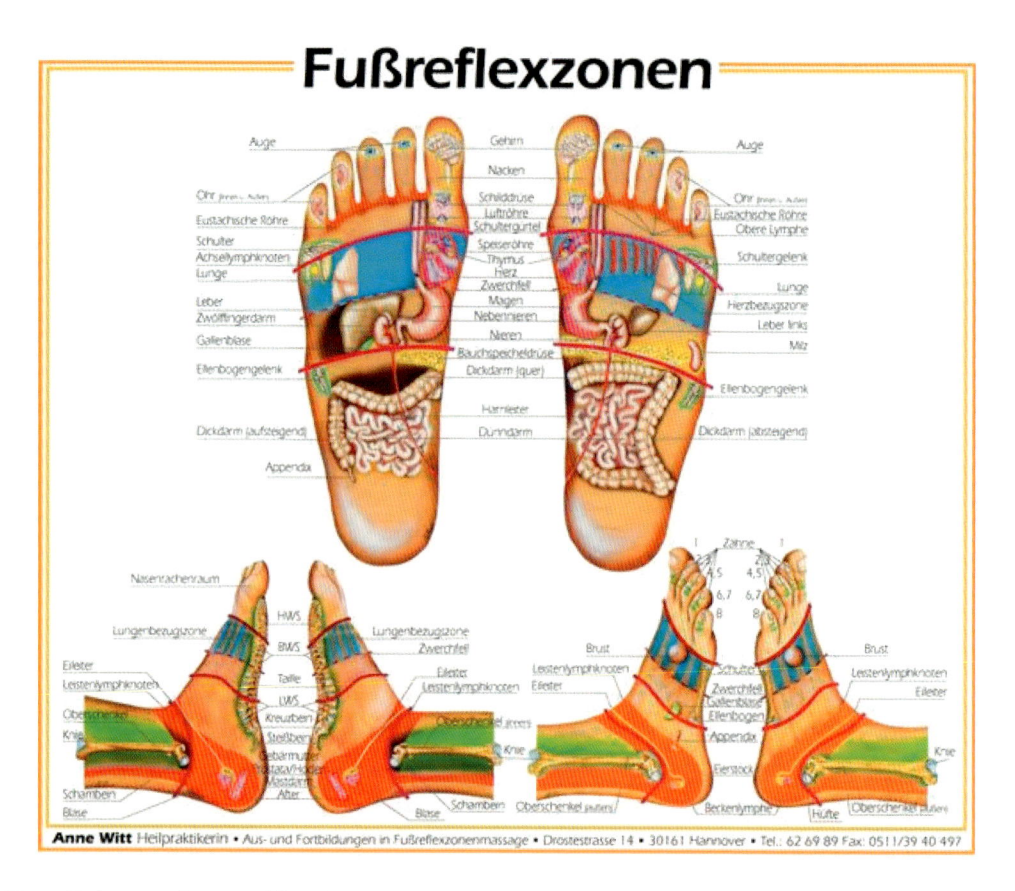

Der Schmerz letztendlich ist schon der Heilstrom, die von Gott gesandte Kraft, die versucht, den Körper wieder durchzuputzen. Doch gerade im Bemühen, die Kanäle wieder frei zu spülen, drücken zäher Schleim und Schlacken auf die Arterienwände und Nervenbahnen. Im Kopfbereich nimmt man das als irrsinnig starke, messerspitze Kopfschmerzen wahr. Mittelohrentzündung, Zahnschmerzen (wird oftmals sofort durch den Verzehr von Petersilie gelindert), Rücken- und Rippenschmerzen, Nieren-, Leber- und Darmschmerzen sind nicht selten die Folge. Und diese Schmerzen findet man dann auch in den Reflexpunkten von Händen, Füßen und Schädeldecke.

Daher lindert man diese Schmerzen sehr rasch, indem man diese Reflexpunkte kontrahiert, z.B. durch die Fingerdruckmassage an Händen und Füßen. Oder man legt die Füße auf die Kante eines Waschbeckens und rollt die Fußsohlen über diese abgerundete Kante bis Wärme und Wohlbefinden aufsteigen. Dadurch schöpft der manchmal schwer gebeutelte Fastende wieder mehr Lebensfreude und Linderung tritt ein. Manchmal dauert es aber auch viele Tage bis sich eine Besserung einstellt. Der Schmerz in der Fußsohle wandert genauso von oben nach unten, synchron zum Ganzkörperschmerz.

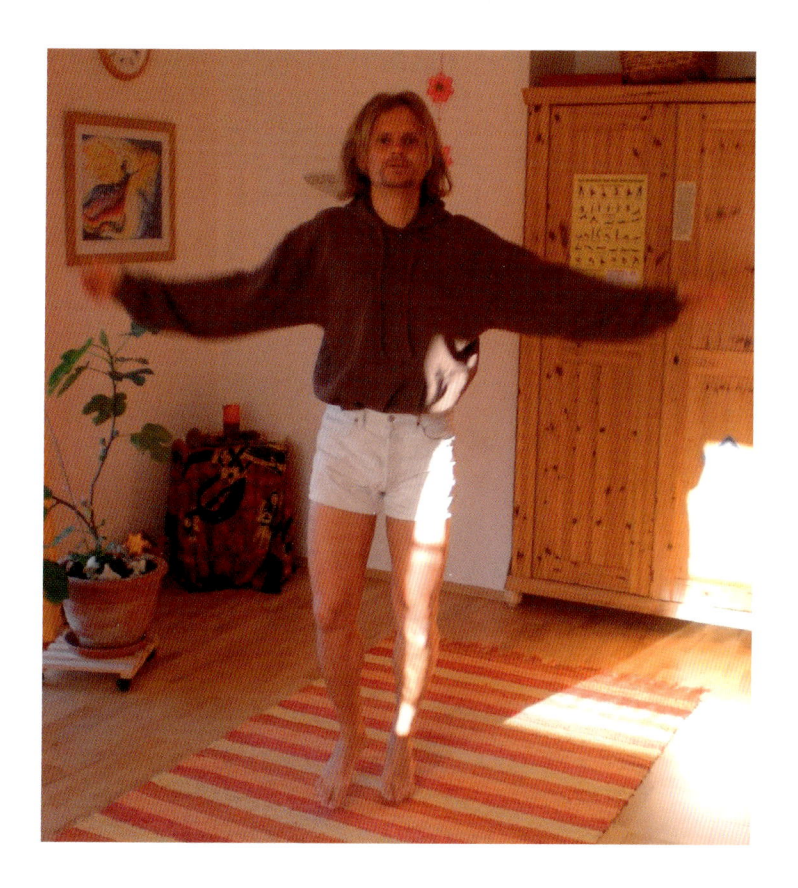

14. Freier Tanz:

Freier Tanz als Therapieform verschafft den meisten Menschen große Erleichterung. Neben der Massage der barfüßigen Füße werden gleichzeitig die inneren Organe durchgeknetet und mit gesundem Sauerstoff und frischer Lebensenergie versorgt. Man kann zu Hause seine eigene Tanztherapie entwickeln. Das hat zur Folge, dass Giftstoffe besser aus dem Körper ausgeschieden werden. Zweitens hält der Schwung Leib und Seele zusammen. Drittens werden einem während des Tanzens Zusammenhänge des alltäglichen Lebens klar, die zu Barrieren und Energiestaus führten. Wenn man die Blockaden erst einmal erkannt hat, kann man an der Auflösung arbeiten. So gelangt man zu noch höherer Gesundheit und größerem Bewusstsein. Auch Yogaübungen sind unterstützend einzusetzen. Sie fördern die Reinigung und Heilung in gleichem Maße.

15. Gottvertrauen:

Wir sind nicht die Heiler, auch unser Körper nicht. Letztendlich heilt nur die Schöpfung - durch uns! Alles ist aus ihr entsprungen, im Endeffekt heilt nur Gott. Doch ohne die Bereitschaft des Menschen, den ersten Schritt in Richtung Gott zu machen, kann die Schöpfung nicht ihr Werk vollenden und Kaputtes wieder heil machen, Altes wieder revitalisieren. Alles strebt nach höchster Ordnung, gerade wenn es durch Menschenhand in Un-Ordnung gebracht wurde, sei es durch Unfall, unvorhergesehene Ereignisse oder Übertretung der Naturgesetze aufgrund eines ausschweifenden, gottentfernten Lebensstils. Dazu gehören neben schlechter Ernährung, wenig Schlaf, Stress, Abschirmung vom Sonnenlicht und der frischen Natur, auch Faktoren wie Zigaretten-, Alkohol- und Drogenkonsum.

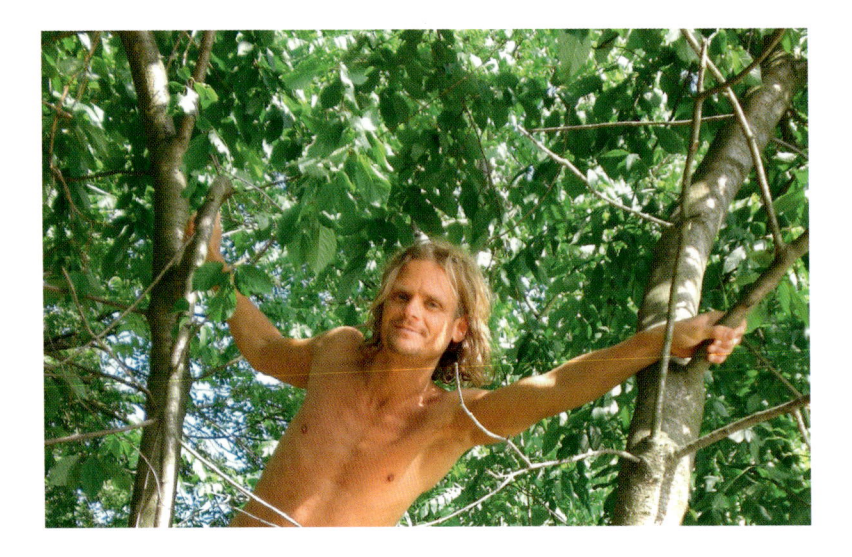

Die Schöpfung nimmt uns an die Hand, wenn wir krank werden. Dann fällt es uns leichter, unsere schlechten Lebensgewohnheiten aufzugeben und mehr Ordnung in unser Leben zu bringen. Wenn wir Fieber und Grippe bekommen, werden wir zur Einkehr und Ruhe gezwungen. Und schädliche Angewohnheiten wie Kaffeetrinken, Rauchen und Alkoholkonsum geben wir zumindest vorübergehend von alleine auf, da der Organismus sich von vornherein gegen solche strengen Stoffe auflehnt, wohlweislich, dass sie dem Reinigungs- und Genesungsprozess nur im Wege stehen. So folgt der Kranke immer seiner Natur, indem er auf die Stimme seines Körpers hört. Und genau an diesem Punkt hat uns Gott erreicht, konnte uns zum ersten Schritt in die richtige Richtung anstoßen. Alles andere bewerkstelligt der göttliche Heil- bzw. Schöpferstrom, der vom Himmel her alle Lebewesen versorgt und alles Leben auf diesem Planeten aufrecht erhält und uns zur höchsten Ordnung führt.

Dieses Ordnungsprinzip wirkt im ganzen Universum, es ist die Natur der Schöpfung. Daher, wenn man fastet, ist man nicht selbst der Heiler, vielmehr öffnet man sich für den Heilstrom Gottes und steht ihm nicht im Wege. So kann die Schöpfung ihr Werk vollenden. Der Mensch gesundet und verjüngt sich vollkommen.

Das ayurvedische Heilfasten ist abgeschlossen, sobald alles Kaputte repariert wurde, die Ausscheidung von Schleim beendet ist, keine Schmerzen mehr im Körper auftreten, Klarheit und Vollbewusstheit im Geist herrschen und Liebe und Dankbarkeit im Herzen spürbar sind. Dann erwacht in uns wieder der Impuls, nach außen in Kontakt mit anderen Menschen treten zu wollen.

Die Innere Reise zu sich selbst und damit auch zu Gott nimmt an dieser Stelle ein vorübergehendes Ende und neu gewonnene Erkenntnisse können nun ins Leben integriert werden. Doch die Arbeit an sich selbst und mit Gott geht weiter, wenn der Mensch bereit ist, seelisch weiter wachsen und neue Erfahrungen sammeln zu wollen.

16. Spaziergänge:

Spaziergänge in der Natur treiben den Reinigungsprozess enorm voran. Doch oft ist man so stark ans Bett gefesselt, dass man gerne auf Naturausflüge verzichtet. Denn man hat in solchen Phasen „alle Hände voll zu tun", um durch diese unangenehmen Heilkrisen so gut wie möglich durchzukommen.

Wer sich schon wieder kürzere Spaziergänge in der Natur zutraut, ist meistens bereits auf dem aufsteigenden Ast und kann die Kräfte der Natur zur Genesung nutzen. Die innere Ordnung der Natur und damit der Schöpfung wirkt sich im Menschen positiv aus, so dass der Organismus wieder zu höchster Ordnung strebt. Man nennt das auch "Im Einklang mit der Natur" sein:

Ihr wundervollen Buchen

Andächtig verneige ich mich vor Euch Baumriesen,
lese demütig in jedem seinem Buche,
lasse mein Herz und nicht enden wollende Freude in Euch fließen,
ein Ende hat die ewige, seelenlose Suche,
schöpferische Gedanken sich in Euch ergießen,
oh wundersame, geheimnisvolle Buche.

Mit jeder Buchenwurzel hat sich die Hand des Schöpfers in Mutter Erde verwurzelt, mit ihren weisen Fingern (Wurzeln) gibt sie schöpferische Impulse (Befehle).

Literaturhinweise

Omraam Mikhael Aivanhov – Yoga der Ernährung
Erwin Aichinger – Wildpflanzen im Trend natürlicher Ernährung
Ute Aurin – Risiko Jod – die unterschätzte Gefahr
Victoria Boutenko – Die Vitalrohvolution
Victoria Boutenko – Grüne Smoothies
Matthias Bormann – Was mir hilft – natürliche Behandlung bei Borrelien
Dr. Gabriel Cousens – Individuelle Ernährung mit Ayurveda
Dr. Gabriel Cousens – Die Kunst der Zubereitung lebendiger Nahrung
Dieter Dahl – Von Null auf achtzig ohne Arzt ohne Pillen
Joao de Deus – Der Wunderheiler – die Lebensgeschichte von Joao de Deus
Michael Delias – Die Rohkost ist eine Geheimlehre
Michael Delias – Das spirituelle Testament der Rohkost
Michael Delias – Der Lebensbaum der Essener
Michael und Andrea Delias – Naturgeburt
Harvey und Marilyn Diamond – Fit for Life – ein neuer Anfang
Prof. Arnold Ehret – Die schleimfreie Heilkost
Dr. Dieter Freitag – Einfach leben
Dr. Dieter Freitag – Evolutionsmedizin Rohkost
Fred Hageneder – Geist der Bäume
Thich Nhat Hanh – Das Glück einen Baum zu umarmen
Detlev Henschel – Essbare Wildbeeren und Wildpflanzen
Waltraud Maria Hulke – Das Farben-Heilbuch
David James – Tatwaffe Handy
Gordon Kennedy – Children of the Sun – die Rohkostbewegung von 1883 bis 1949
Dagny und Imre Kerner – Der Ruf der Rose – was Pflanzen fühlen
Thomas Klein – Sonnenlicht, das größte Gesundheitsgeheimnis
Marianne Meyer – Spirulina, das blaugrüne Wunder
Dr. Joachim Mutter – Amalgam – Risiko für die Menschheit
Robert Römer – Fasten heilt Karies
Sven Rohark – Die Rohkost-Revolution
Sanaya Roman – Seelenliebe – die innerste Quelle unserer Liebesfähigkeit
Walter Russel - Vielfalt im Einklang
Christian Salvesen – Blaugrüne Algen
Shalila Sharamon – Das Chakra-Handbuch
Dr. Galina Shatalova – Wir fressen uns zu Tode
Wolf-Dieter Storl – Ich bin ein Teil des Waldes
Dr. E. Bordeaux Szekely – Das Friedensevangelium der Essener
Peter Tompkins – Das geheime Leben der Pflanzen
Michael Vescoli – Der Keltische Baumkalender
Doreen Virtue/Jenny Ross – Rohkost – himmlische Vital-Rezepte für Gourmets
Christine Volm – Rohköstliches – gesund durchs Leben mit Rohkost und Wildpflanzen
Albert von Haller – Gefährdete Menschheit – Ursache und Verhütung der Degeneration
Dr. Norman Walker – Auch Sie können wieder jünger werden
Patrick Whitefield – Das große Handbuch Waldgarten

Alle Bücher sind über die Wurzelbuchhandlung erhältlich, Angebot siehe folgende Seiten!

Brandaktuell aus der Wurzel-Buchhandlung

Bestell-Tel: 09120/1800-78 Fax: -79
Email: bestellung@die-wurzel.de
Bestellannahme: Montag bis Freitag von 10-13 und 15-17h

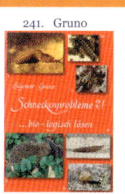

241.	Gruno	Schnecken	€ 6,95
242.	Gruno	EM-Pflanzenschutz	€ 19,95
243.	Meinecke	Jesus aß kein Osterlamm	€ 6,80
244.	Greiner	Das Thomas-Evangelium	€ 12,80
245.	Opitz	Befreite Ernährung	€ 16,90
246.	Reinholz	Erfüllender Reichtum, natürliche Gesundheit...	€ 13,80
247.	Virtue	Die Kristallkinder	€ 7,95
248.	Delias	Die Heilnahrung Band 4	€ 19,90
249.	Holey – Band 2	Rote Karte für Krankheits- und Ernährungsschwindler	€ 19,70
250.	Engelbrecht	Die Zukunft der Krebsmedizin	€ 29,80
251.	Rothkranz	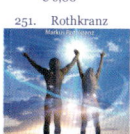 Heile dich selbst	€ 18,90
252.	Moritz	Die wundersame Leber- und Gallenblasenreinigung	€ 19,90
253.	Reinle-Carayon	Rohköstlich ...aus Frankreich	€ 26,95
254.	Campos	Besser sehen mit dem Herzen	€ 20,00
255.	Tschirk	Rohkost Ein kleiner Leitfaden	€ 6,90
256.	Rohark	Die Rohkost-Revolution	€ 29,90

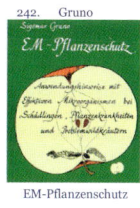

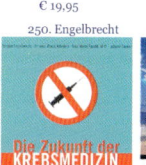

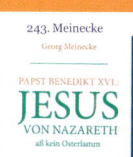

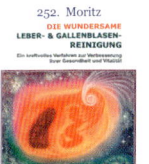

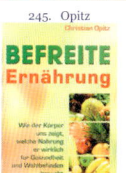

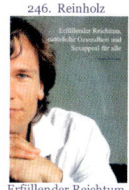

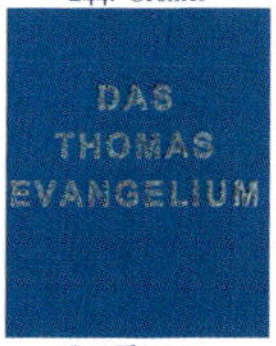

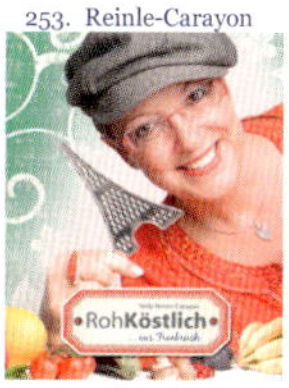

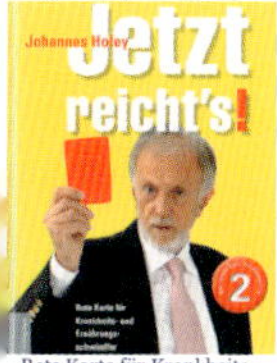

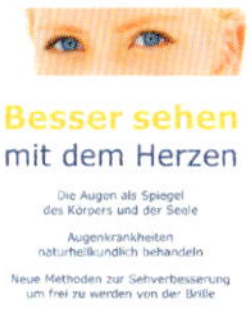

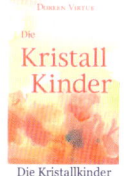

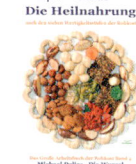

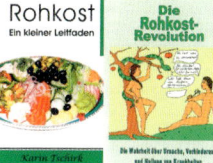

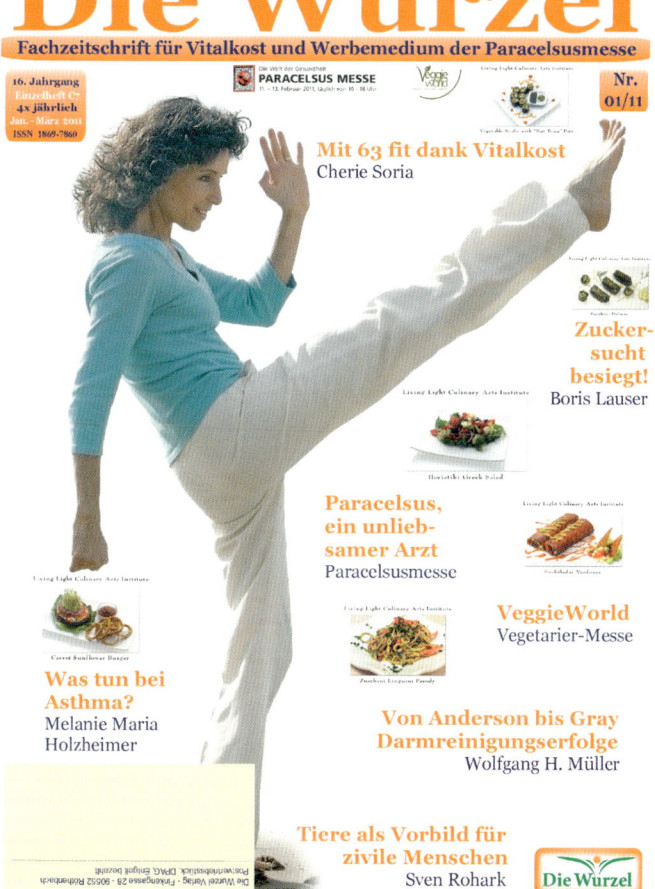

Die Wurzel

Fachzeitschrift für Vitalkost und Werbemedium der Paracelsusmesse

16. Jahrgang
Einzelheft €7
4x jährlich Jan. - März 2011
ISSN 1869-7860

Nr. 01/11

Mit 63 fit dank Vitalkost
Cherie Soria

Zuckersucht besiegt!
Boris Lauser

Paracelsus, ein unliebsamer Arzt
Paracelsusmesse

VeggieWorld
Vegetarier-Messe

Was tun bei Asthma?
Melanie Maria Holzheimer

Von Anderson bis Gray Darmreinigungserfolge
Wolfgang H. Müller

Tiere als Vorbild für zivile Menschen
Sven Rohark

Die Wurzel-Buchhandlung

Telefon: 09120/1800-78 Fax: -79   Email: bestellung@die-wurzel.de   Bestellannahme: Mo-Fr v. 10-13 u. 15-17h

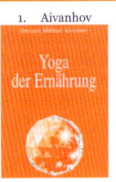

1.	Aivanhov	Yoga der Ernährung	€ 10,00
2.	Aichinger	Wildpflanzen Im Trend	€ 19,80
3.	Aurin	Risiko Jod	€ 17,35
4.	Bieder	Exotische Früchte	€ 12,75
5.	Bieder	Natürlich leben und genießen	€ 24,90
6.	Bilz	Goldene Lebensregeln von 1907	€ 19,80
7.	Bragg	Wunder des Fastens	€ 14,95
8.	Brühl	Hilfe bei Hämorrhoiden	€ 12,95
9.	Boutenko	Die Vital-Rohvolution	€ 17,80
10.	Boutenko	Die Rohkostfamilie	€ 12,00
11.	Boutenko	Eating without Heating	€ 12,00
12.	Boutenko	Green for Life Smoothies	€ 16,90
13.	Boutenko	Grüne Smoothies	€ 16,90
14.	Boutenko	Sergei Boutenko DVD	€ 12,00
15.	Boutenko	Valya Boutenko DVD	€ 12,00
16.	Bruker	Diabetes	€ 12,80
17.	Bruker	Vorsicht Fluor	€ 14,80
18.	Buchinger	Buchinger-Heilfasten	€ 14,95
19.	Casanova-Lenti	Chirurgie ohne Messer	€ 17,90 statt 25,40
20.	Cousens	Ganzheitliche Ernährung	€ 19,90
21.	Cousens	4 Schritte zur bewussten Ernährung	€ 16,90
22.	Cousens	Individuelle Ernährung mit Ayurveda	€ 16,90
23.	Cousens	Die Kunst der Zubereitung lebendiger Nahrung	€ 14,90
24.	Delias	Das Große Arbeitsbuch der Rohkost - Band 1 Restlos vergriffen, Vorbestellung möglich	
—	—	Die Rohkost ist eine Geheimlehre	€ 7,90
25.	Delias	Das Große Arbeitsbuch der Rohkost - Band 2 Restlos vergriffen	
—	—	Das spirituelle Testament der Rohkost	€ 7,90
26.	Delias	Das Große Arbeitsbuch der Rohkost - Band 3 Restlos vergriffen, Vorbestellung möglich	
—	—	Der Lebensbaum der Essener	€ 7,90
27.	Delias	Die Heilnahrung erscheint Januar 2011	€ 19,90
28.	Delias	Das Große Arbeitsbuch der Rohkost - Band 5 Restlos vergriffen, Vorbestellung möglich	
—	—	Naturgeburt	€ 5,90
29.	Diamond	Fit for Life	€ 9,90
30.	Dittmann	Lichte Nahrung für Körper, Seele und Geist	€ 16,00
31.	Ehret	Die schleimfreie Heilkost	€ 14,95
32.	Ehret	Vom kranken zum gesunden Menschen durch Fasten	€ 12,90
33.	Emoto	Die Heilkraft des Wassers	€ 19,95
34.	Erven	Meine Hochbeete	€ 6,80
35.	Gehringer	Geomantie	€ 24,80
36.	Freitag	Einfach leben	€ 15,00
37.	Hageneder	Geist der Bäume	€ 25,90
38.	Haarp Projekt	HAARP Projekt	€ 23,90
39.	Henschel	Essbare Wildbeeren und Wildpflanzen	€ 16,95
40.	Braunroth	Heute schon eine Schnecke geküsst	€ 14,90
41.	Buchinger	Das Heilfasten	€ 34,95
42.	Hochstrasser	Ich bin das Glück	€ 19,90
43.	Hochstrasser	Rohkost die lebendige Nahrung	€ 13,90
44.	Hochstrasser	Kinderernährung, lebendig u. schmackhaft	€ 12,00
45.	Holzer-Sprenger	Die Natur, Dein irdischer Lebensquell	€ 20,00
46.	Hulke	Das Farben Heilbuch	€ 12,90
47.	James	Tatwaffe Handy	€ 29,00
48.	Kerner	Der Ruf der Rose	€ 7,90

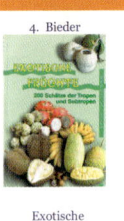

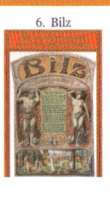

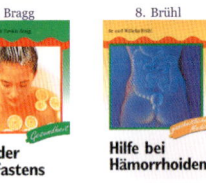

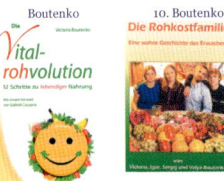

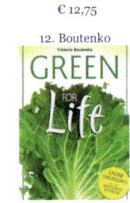

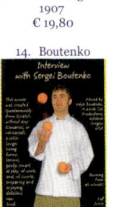

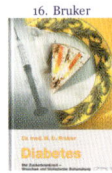

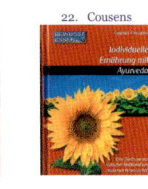

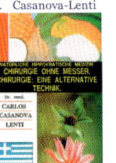

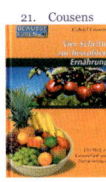

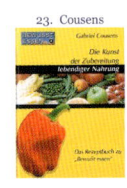

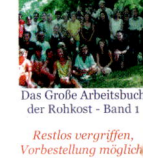

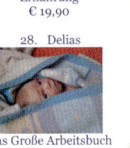

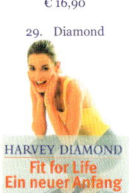

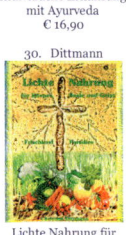

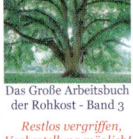

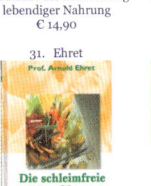

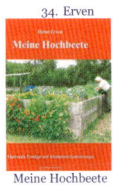

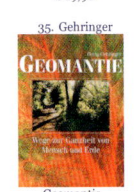

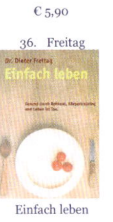

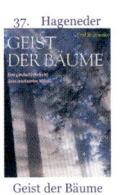

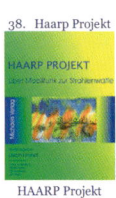

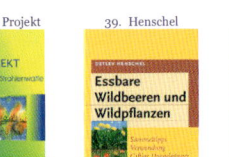

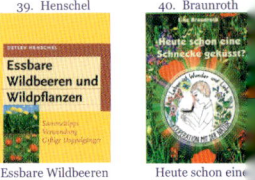

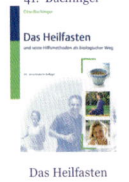

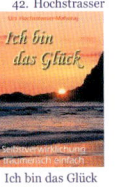

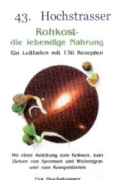

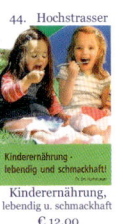

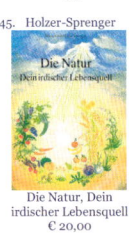

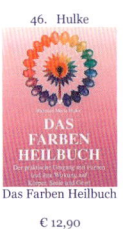

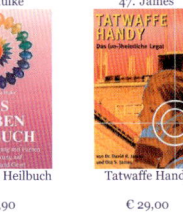

Weitere Titel finden Sie unter www.die-wurzel.de

Bestell-Annahme: Montag - Freitag von 10-13h und 15-17h   Tel: 09120/1800-78   Fax: -

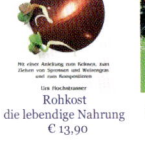

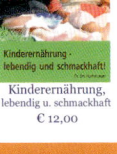

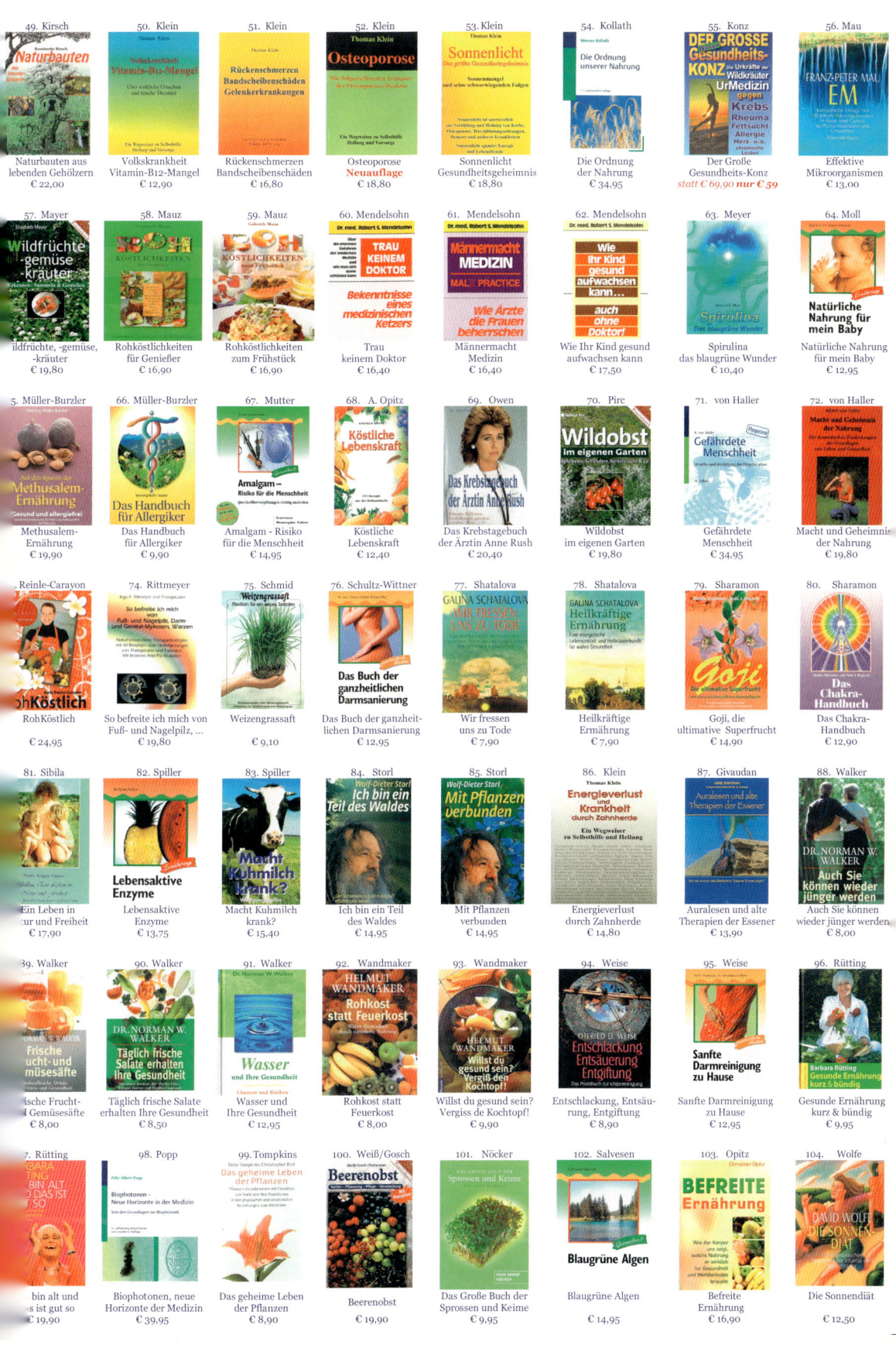

49.	Kirsch	Naturbauten aus lebenden Gehölzern	€ 22,00
50.	Klein	Volkskrankheit Vitamin-B12-Mangel	€ 12,90
51.	Klein	Rückenschmerzen Bandscheibenschäden	€ 16,80
52.	Klein	Osteoporose Neuauflage	€ 18,80
53.	Klein	Sonnenlicht Gesundheitsgeheimnis	€ 18,80
54.	Kollath	Die Ordnung der Nahrung	€ 34,95
55.	Konz	Der Große Gesundheits-Konz	statt € 69,90 nur € 59
56.	Mau	Effektive Mikroorganismen	€ 13,00
57.	Mayer	Wildfrüchte, -gemüse, -kräuter	€ 19,50
58.	Mauz	Rohköstlichkeiten für Genießer	€ 16,90
59.	Mauz	Rohköstlichkeiten zum Frühstück	€ 16,90
60.	Mendelsohn	Trau keinem Doktor	€ 16,40
61.	Mendelsohn	Männermacht Medizin	€ 16,40
62.	Mendelsohn	Wie Ihr Kind gesund aufwachsen kann	€ 17,50
63.	Meyer	Spirulina das blaugrüne Wunder	€ 10,40
64.	Moll	Natürliche Nahrung für mein Baby	€ 12,95
5.	Müller-Burzler	Methusalem-Ernährung	€ 19,90
66.	Müller-Burzler	Das Handbuch für Allergiker	€ 9,90
67.	Mutter	Amalgam - Risiko für die Menschheit	€ 19,90
68.	A. Opitz	Köstliche Lebenskraft	€ 12,40
69.	Owen	Das Krebstagebuch der Ärztin Anne Rush	€ 20,40
70.	Pirc	Wildobst im eigenen Garten	€ 19,90
71.	von Haller	Gefährdete Menschheit	€ 34,95
72.	von Haller	Macht und Geheimnis der Nahrung	€ 19,80
73.	Reinle-Carayon	RohKöstlich	€ 24,95
74.	Rittmeyer	So befreie ich mich von Fuß- und Nagelpilz, ...	€ 19,80
75.	Schmid	Weizengrassaft	€ 9,10
76.	Schultz-Wittken	Das Buch der ganzheitlichen Darmsanierung	€ 12,95
77.	Shatalova	Wir fressen uns zu Tode	€ 7,90
78.	Shatalova	Heilkräftige Ernährung	€ 7,90
79.	Sharamon	Goji, die ultimative Superfrucht	€ 14,90
80.	Sharamon	Das Chakra-Handbuch	€ 12,90
81.	Sibila	Ein Leben in ... ur und Freiheit	€ 17,50
82.	Spiller	Lebensaktive Enzyme	€ 13,75
83.	Spiller	Macht Kuhmilch krank?	€ 15,40
84.	Storl	Ich bin ein Teil des Waldes	€ 14,95
85.	Storl	Mit Pflanzen verbunden	€ 14,95
86.	Klein	Energieverlust durch Zahnherde	€ 14,80
87.	Givaudan	Auralesen und alte Therapien der Essener	€ 13,90
88.	Walker	Auch Sie können wieder jünger werden	€ 8,00
39.	Walker	Frische Frucht- und Gemüsesäfte	€ 8,00
90.	Walker	Täglich frische Salate erhalten Ihre Gesundheit	€ 8,50
91.	Walker	Wasser und Ihre Gesundheit	€ 12,95
92.	Wandmaker	Rohkost statt Feuerkost	€ 8,00
93.	Wandmaker	Willst du gesund sein? Vergiss die Kochtopf!	€ 9,90
94.	Weise	Entschlackung, Entsäuerung, Entgiftung	€ 8,90
95.	Weise	Sanfte Darmreinigung zu Hause	€ 12,95
96.	Rütting	Gesunde Ernährung kurz & bündig	€ 9,95
7.	Rütting	bin alt und ist gut so	€ 19,90
98.	Popp	Biophotonen, neue Horizonte der Medizin	€ 39,95
99.	Tompkins	Das geheime Leben der Pflanzen	€ 8,90
100.	Weiß/Gosch	Beerenobst	€ 19,90
101.	Nöcker	Das Große Buch der Sprossen und Keime	€ 9,95
102.	Salvesen	Blaugrüne Algen	€ 14,90
103.	Opitz	Befreite Ernährung	€ 16,90
104.	Wolfe	Die Sonnendiät	€ 12,50

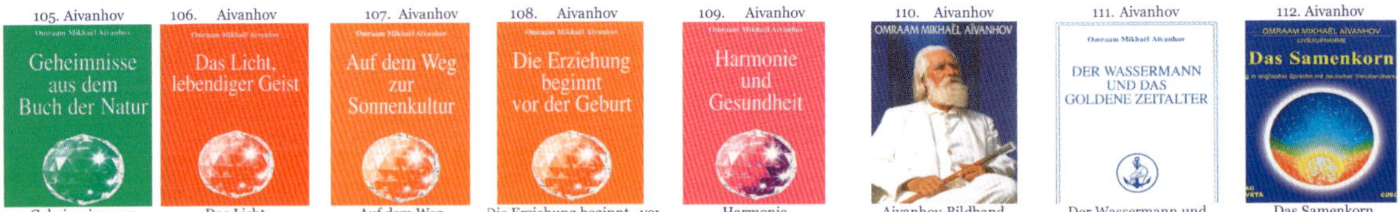

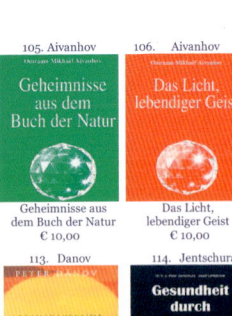

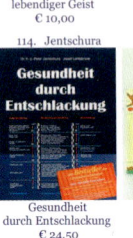

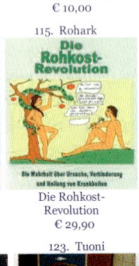

105	Aivanhov	Geheimnisse aus dem Buch der Natur	€ 10,00
106	Aivanhov	Das Licht, lebendiger Geist	€ 10,00
107	Aivanhov	Auf dem Weg zur Sonnenkultur	€ 10,00
108	Aivanhov	Die Erziehung beginnt vor der Geburt	€ 15,00
109	Aivanhov	Harmonie und Gesundheit	€ 40,00
110	Aivanhov	Aivanhov-Bildband Sein Leben 1900-1986	€ 22,00
111	Aivanhov	Der Wassermann und das Goldene Zeitalter	€ 22,00
112	Aivanhov	Das Samenkorn Liveaufnahme CD	€ 15,00
113	Danov	Allumfassende Liebe (Lehrer von Aivanhov)	€ 15,30
114	Jentschura	Gesundheit durch Entschlackung	€ 24,50
115	Rohark	Die Rohkost-Revolution	€ 29,90
116	Joao de Deus	Joao de Deus	€ 19,90
117	Joao de Deus	Spirituelle Heilung	€ 16,50
118	Joao de Deus	Paranormale Heilung	€ 16,90
119	Joao de Deus	Der Wunderheiler Lebensgeschichte von Joao	€ 14,90
120	Joao de Deus	Das Buch der Wunder Heilungsarbeit v. Joao	€ 16,90
121	Tuoni	Das 100%ige Rohkost-/Urkost-Rezeptbüchlein	€ 12,95
122	Tuoni	Das 100%ige Urkost-Rezeptbüchlein Teil 2	€ 12,95
123	Tuoni	Roh/Urkostkinder	€ 15,95
124	Székely	Das Friedens Evangelium der Essener	€ 9,80
125	Székely	Die unbekannten Schriften der Essener	€ 9,80
126	Székely	Die verlorenen Schriftrollen der Essener	€ 9,80
127	Székely	Das geheime Evangelium der Essener	€ 9,80
128	Székely	Die Lehren der Essener	€ 10,80
129	Whitefield	Das große Handbuch Waldgarten	€ 18,00
130	Thich Nhat Hanh	Das Glück einen Baum zu umarmen	€ 8,00
131	Thich Nhat Hanh	Ich pflanze ein Lächeln	€ 16,00
132	Finnegan/Schmid	Aloe Vera	€ 9,10
133	Matz	Blüten- und Heilpflanzen-Elixiere	€ 21,50
134	Vescoli	Der Keltische Baumkalender	€ 19,95
135	Shatalova	Philosophie der Gesundheit	€ 6,95
136	Münd. Bürger	Die Lösung des Krebsproblems	€ 50,00
137	Müller	Darmreinigung mit Kräuterkraft	€ 9,90
138	Pagel	Gesünder durch Sonnenkost	€ 49,80
139	Megre	Anastasia Bd. 1 Tochter der Taiga	€ 14,90
140	Megre	Wissen der Ahnen Anastasia Band 6	€ 14,90
141	Kennedy	„Children of the Sun" Rohkostbewegung 1883-1949 (D-USA)	€ 18,90
142	Schmid	Ölwechsel für Ihren Körper!	€ 9,00
143	Spiller	Dein Darm, Wurzel der Lebenskraft	€ 14,95
144	Dahl	Von NULL auf 80 ohne Arzt ohne Pillen	€ 15,95
145	Michael	Haarpflege für den Mann	€ 14,95
146	Kehrbusch	Alles klar mit Haut und Haar	€ 11,00
147	Delarué	Impfschutz Irrtum oder Lüge?	€ 16,90
148	Delarué	Impfungen - der unglaubliche Irrtum	€ 14,90
149	Herlt	Das Leben kennt den Weg - Schwangerschaft mit Rohkost	€ 17,95
150	Dibbern	Geborgene Babys Beziehung statt Erziehung	€ 17,50
151	Bauer	Es geht auch ohne Windeln	€ 17,95
152	Bouke	TopfFit! Windelfreie Baby	€ 16,90
153	Bruker	Unsere Nahrung – unser Schicksal	€ 17,50
154	Kelder	Die Fünf „Tibeter"	€ 12,50
155	Simonsohn	Die Fünf „Tibeter" mit Kindern	€ 11,90
156	Thurman	Das Tibetische Totenbuch	€ 9,90
157	Schmitt	Das Wasser-Praxisbuch	€ 18,90
158	Holzer-Sprenger	Krankheiten – Folgen einer Fehl(ent)wicklung	€ 17,00
159	Orr/Halbig	Das Rebirthingbuch Die Kunst des Atmens	€ 13,80
160	Golzio/Beta	Die 14 Wiedergeburten des Dalai Lama	€ 12,90

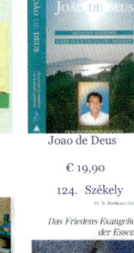

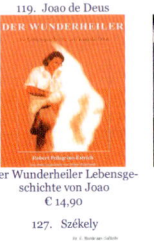

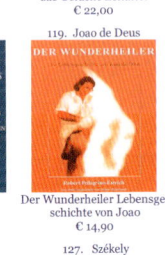

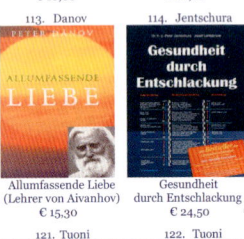

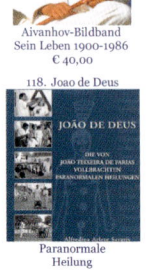

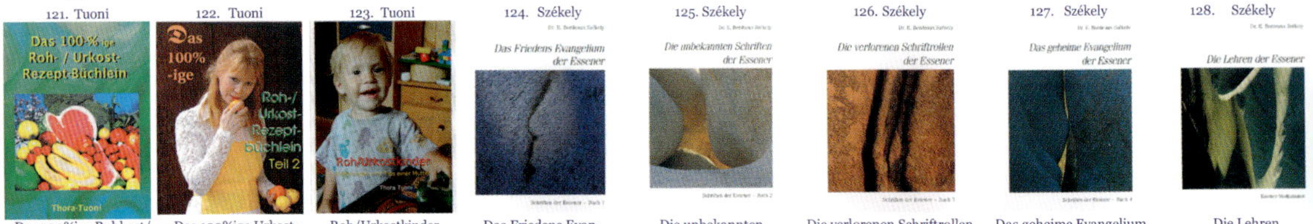

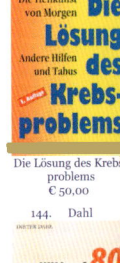

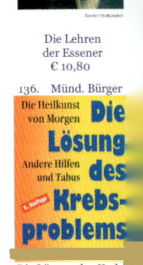

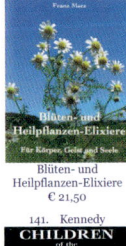

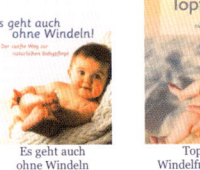

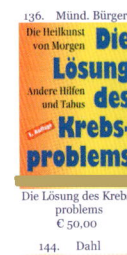

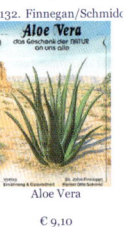

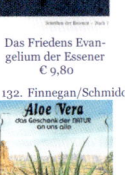

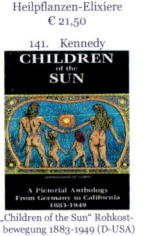

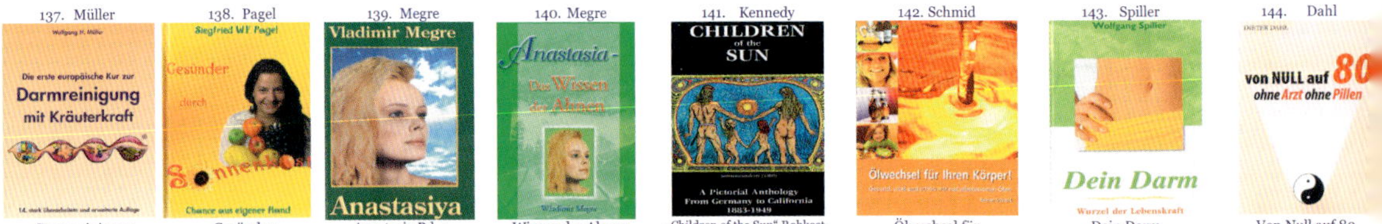

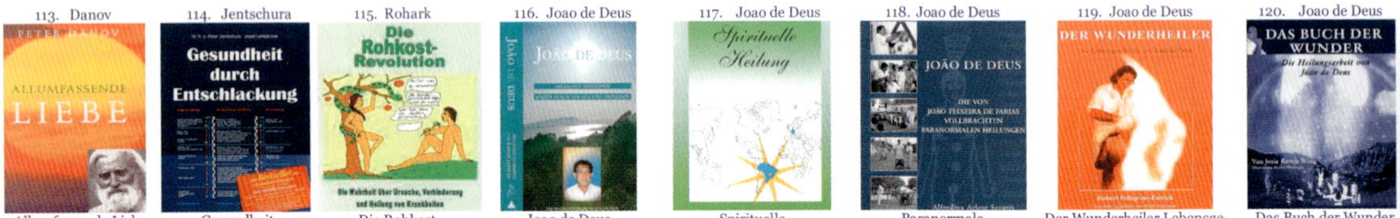

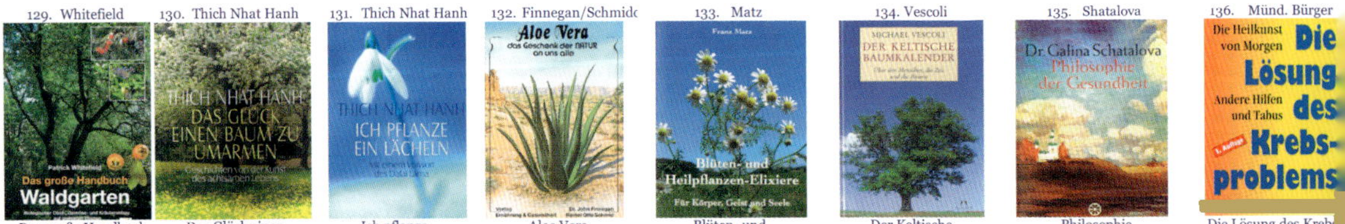

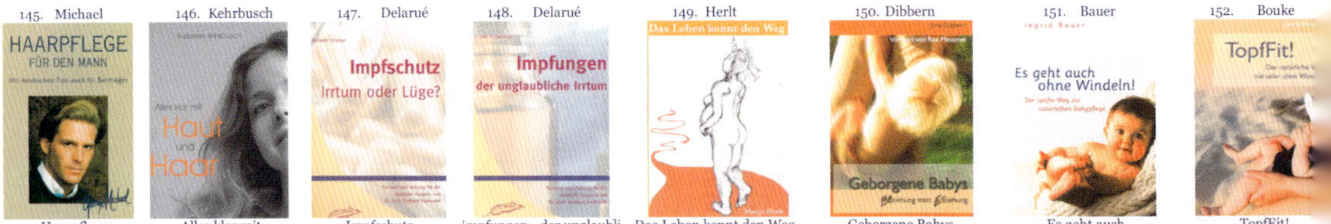

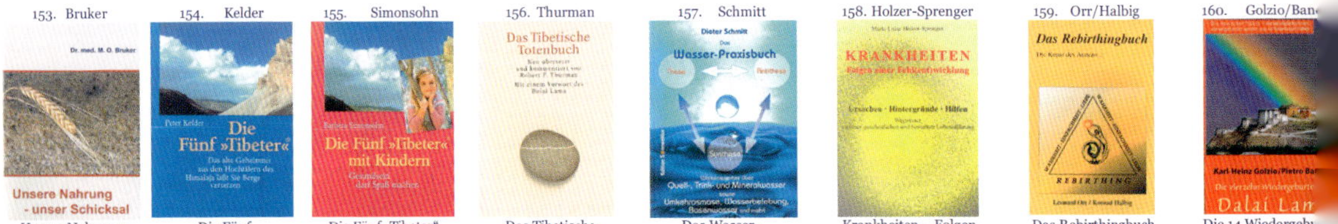

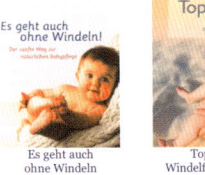

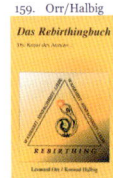

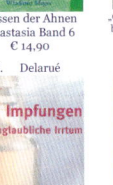

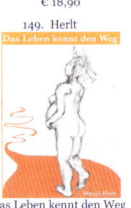

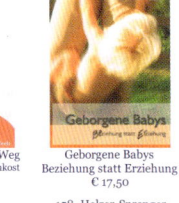

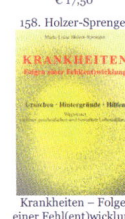

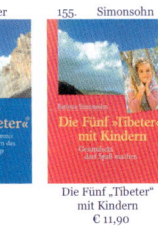

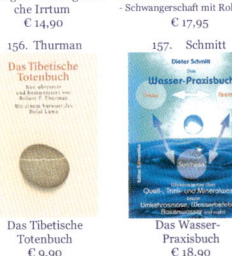

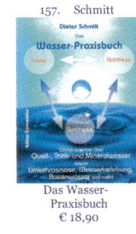

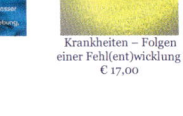

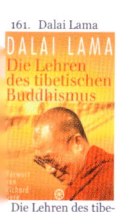

161.	Dalai Lama	Die Lehren des tibetischen Buddhismus	€ 8,50
162.	Greiner	Das Thomas-Evangelium	€ 12,80
163.	Virtue	Das Heilgeheimnis der Engel	€ 8,95
164.	Virtue	Die Heilkraft der Engel	€ 8,95
165.	Virtue	Die Kristallkinder	€ 7,95
166.	Marooney	Engel Himmlische Helfer	€ 25,90 incl. Kartenset
167.	Leiendecker	Begegnungen im Licht	€ 15,90
168.	Jasmuheen	Lichtnahrung	€ 17,90
169.	Jasmuheen	In Resonanz	€ 23,90
170.	Babaji	In Wahrheit ist es einfach Liebe	€ 13,90
171.	Chia	Tao Yoga der Liebe	€ 25,00
172.	Chia	Tao Yoga der heilenden Liebe	€ 25,00
173.	Lübeck	Das Reiki Handbuch	€ 12,90
174.	Lübeck	Reiki - der Weg des Herzens	€ 14,90
175.	Mohr	Lieben kann man üben Beziehungscoaching für Paare	€ 14,95
176.	Roman	Seelenliebe - die innerste Quelle unserer Liebesfähigkeit	€ 8,95
177.	Peden	Vegetarische Hunde- und Katzenernährung	€ 17,80
178.	Béliveau/Gingras	Krebszellen mögen keine Himbeeren	€ 21,95
179.	Cousens	Harmonie u. Gesundheit mit vegetar. Ernährung	€ 14,90
180.	Fisseler	Arthrose	€ 25,00
181.	Bormann	Was mir hilft - Natürliche Behandlung bei Borreliosen	€ 19,80
182.	Moritz	Die wundersame Leber- und Gallenblasenreinigung	€ 19,90
183.	Reinle-Carayon	Rohköstlich ...aus Frankreich	€ 26,95
184.	Campos	Besser sehen mit dem Herzen	€ 20,00
185.	Schnitzer	Diabetes heilen	€ 30,00
186.	Schnitzer	Schnitzer-Intensivkost Schnitzer-Normalkost	€ 31,00
187.	Schnitzer	Zahnprobleme und ihre Überwindung	€ 36,00
188.	Schnitzer	Geheim-informationen	€ 18,00
189.	Corpataux	Kraft der Natur - Himalaya besteigung mit Vitalkost	€ 25,35
190.	Harbach	Frauenberichte über Alternativen im Umgang mit Krebs	€ 14,90
191.	Russel	Walter Russel Vielfalt in der Einheit	€ 12,80
192.	Rothkranz	Heile Dich selbst	€ 18,90
193.	Schnitzer	Bluthochdruck heilen	€ 33,00
194.	Schnitzer	Der alternative Weg zur Gesundheit	€ 32,00
195.	Freitag	Evolutionsmedizin Rohkost	€ 10,00
196.	Mutter	Gesund statt chronisch krank	€ 29,90
197.	Weise	Melone zum Frühstück	€ 16,40
198.	Meinecke	Der Königsweg zu Gesundheit u. hohem Alter	€ 27,80
199.	Meinecke	Gesund für immer Revolution im Gesundheitswesen	€ 11,90
200.	Hochstrasser DVD	DVD 3 Std. Rohkost Zubereitungskurs	€ 39,00
201.	Römer	Rohkost heilt Karies	€ 10,00
202.	Semler	Klassische Rohkostvertreter von 1859 bis heute	€ 7,90
203.	Michael	Haargeheimnisse	€ 20,40
204.	Reinholz	Erfüllender Reichtum, natürliche Gesundheit...	€ 13,80
205.	Holey – Band 2	Rote Karte für Krankheits- und Ernährungsschwindler	€ 19,70
206.	Holey	Lügen aus Wirtschaft, Medizin, Ernährung, Religion	€ 21,00
207.	Virtue/Ross	Rohkost – Himmlische Vitalrezepte	€ 16,95
208.	Volm	Rohköstliches – Wildpflanzen in der Rohkost	€ 15,90

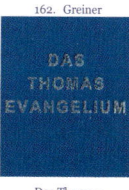

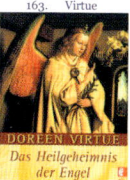

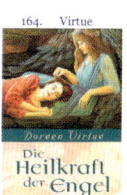

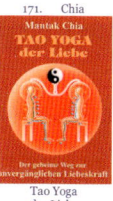

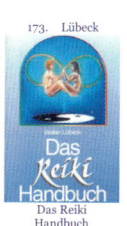

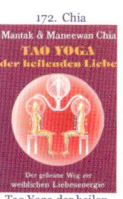

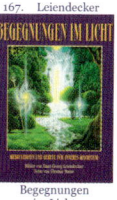

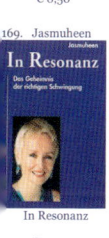

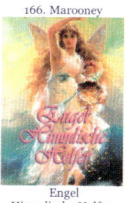

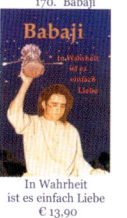

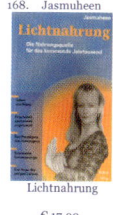

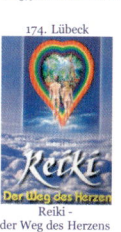

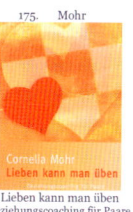

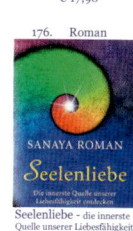

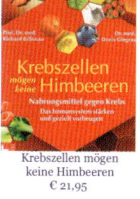

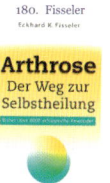

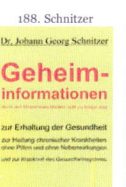

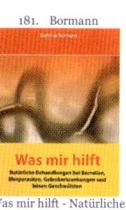

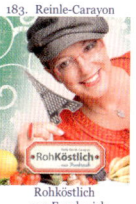

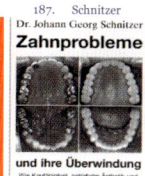

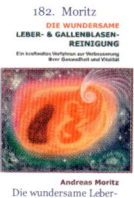

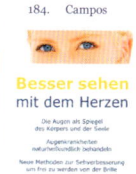

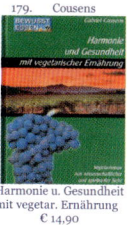

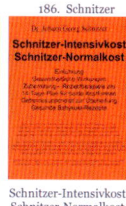

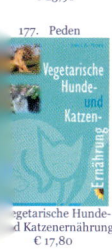

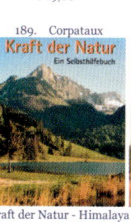

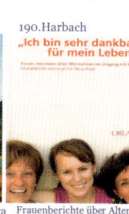

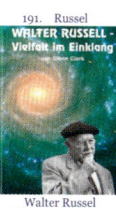

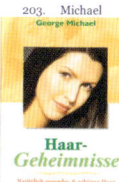

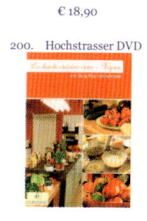

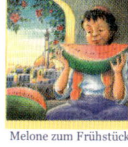

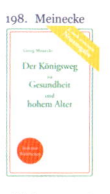

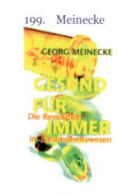

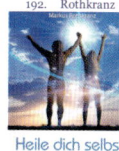

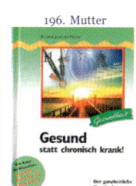

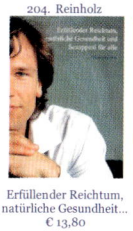

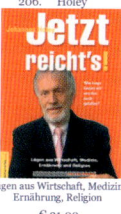

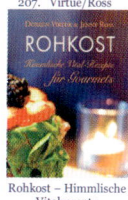

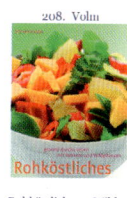

Weitere Titel finden Sie unter www.die-wurzel.de

Bestell-Telefon: 09120/1800-78 Fax: -79   Email: info@die-wurzel.de   Bestellannahme: Mo-Fr v. 10-13 u. 15-17h

Wurzelzeitschriften

(Shatalova-, Boutenko-Ausgabe und viele weitere sind erhältlich, aus Platzmangel nicht aufgeführt!)

1. **Die Wurzel 03/05 - Juli-Sept 2005**
   Titelblatt: Gabriel Cousens aus Arizona, Referent auf dem Prana-Kongress
   1. Interview mit Gabriel und Shanti Cousens - Michael Delias
   2. Sensitive Wahrnehmung schulen mit Hilfe der englischen Psychometrie - Michael Delias
   3. Auf den Spuren der Methusalem-Ernährung – Fortsetzung - Henning Müller-Burzler
   4. Ostern 2005 im Trentino nahe dem Gardasee - Michael Delias
   5. The Funky Raw Festival - in Südwestengland – Tish
   6. 10 Jahresfeier der Pension Sonnenhaus in Obernwohlde bei Lübeck - Elke Neu
   7. Große Ravensteiner Frischkostwoche - Marie-Luise Holzer-Sprenger
   8. Get Fresh-Festival in Wales - Karen Knowler
   9. Rawstock-Festival in Californien - Dave Klein

2. **Die Wurzel 03/06 - Juli-Okt 2006**
   Titelblatt: Andrea Tschirk, Veranstalterin des Ostercamps 2007
   1. Rohkost-Ostercamp - Andrea Tschirk (jetzt Delias)
   2. Durina´s Rezeptesammlung
   3. Die natürliche Gesundheitslehre in Italien - Michele Manca
   4. Sonnenkosttagebuch - Waltraud Beckmann
   5. Leben im Paradies - Shiva Wolfe
   6. Göttliche Ernährung – Anastasia Seite
   7. Gefährdete Menschheit - Westen Price
   8. Die Waldschule - Lilia Ziegenhagel

3. **Die Wurzel 04/06 – Nov 06 - Feb 07**
   Titelblatt: Jasmuheen, Referentin am 12. Wurzelkongress
   1. Jasmuheen spricht über Anastasia – 12. Wurzel – Jasmuheen
   2. Anahata-Yoga – 14. Wurzelkongress - Michael Delias
   3. Regenbogenkinder - Maria Kageaki
   4. Gaia-Schamanismus – Sunwalker

4. **Die Wurzel 03/07 - Nov-Dez 2007**
   Titelblatt: Jörg Walcker
   1. Der Neue Dr. Walker – Interview mit Jörg Walcker
   2. Die Individuelle Rohkost – Michael Delias
   3. Rohkost im Jugendalter – Sergej Boutenko
   4. Muskelaufbau mit Rohkost – Thomas Reinholz und Michael Delias
   5. Mit Händen heilen – Dr. Urs Hochstrasser
   6. Macht gekochtes Essen süchtig? Oder schmeckt es einfach nur gut? – Victoria Boutenko
   7. Livingfood-Rezepte – Maria Kageaki und ihre fünf Kinder
   8. Außergewöhnliche Persönlichkeiten – Nikola Tesla, Erfinder der Nutzung der Freien Energie

5. **Die Wurzel 02/08 - Mai-Aug 2008**
   Titelblatt: Sergei Boutenko (The Raw Family)
   1. Die Rohkostfamilie - Interview mit Sergei Boutenko
   2. Ayurvedisches Heilfasten – Michael Delias
   3. Fei Lun – das fliegende Rad - das älteste Währungssystem der Welt
   4. Die Alchimie der Zahngesundheit - Michael Delias
   5. 17. Wurzelkongress – Nürnberg-Berlin
   6. Muskelaufbau mit Rohkost - Dirk Riske alias Durian

6. **Die Wurzel 01/09 - Jan-März 2009**
   Titelblatt: Robert Horn
   1. Die Hornfamily – Interview mit Robert Horn
   2. Abhandlung zum Thema Elektrosmog – Walter Laufs
   3. Selbstheilung von endogenem Neurodermitis – Michael Delias
   4. Naturgeburt – Daniel und Meike
   5. 100% vegane Vitalkost – optimale Nahrung für den Muskelaufbau – Jörg Walcker
   6. Selbstgeheilt von Gicht – Klaus Händel
   7. Medizin im 3. Reich - Ute Aurin
   8. Gesundheits-Solidargemeinschaft statt Krankenversicherung – Paulus Johannes Lehmann

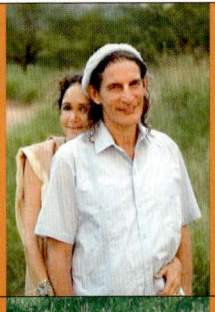

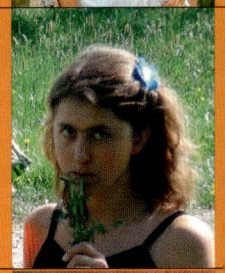

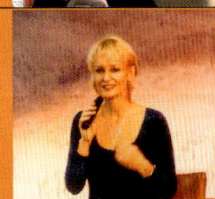

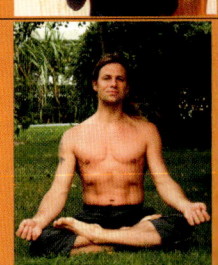

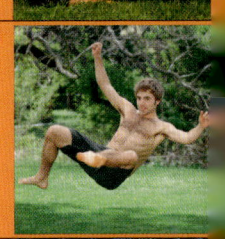

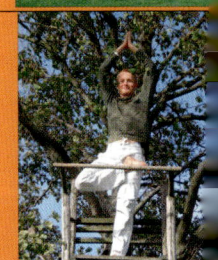

7. Die Wurzel 02/09 - April-Juni 2009   Titelblatt: Barbara Rütting
1. Yoga in jedem Alter – die Geierwally heute - Interview mit Barbara Rütting
2. Vitalkost aus Frankreich – Nelly Reinle-Carayon
3. Seit 25 Jahren nicht mehr krank - Freeclimbing und Windsurfen mit Vitalkost - Dr. Dieter Freitag
4. Triathlon und Vitalkost – Peter E. Dreverhoff
5. Rawpower – Du fährst, wie Du isst! Teil I – Stefan Hiene
6. Vitalkost-Gourmet aus der Schweiz - Dr. Urs Hochstrasser
7. Was hat die Kochkost in der Rohkost verloren? Das Werden und Vergehen – Michael Delias
8. Maximale Gesundheit durch Muskelaufbau & Vitalkost als Ausgleich zur Büroarbeit – M. Nussbaum
9. The King of Rock n´ Raw – David Wolfe

8. Die Wurzel 03/09 - Juli-September 2009 Titelblatt: David Wolfe
1. Interview mit David Wolfe
2. Selbstheilung von Rachitis – Ingrid und Adrian Siegl
3. „Vitalköstliches" richtig zubereiten – Nelly Reinle-Carayon
4. Freie Morgenrot Schule – staatlich anerkannte Ersatzgrundschule – Johanna Joy Müller
5. Ernährung des „Goldenen Zeitalters" - Dr. Urs und Rita Hochstrasser
6. Selbstheilung von Asthma – Christine Hoffmann
7. 25 Jahre Keimling – Winfried Holler
8. Melancholie in der Vitalkost – Michael Delias

9. Die Wurzel 04/09 - Oktober-Dez. 09   Titelblatt: Sonja Gratl
1. Vitalkost auf der ganzen Welt – Sonja Gratl
2. Philosophie der Gesundheit – Interview mit Dr. Galina Shatalova
3. Vitalkost mit Kindern – Yasmin Shah
4. Judo und Vitalkost – Torsten Riede
5. Gourmand World Cookbook Award 2008 – Nelly Reinle-Carayon
6. The Wheatgrass Messiah – Piter U. Caizer
7. Wie die Konstitution die Psyche und das Verhalten des Menschen beeinflusst – Michael Delias
8. Meine grauen Haare wurden durch die Sonnenkost wieder dunkel – Siegfried Pagel
9. Ernährung des „Goldenen Zeitalters" Teil II – Dr. Urs Hochstrasser
10. Sportwissenschaftliche Sensation – Raw Power Teil II – Stefan Hiene

10. Die Wurzel 01/10 – Jan-März 10   Titelblatt: Alexander Herrmann
1. Selbstgeheilt von Herpes – Alexander Herrmann
2. Effektive Mikroorganismen (EM) und Vitalkost in der Zahnbehandlung – Bernadine Vollebregt-Kohler
3. Kunst und vegane Vitalkost – Britta Diana Petri
4. Geheiminformationen, die in den Mainstream-Medien nicht zu finden sind – Dr. Johann-Georg Schnitzer
5. Die Rückkehr der Essener – Michael Delias
6. Fasten heilt Karies – Robert Römer
7. Gesundheit ist ein politisches Problem – Dr. Joachim Mutter
8. Der Wunderheiler Joao de Deus – Joao de Deus
9. Metallfreie Zahnimplantate - Dr. Ulrich Volz

11. Die Wurzel 02/10 - April-Juni 2010   Titelblatt: Victoria Boutenko
1. Selbstgeheilt von Arrhythmie (Herzrhythmusstörung) – Victoria Boutenko
2. Selbstgeheilt von Asthma, Allergien und Hautproblemen – Thomas Reinholz
3. 20 Jahre Vitalkost und 7 Jahre um die Welt – Friedrich Morgenrot
4. Sonnenmangel und seine schwerwiegenden Folgen – Thomas Klein
5. Vitalkostmesse Rohvolution in Berlin mit Victoria Boutenko – Volker Reinle-Carayon
6. Vitalkosttour durch die USA – Heike Michaelsen
7. Die tägliche Ernährung nach dem Biorhythmus – Michael Delias
8. Triathlon und Ultramehrkampf mit Vitalkost – Sanna Almstedt
9. Vitalkost-Reisen und Rohkost-Urlaub – Petra Birr
10. Ohne Arzt und ohne Pillen von Null auf Achtzig – Dieter Dahl

12. Die Wurzel 03/10 -Juli-September 2010 Titelblatt: Doreen Virtue
1. Die Heilkraft der Vitalkost – Doreen Virtue
2. Evolutionsmedizin Rohkost – Dr. Dieter Freitag
3. Die Überlegenheit und Kraft der Wildpflanzen – Dr. Christine Volm
4. Rückgewinnung der Sehkraft dank Augentraining und Vitalkost – Marita von Berghes
5. Ausdauersport und Vitalkost – Martin Donath
6. Unheilbar krank? Multiple Sklerose überwunden! - Michael Kischkewitz
7. Warum haben Japaner weniger graue Haare? – M. Delias
8. Himalaya-Besteigung mit Vitalkost ohne Sauerstoffgerät – Erwin Corpataux
9. Lasst Eure Nahrungsmittel so natürlich wie möglich – Basile Teberekides
10. Die Vorzüge beim Squash durch die Vitalkosternährung – Erich Peck
11. Überlebenstraining im Dschungel – Manfred Goerg

13. Die Wurzel 04/10 -Okt-Dez 2010   Titelblatt: Markus Rothkranz
1. Selbstheilung ist möglich! – Markus Rothkranz
2. Livingfood contra Fastfood – Jenny Ross
3. Fitness und Vitalkost im Alltag mit Kindern – Dirk Riske und Daniela Gebert
4. Ein Ayurveda-Arzt entdeckt die Wildkräuter-Vitalkost – Dr. John Switzer
5. Tanz und Vitalkost – Ivan und Jana Jaros
6. Meister über den eigenen Gaumen sein – Rohkost ohne Jojo-Effekt - Michael Delias
7. Mehr Fitness dank Vitalkost – Christof Busch
8. Schilddrüsenkropf mit Kombu-Alge erfolgreich aufgelöst – Ulrike Stihl
9. Erfüllender Reichtum, natürliche Gesundheit und Sexappeal für Alle – Thomas Reinholz
10. Erfolgreiche Leber-, Nieren- und Gallenreinigung mit Andreas Moritz – Dr. Arno Hartmann
11. Kraftorte schaffen – Begegnungen mit Michael Schrottenholzer – Dr. Urs Hochstrasser

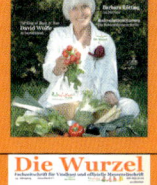

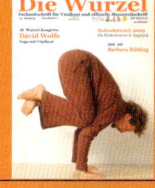

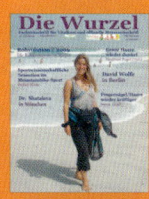

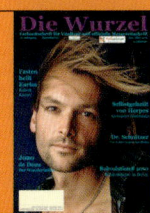

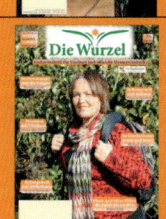

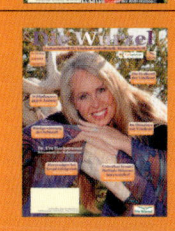

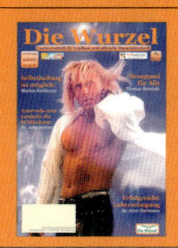

Die aufgeführten Zeitschriften (viele weitere Ausgaben sind erhältlich) sind alle vorrätig - € 8,90 incl. Porto je Ausgabe
Bestellung unter Telefon: 09120/1800 - 78 Fax: - 79   oder per email: bestellung@die-wurzel.de

100% Rohkostprodukte frisch aus der Wurzel

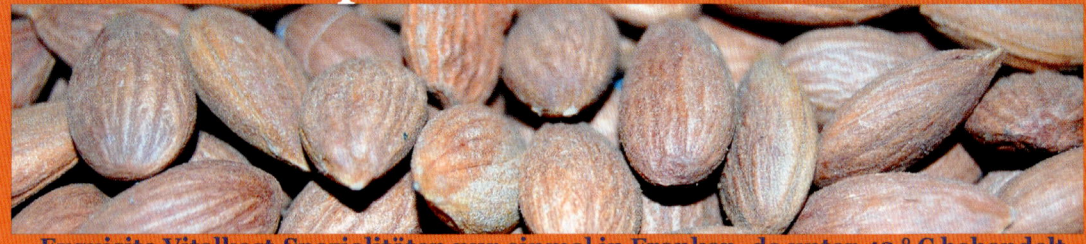

Exquisite Vitalkost-Spezialitäten nur einmal in Franken, da unter 42 ° C behandelt

Alle Produkte sind bio-zertifiziert, auch die Goji-Beeren. Gerade bei den Goji-Beeren gibt es zwischen bio und nicht bio große Preisunterschiede

Samen/Nüsse	Herkunft	Einheit	EUR
Aprikosenkerne süß Bild 1	Türkei	250g	4,95
Braunhirse gekeimt, gemahlen Bild 2	Deutschland	500g	8,45
Hanfsamen Bild 3	Österreich	500g	7,95
Zedernnüsse - zart und nussig Bild 4	Sibirien	70g	3,79
Zedernholz-Anhänger	Sibirien	1 Stk	5,00
Chashew-Kerne ohne Haut Bild 1	Sri Lanka	200g	6,95
Haselnüsse	Türkei	500g	11,95
Macadamia ohne Schale, cremig Bild 2	Kenia	200g	7,79
Mandelkerne süß Bild 3	Italien	500g	12,95
Paranüsse, selten roh erhältlich Bild 4	Brasilien	200g	5,45

Trockenfrüchte:			
Datteln Deglet Nour am Zweig Bild 1	Tunesien	1kg	9,90
Feigen "Lerida" Bild 2	Türkei	500g	7,95
Goji-Beeren, Wildsammlung Bild 4	Tibet	100g	6,95
Rosinen ohne Öl Bild 5	Türkei	250g	4,95

Essener Brot:			
Essener Brot „Sesam" mit Salz	BRD	100g	4,95
Essener Brot „WildKräuter" Bild li.	BRD Bild 1	100g	5,95

Oliven: (Neue Ernte)			
Thrumba mit sehr wenig Salz	Greece	250g	5,99
Kalamata mit Salz mit Wildkräutern, Knoblauch und Peperoni - Fleischige Sorte - Rohqualität	Greece Bild 2	400g	12,95

Wildkräutersalz: Bild 3	Himalaya	300g	5,99

Heilerde: Bild rechts							
Grüne Heilerde Montmorillonite (Dose)	Frankr. Bild 4	700g	22,90	Grüne Heilerde mit Wasser (in Tube)	Frankreich	400g	12,9
Grüne Heilerde Illite (Dose)	Frankreich	500g	9,95	Grüne Heilerde mit Wasser (in Tube)	Frankreich	300g	10,9

Schoko-Kugeln	Einheit	EUR
Schoko-Kokos Bild links	200g	6,95
Schoko-Mandel	200g	6,95
Schoko-Minze	200g	6,95
Schoko-Vanille	200g	6,95
Schoko-Zartbitter Bild mitte	70g	5,45
Carob-Schokolade rechts	200g	6,95
Kokos-Vanille Traum links	200g	6,95
Chufa-Kugeln ohne Theobromin Bild rechts		
Chufa-Orange	200g	6,95
Chufa-Ingwer	200g	6,95
Chufa-Zimt	200g	6,95

Bestell-Annahme Mo-Fr von 10-13 u. 15-17h Telefon: 09120/1800-78 Fax: -7

Die Wurzel - Finkengasse 28 - 90552 Röthenbach-Haimendorf - www.die-wurzel.d

Die Urpflanzen unseres Planeten
in einmaliger unbehandelter natürlicher Urform
aus der Irischen See, dem saubersten Gewässer der Erde

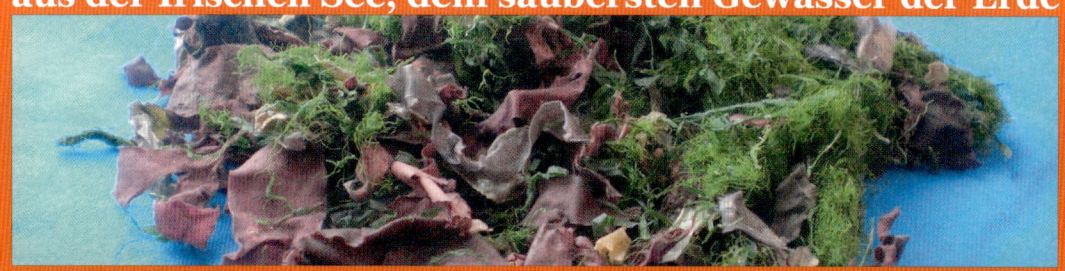

Algen in ursprünglicher Form
so wie sie gewachsen sind, nur bei der Wurzel erhältlich
unbehandelt - aus kontrollierten Gewässern - bei 30° Grad luftgetrocknet – feinste Rohkostqualität

Meeresgemüse/Algen:	Herkunft	Einheit	EUR
ombu - sonnengetrocknet Bild 1	Japan	100g	7,55
		200g	14,95
		400g	28,95
		1kg	73,95
		2kg	145,95
ombu zart Bild 3 nbehandelt bei 30° Grad luftgetrocknet	Irland Neu!	100g	9,95
		200g	19,50
		500g	47,95
		1kg	94,95
emixte Meeresalgen - Kombu, Wakame und eeres-Spaghetti unbehandelt bei 30° Grad luftge- cknet Bild 2	Irland Neu!	100g	13,99
		200g	27,50
		500g	67,50
lge Wakame Bild 1 nnengetrocknet	Japan	100g	6,99
		200g	13,95
		400g	26,95
		1kg	65,95
		2kg	129,95
ge Hijiki Bild 2/2. Bildreihe nnengetrocknet	Japan	100g	13,99
		200g	27,95
		400g	54,95
		1kg	135,95
		2kg	269,95
irulina Platensis Pulver Bild 3/2. Reihe	Hawai	500g	64,50
-Spirulina Bild 4/2. Bildreihe ehandelt - natürliche Flocken 30° Grad luftge- knet - höchste Vitamin B12-Quelle	Irland Neu!	100g	15,95
		200g	31,50
		500g	75,50
-Nori Bild 1/3. Bildreihe ehandelt - natürliche Flocken 30° Grad luftge- knet	Irland Neu!	100g	17,95
		200g	34,90
		500g	84,90
enmischung fein Bild 2/3. Reihe ehandelte Ur-Spirulina, Ur-Nori, Kombu zart, Wakame, res-Spaghetti, Kombu, Dulce - natürliche Flocken 30° luftgetrocknet	Irland Neu!	100g	10,95
		200g	21,50
		500g	49,95
eresgemüse Bild 1/4. Bildreihe ehandelte Ur-Spirulina, Ur-Nori, Kombu zart, e - 30° Grad luftgetrocknet	Irland Neu!	100g	9,95
		200g	19,50
		500g	47,95
		1kg	94,50
ce unbehandelt Bild 2/4. Reihe Grad luftgetrocknet	Irland Neu!	100g	9,95
		200g	19,50
		500g	47,95
		1kg	94,50
äucherte Dulce&Kombu zart ehandelt bei 30° Grad luftgetrocknet u. 0°Grad Kamin-Holzfeuer geräuchert Bild 1/5. Bildreihe	Irland Neu!	100g	10,95
		200g	21,50
		500g	52,95
		1kg	104,50
eres-Spaghetti (Irische Hijiki) handelt, natürliche Flocken 30° Grad luftge- net Bild 2/5. Bildreihe	Irland Neu!	100g	9,95
		200g	19,50
		500g	47,95

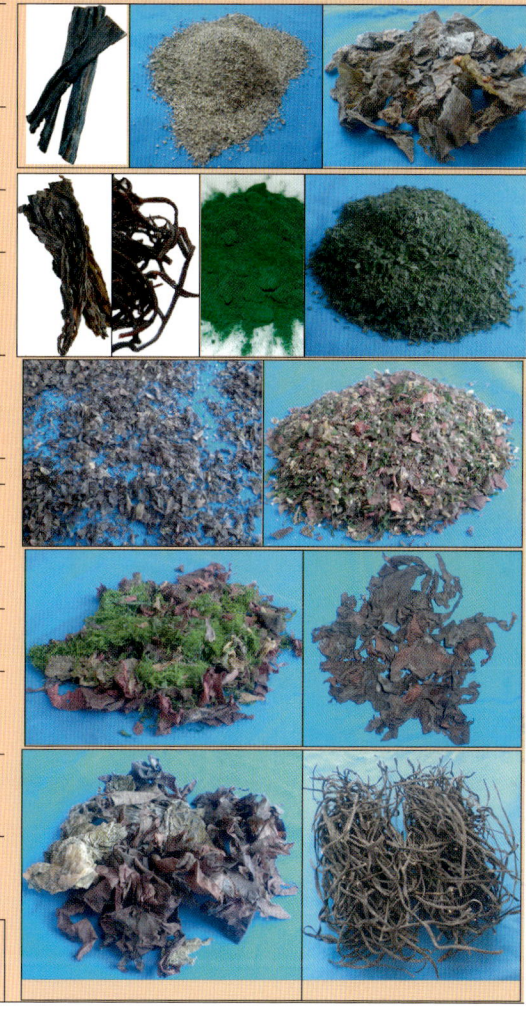

Vitalkost-Equipment
Für Einsteiger und Fortgeschrittene

Bestell-Annahme Mo-Fr von 10-13 und 15-17h Telefon: 09120/1800-78   Fax: - 79
Die Wurzel – Finkengasse 28 – 90552 Röthenbach-Haimendorf – www.die-wurzel.de

Artikel	Einheit	EUR
Der neue Vitamix$_{5200}$ (Bild links)	1	
Angebot bis 28.02.11		**639,-**
Entsafter		
Greenstar Elite (rechts)	1	
Angebot bis 28.02.11		**549,-**
Greenstar	1	**489,-**
Angebot 28.02.11		
Solostar	1	**339,-**
Champion	1	**349,-**
Die besten Rohkost-Zubereitungshilfen		
Turbo-Schäler (links), der feinste Handhobel der Welt	1	**14,95**
(für Zucchini-Bandnudeln, Gurken-Zaziki, etc. geeignet)		
Dörrex Trockner (mitte)	1	**119,-**
Die Rohkost-Spaghetti -Maschine - das Original Zwei Einstellungen möglich: Spaghetti und Bandnudeln	1	**39,95**
(für Zucchini-, Gurken-, Knollensellerie-, Rote Bete-Spaghetti geeignet)		
Jupiter-Gemüseraffel	1	**199,-**
Elektrische „Reibe" für die Rohkostsalat-Zubereitung im größeren Stil (Familie/Feste) - seit Jahrzehnten bewährt – **das Original** (links Raffeln- mitte Motor)		
Trockner „Excalibur"		
mit 5 Einlagen	1	**299,-**
mit 9 Einlagen (rechts)	1	**379,-**
Umkehrosmose-Anlagen (Untertischgeräte)		
Umkehrosmose R/O 05 Vital (links)	1	**708,-**
Umkehrosmose Mc Coy Neo Classic	1	**827,-**
Umkehrosmose Mc Coy Super Dome	1	**1070**
Umkehrosmose (rechts) **Mc Coy World´s Best**	1	**1189,-**

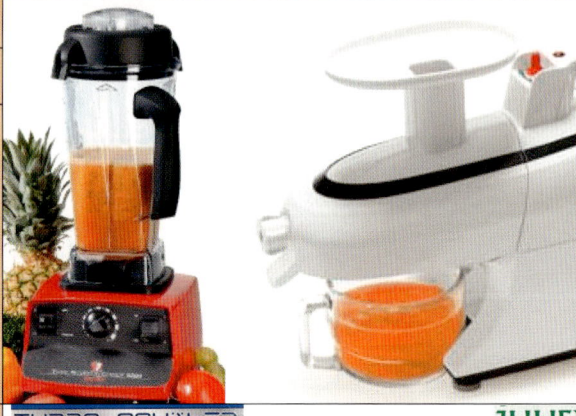

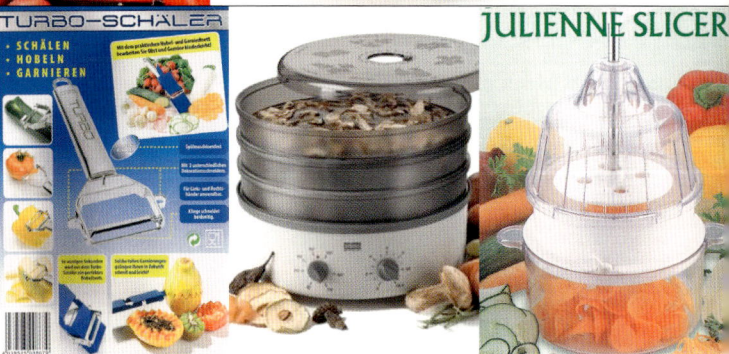

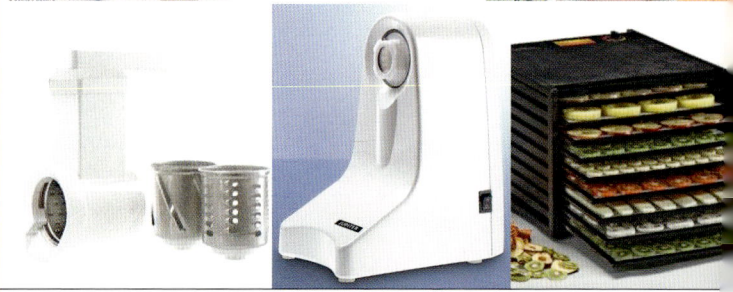

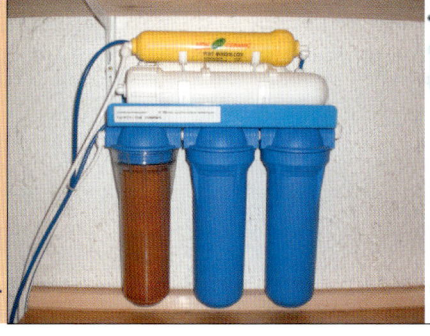

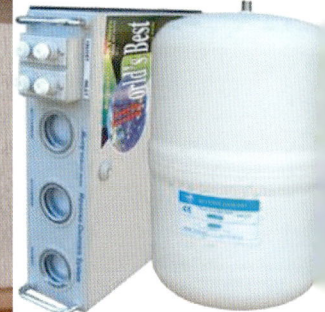

Essener Brot für die Welt

Bestelltelefon: 09120/1800- 78   **Fax:** - 79
Die Wurzel - Finkengasse 28 - 90552 Röthenbach-Haimendorf

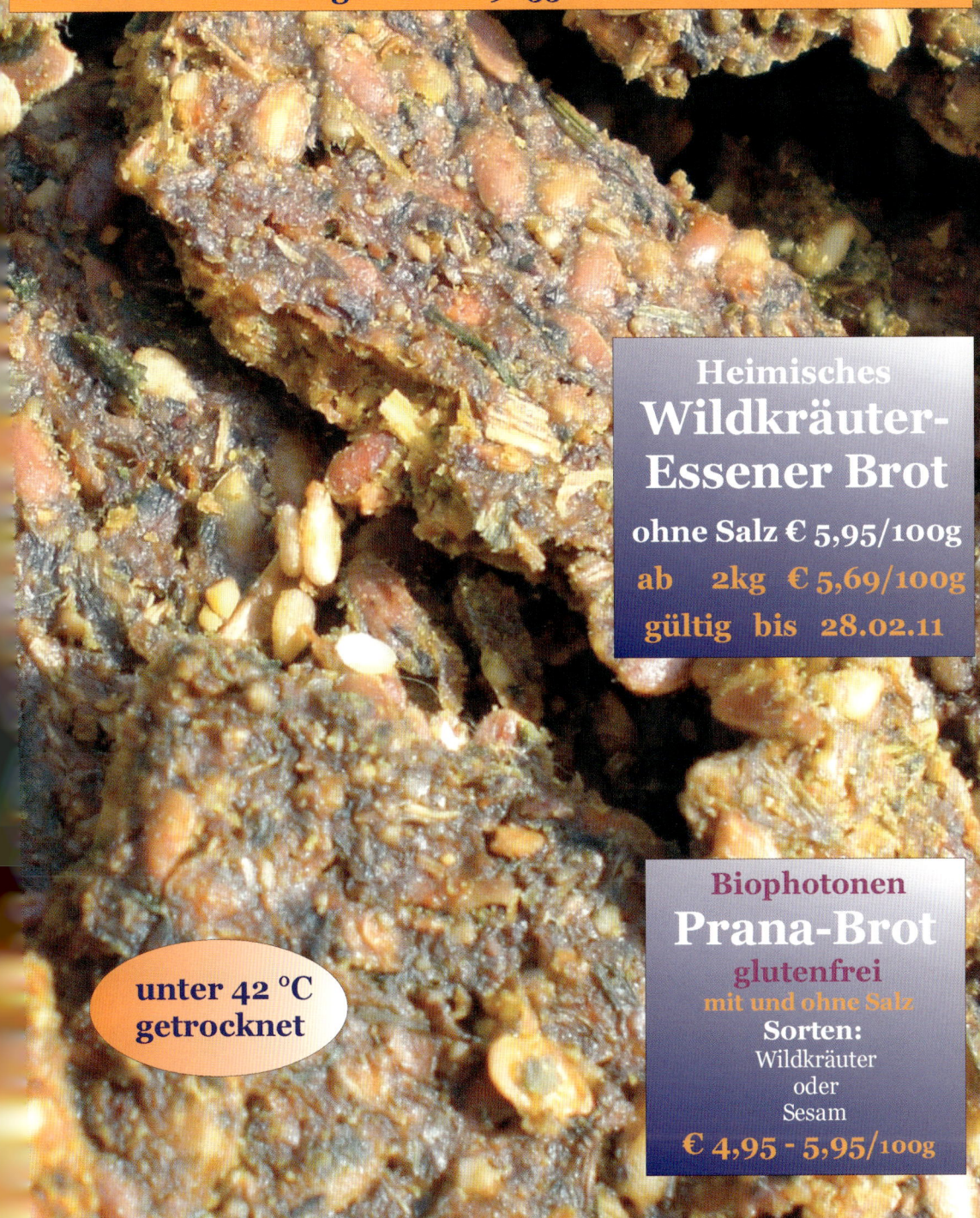

Heimisches
Wildkräuter-Essener Brot
ohne Salz € 5,95/100g
ab   2kg € 5,69/100g
gültig bis 28.02.11

unter 42 °C getrocknet

Biophotonen
Prana-Brot
glutenfrei
mit und ohne Salz
Sorten:
Wildkräuter
oder
Sesam
€ 4,95 - 5,95/100g

Vortragskassetten der Wurzelkongresse

Vorträge (60min): € 9-15,- Vorträge (90-120min): € 15-25,- Seminare (120-180min): € 19-29,-
Bestell-Telefon: 09120/1800 – 78   Fax: - 79
email: bestellung@die-wurzel.de

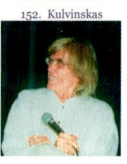

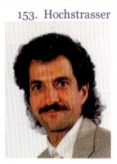

152.	Kulvinskas	Die positive Wirkung der Enzyme	€ 9,-
153.	Hochstrasser	Die spirituelle Botschaft der Nahrung	€ 9,-
157.	Huntziger	Das Auge – Spiegel unserer Gesundheit	€ 9,-
161.	Pod.-diskussion	Konz, Huntziger, Kulvinskas, Rondholz, Freitag	€ 9,-
162.	David Wolfe	Die Sonnendiät	€ 29,-
163.	Kulvinskas	Leben und Überleben im 21. Jahrhundert	€ 29,-
165.	Schleinitz	Zahnlücken - Gedächtnislücken	€ 9,-
166.	Freitag	Natürlich, Einfach und im Tao leben	€ 9,-
168.	Sibila	Leben aus dem Licht – Prana-Ernährung	€ 9,-
127.	Huntziger	Die bioklimatische Ernährung	€ 29,-
128.	Huntziger	Irisdiagnose	€ 9,-
171.	Maibach	Besserung u. Normalisierung der Sehkraft	€ 9,-
173.	Wilz	Amalgam in aller Munde	€ 9,-
175.	Pod.-Diskussion	Schneider, Maibach, Holzer-Sprenger, Wilz, Patenaude	€ 9,-
178.	Knowler	Schwanger- und Mutterschaft mit Rohkost	€ 9,-
179.	Huntziger	Optimale Ernährung für Sportler	€ 9,-
180.	Bisci	35 Jahre Rohkosterfahrung	€ 9,-
181.	Pod.diskussion	DeWever, Balta, Knowler, Huntziger, Bisci	€ 9,-
182.	David Wolfe	Schön durch richtige Ernährung	€ 9,-
183.	Hochstrasser	Ich bin das Glück	€ 9,-
184.	Rohköstler	Erfahrungsberichte junger Rohköstler	€ 9,-
185.	Konz	Was heilt meinen Seelenschmerz u. meine Ängste ?	€ 9,-
186.	Nison	Von der New Yorker Wallstreet zur Rohkost	€ 9,-
187.	Pod.diskussion	Wolfe, Hochstrasser, Schneider, Konz, Nison	€ 9,-
188.	David Wolfe	Rohkost-Transformation	€ 29,-
189.	Bisci	Warum die Rohkosternährung nicht bei allen funktioniert hat ?!	€ 29,-
190.	Hochstrasser	Rohkostküche lebendig und schmackhaft	€ 29,-
191.	Delias	Gesundes Essverhalten contra Fressattacken	€ 29,-
193.	Mohr	Emotionale Gesundheit – gesunde Partnerschaft	€ 9,-
197.	Kolodzey	Nie mehr Essen durch Umstieg auf kosm.Licht	€ 9,-
198.	Pod.diskussion	Mohr, Kaussner, Gerkens, Hellmann, Kolodzey	€ 9,-
200.	Schleinitz	Erfahrungsberichte aus der Praxis	€ 9,-
204.	Pod.diskussion	Wiegand, Schleinitz, Rondholz, Gumbrecht	€ 9,-
207.	Sergei Boutenko	Rohkost und der soziale Aspekt im Jugendalter	€ 9,-
208.	Delias	Seelenliebe - der Weg zur spirituellen Partnerschaft	€ 9,-
209.	Victoria Boutenko	Rohkost und Toleranz	€ 9,-
210.	Shatalova	Wir fressen uns zu Tode !	€ 9,-
211.	Pod.diskussion	Karlsson, S. Boutenko, Delias, V. Boutenko	€ 9,-
213.	Sibila	Leben im Licht	€ 9,-
215.	Müller-Burzler	Optimale Verdauungskraft, gesunder Darm	€ 9,-
216.	Kulvinskas	Der Lebensbaum der Essener	€ 9,-
218.	Pod.diskussion	Konz, Sibila, Müller-Burzler, Kulvinskas, Shatalova	€ 9,-
219.	Kulvinskas	Spirituelles Erwachen im 21. Jahrhundert	€ 19,-
220.	The Boutenkos	Rohkostküche lebendig und schmackhaft	€ 29,-
221.	Konz	Wildkräuter-Urtherapie-Seminar	€ 15,-
222.	Shatalova	Pranaatmungs- und Bewegungsseminar	€ 29,-
223.	Hochstrasser	Ich bin das Glück – Seminar	€ 29,-
225.	Müller-Burzler	Methusalem-Ernährung	€ 29,-

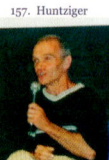

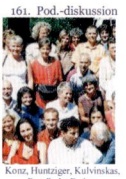

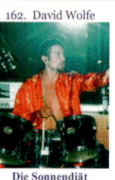

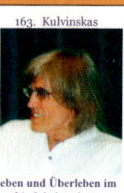

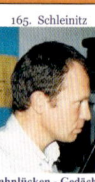

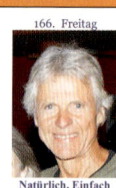

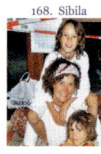

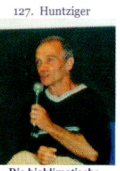

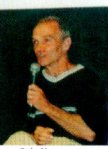

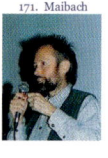

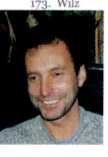

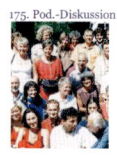

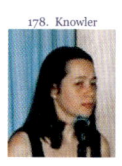

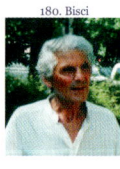

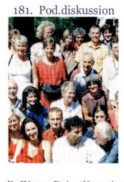

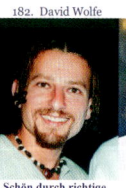

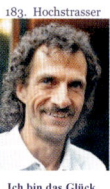

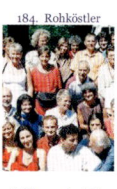

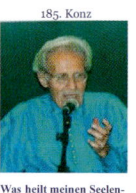

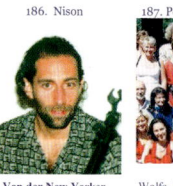

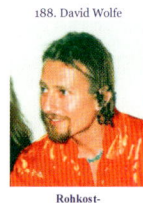

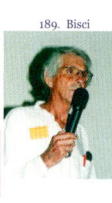

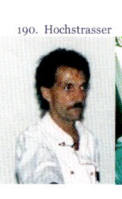

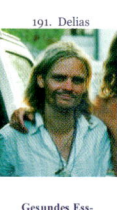

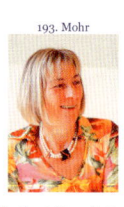

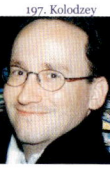

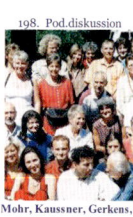

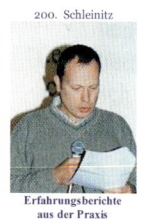

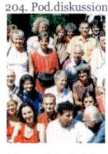

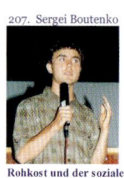

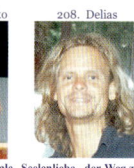

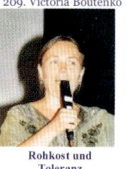

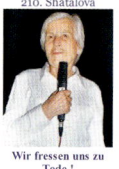

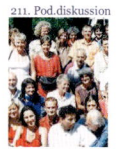

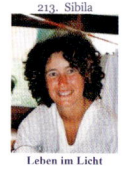

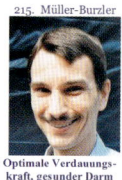

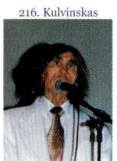

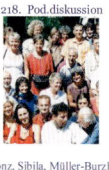

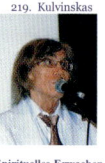

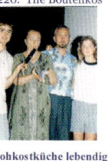

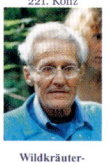

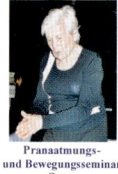

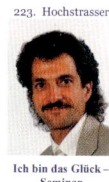

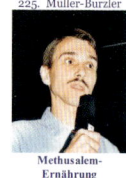

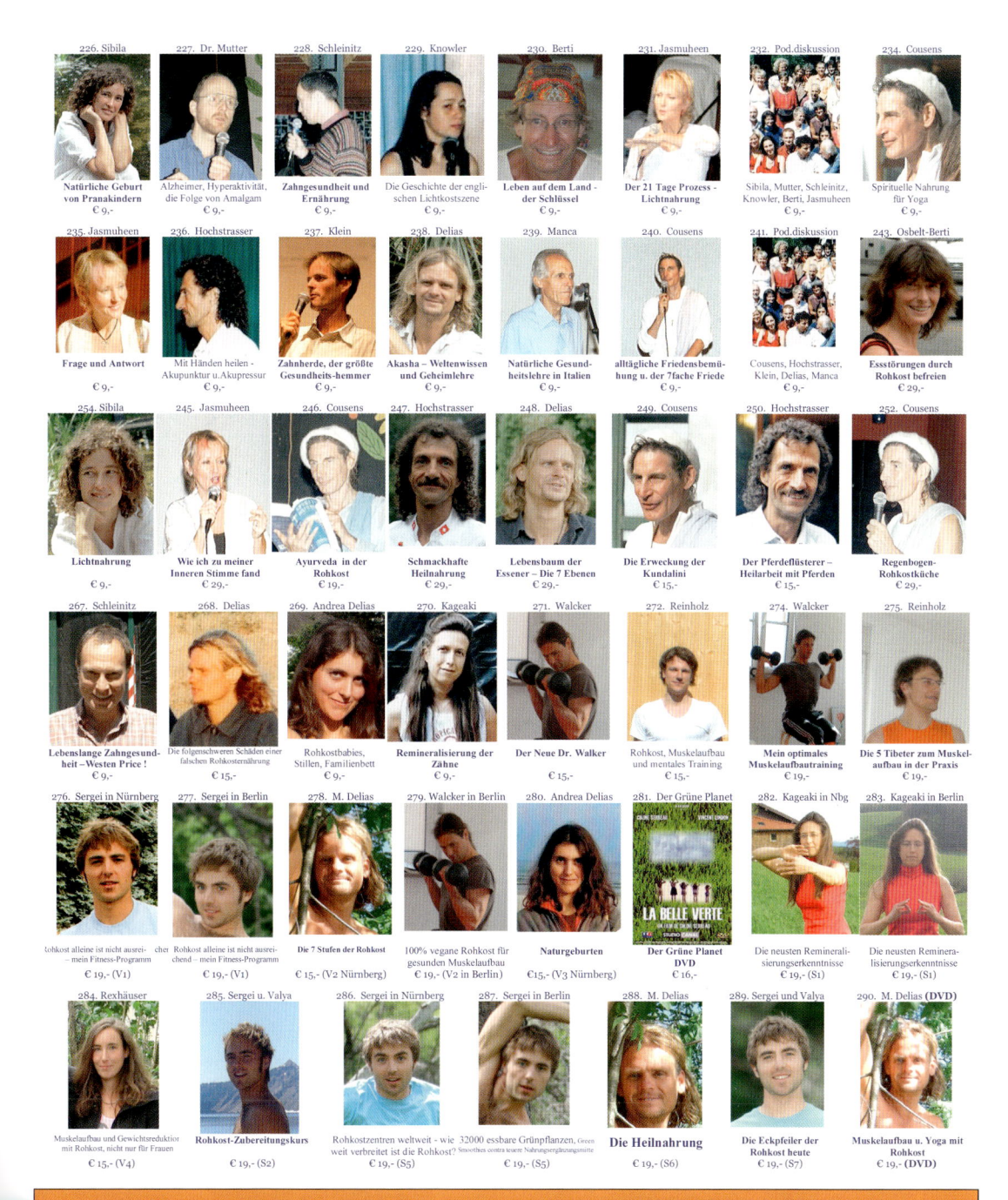

226. Sibila	Natürliche Geburt von Pranakindern	€ 9,-
227. Dr. Mutter	Alzheimer, Hyperaktivität, die Folge von Amalgam	€ 9,-
228. Schleinitz	Zahngesundheit und Ernährung	€ 9,-
229. Knowler	Die Geschichte der englischen Lichtkostszene	€ 9,-
230. Berti	Leben auf dem Land - der Schlüssel	€ 9,-
231. Jasmuheen	Der 21 Tage Prozess - Lichtnahrung	€ 9,-
232. Pod.diskussion	Sibila, Mutter, Schleinitz, Knowler, Berti, Jasmuheen	€ 9,-
234. Cousens	Spirituelle Nahrung für Yoga	€ 9,-
235. Jasmuheen	Frage und Antwort	€ 9,-
236. Hochstrasser	Mit Händen heilen - Akupunktur u.Akupressur	€ 9,-
237. Klein	Zahnherde, der größte Gesundheits-hemmer	€ 9,-
238. Delias	Akasha – Weltenwissen und Geheimlehre	€ 9,-
239. Manca	Natürliche Gesundheitslehre in Italien	€ 9,-
240. Cousens	alltägliche Friedensbemühung u. der 7fache Friede	€ 9,-
241. Pod.diskussion	Cousens, Hochstrasser, Klein, Delias, Manca	€ 9,-
243. Osbelt-Berti	Essstörungen durch Rohkost befreien	€ 29,-
254. Sibila	Lichtnahrung	€ 9,-
245. Jasmuheen	Wie ich zu meiner Inneren Stimme fand	€ 29,-
246. Cousens	Ayurveda in der Rohkost	€ 19,-
247. Hochstrasser	Schmackhafte Heilnahrung	€ 29,-
248. Delias	Lebensbaum der Essener – Die 7 Ebenen	€ 29,-
249. Cousens	Die Erweckung der Kundalini	€ 15,-
250. Hochstrasser	Der Pferdeflüsterer – Heilarbeit mit Pferden	€ 15,-
252. Cousens	Regenbogen-Rohkostküche	€ 29,-
267. Schleinitz	Lebenslange Zahngesundheit – Westen Price !	€ 9,-
268. Delias	Die folgenschweren Schäden der falschen Rohkosternährung	€ 15,-
269. Andrea Delias	Rohkostbabies, Stillen, Familienbett	€ 9,-
270. Kageaki	Remineralisierung der Zähne	€ 9,-
271. Walcker	Der Neue Dr. Walker	€ 15,-
272. Reinholz	Rohkost, Muskelaufbau und mentales Training	€ 15,-
274. Walcker	Mein optimales Muskelaufbautraining	€ 19,-
275. Reinholz	Die 5 Tibeter zum Muskelaufbau in der Praxis	€ 19,-
276. Sergei in Nürnberg	Rohkost alleine ist nicht ausreichend – mein Fitness-Programm	€ 19,- (V1)
277. Sergei in Berlin	Rohkost alleine ist nicht ausreichend – mein Fitness-Programm	€ 19,- (V1)
278. M. Delias	Die 7 Stufen der Rohkost	€ 15,- (V2 Nürnberg)
279. Walcker in Berlin	100% vegane Rohkost für gesunden Muskelaufbau	€ 19,- (V2 in Berlin)
280. Andrea Delias	Naturgeburten	€15,- (V3 Nürnberg)
281. Der Grüne Planet	Der Grüne Planet DVD	€ 16,-
282. Kageaki in Nbg	Die neusten Remineralisierungserkenntnisse	€ 19,- (S1)
283. Kageaki in Berlin	Die neusten Remineralisierungserkenntnisse	€ 19,- (S1)
284. Rexhäuser	Muskelaufbau und Gewichtsreduktion, nicht nur für Frauen	€ 15,- (V4)
285. Sergei u. Valya	Rohkost-Zubereitungskurs	€ 19,- (S2)
286. Sergei in Nürnberg	Rohkostzentren weltweit – wie verbreitet ist die Rohkost?	€ 19,- (S5)
287. Sergei in Berlin	Smoothies contra teuere Nahrungsergänzungsmittel	€ 19,- (S5)
288. M. Delias	Die Heilnahrung	€ 19,- (S6)
289. Sergei und Valya	Die Eckpfeiler der Rohkost heute	€ 19,- (S7)
290. M. Delias (DVD)	Muskelaufbau u. Yoga mit Rohkost	€ 19,- (DVD)

Nr. 281 - Der Grüne Planet DVD € 16,-

Viele weitere Titel erhältlich unter www.die-wurzel.de
Bestell-Annahme v. Montag bis Freitag von 10-13h u. 15-17h Tel:09120/1800-78 Fax: - 79
Bücher u. Kassetten werden mit Portoverrechnung zugesandt. Bitte nach der telefon. Bestellung den Rechnungsbetrag per Einzugsermächtigung oder per Vorauskasse überweisen.

Konto: 6010 388 800 - BLZ: 430 609 67 – GLS Bank Bochum - Inhaber: M. Delias

Die Boutenko-Bücher
einmaliges Sortiment bundesweit nur in der Wurzelbuchhandlung

Bestellannahme v. Mo - Fr. Tel: 09120/180078

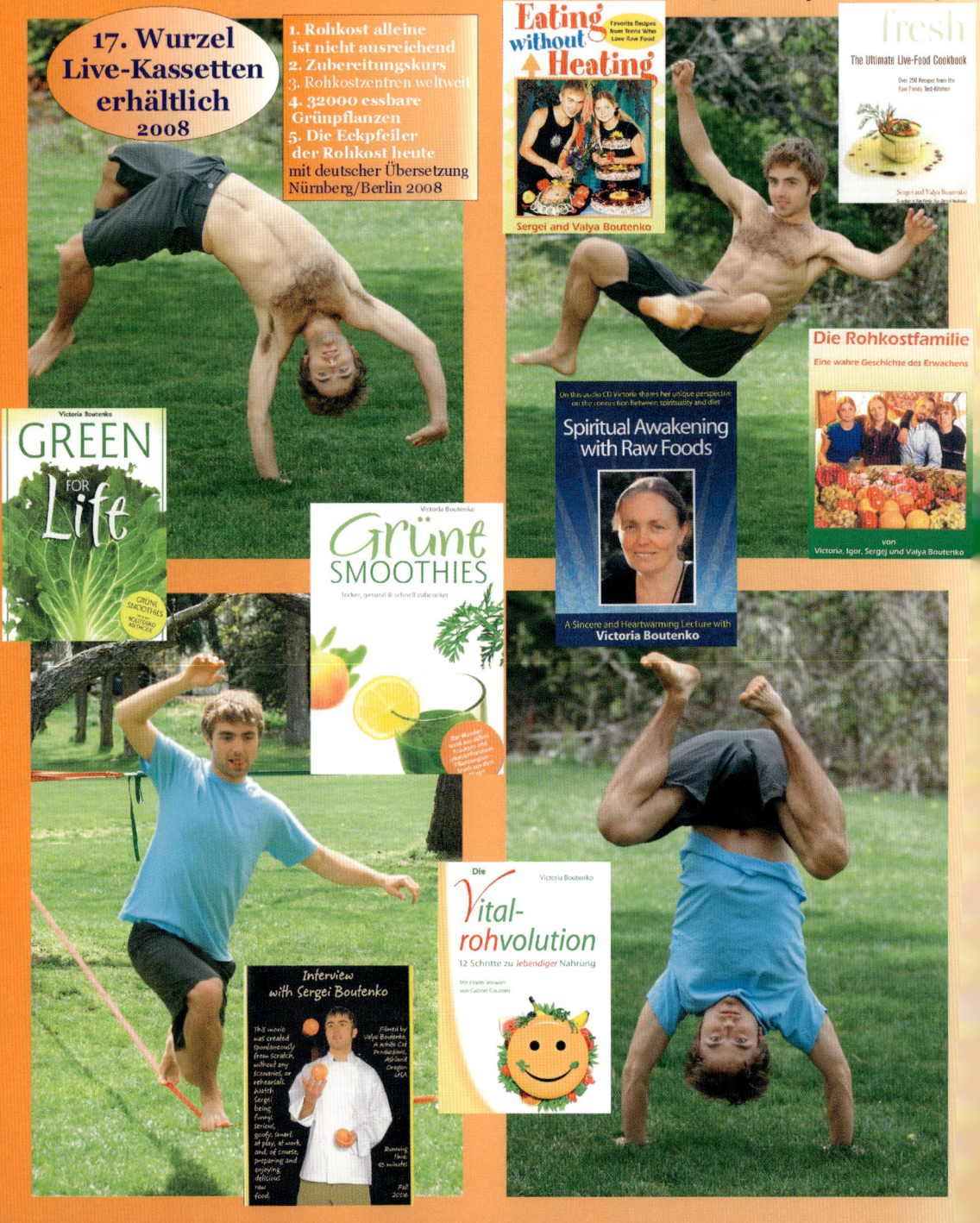

17. Wurzel Live-Kassetten erhältlich 2008

1. Rohkost alleine ist nicht ausreichend
2. Zubereitungskurs
3. Rohkostzentren weltweit
4. 32000 essbare Grünpflanzen
5. Die Eckpfeiler der Rohkost heute

mit deutscher Übersetzung
Nürnberg/Berlin 2008

Notizen

Die Urpflanzen unseres Planeten
in einmaliger unbehandelter natürlicher Urform
aus der Irischen See, dem saubersten Gewässer der Erde

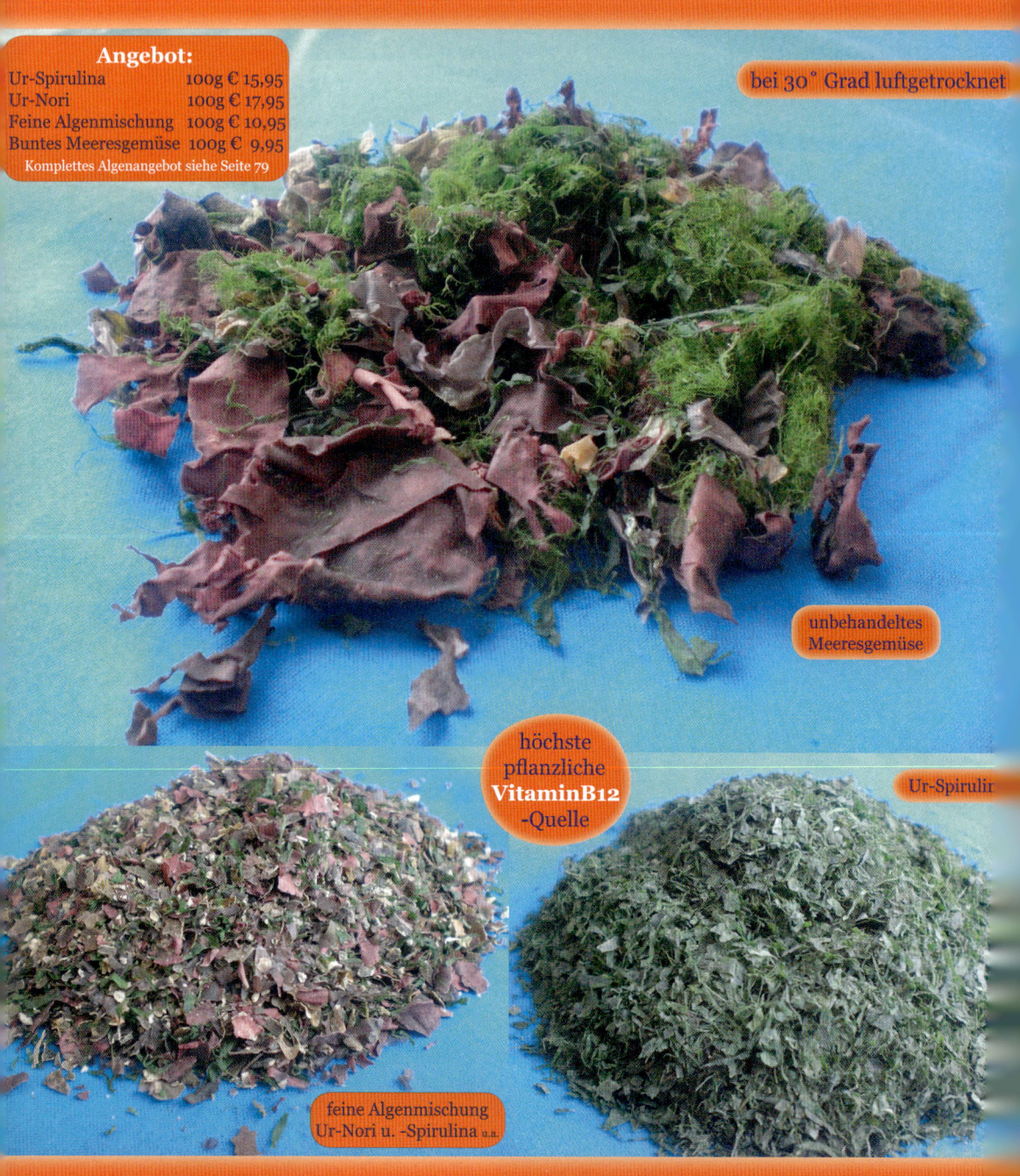

Angebot:
Ur-Spirulina 100g € 15,95
Ur-Nori 100g € 17,95
Feine Algenmischung 100g € 10,95
Buntes Meeresgemüse 100g € 9,95
Komplettes Algenangebot siehe Seite 79

bei 30° Grad luftgetrocknet

unbehandeltes Meeresgemüse

höchste pflanzliche **VitaminB12**-Quelle

Ur-Spirulina

feine Algenmischung Ur-Nori u. -Spirulina u.a.

Algen in ursprünglicher Form
so wie sie gewachsen sind, nur bei der Wurzel erhältlich

unbehandelt - aus kontrollierten Gewässern - bei 30° Grad luftgetrocknet – feinste Rohkostqualität

komplettes Algenangebot siehe Seite 245

Notizen

Schoko-Kugeln & Carob-Schokolade
ohne Zucker und Honig, laktose- u. glutenfrei

Bestelltelefon: 09120/1800 - 78   Fax: - 79
Die Wurzel - Finkengasse 28 - 90552 Röthenbach-Haimendorf

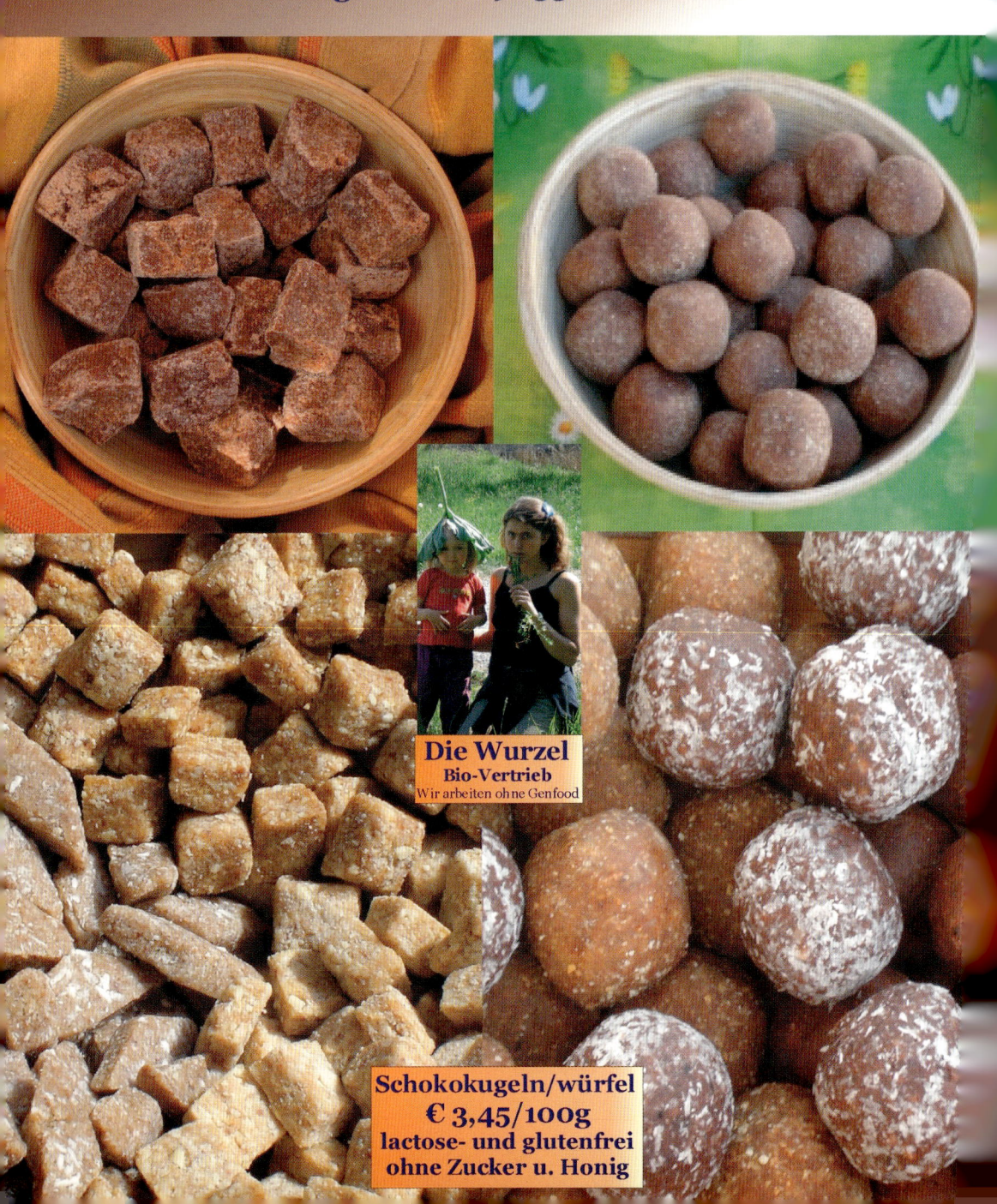

Die Wurzel
Bio-Vertrieb
Wir arbeiten ohne Genfood

Schokokugeln/würfel
€ 3,45/100g
lactose- und glutenfrei
ohne Zucker u. Honig

Notizen

Notizen